U0265523

当代中医皮科流派临床传承书系

龙江皮科流派

王玉玺　苗钱森◎主审

杨素清　闫景东◎主编

中国健康传媒集团
中国医药科技出版社

内 容 提 要

本书是详细阐述龙江地域中医皮肤病学辨治的著作，根据龙江地域皮肤病特点，流派突出以"寒"为致病特点的学术特色和处方用药特点，特别重视外治技术，选取了具有北方特色 17 个疾病。全书以实用和对临床确有指导为原则，强调思维方法的建立和中医辨治体系，发扬龙江医派在皮肤病治疗方面的新经验、新成果，展现外治特色，分享各家所长。本书适用于中医皮科临床医生、中医药院校师生及科研工作者参考。

图书在版编目（CIP）数据

龙江皮科流派 / 杨素清，闫景东主编 . — 北京：中国医药科技出版社，2023.2
（当代中医皮科流派临床传承书系）
ISBN 978-7-5214-3422-4

Ⅰ.①龙… Ⅱ.①杨…②闫… Ⅲ.①中医学—皮肤病学—中医流派—龙江
Ⅳ.① R275

中国版本图书馆 CIP 数据核字（2022）第 173509 号

美术编辑　陈君杞
版式设计　也　在

出版　**中国健康传媒集团** ｜ 中国医药科技出版社
地址　北京市海淀区文慧园北路甲 22 号
邮编　100082
电话　发行：010-62227427　邮购：010-62236938
网址　www.cmstp.com
规格　710 × 1000mm $\frac{1}{16}$
印张　18
字数　361 千字
版次　2023 年 2 月第 1 版
印次　2023 年 2 月第 1 次印刷
印刷　三河市万龙印装有限公司
经销　全国各地新华书店
书号　ISBN 978-7-5214-3422-4
定价　**56.00 元**

获取新书信息、投稿、为图书纠错，请扫码联系我们。

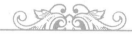

《当代中医皮科流派临床传承书系》
编委会

总 主 编 杨志波

执行总主编 周冬梅

副总主编 段逸群　刘 巧　李元文　李铁男

　　　　　　李 斌　曾宪玉

编　　　委（按姓氏笔画顺序）

　　　　　　王一飞　艾 华　　叶建州　刘红霞

　　　　　　闫小宁　杜锡贤　　李 凯　李红毅

　　　　　　李咏梅　李领娥　　李福伦　杨素清

　　　　　　邱桂荣　张 苍　　张丰川　张晓杰

　　　　　　张理涛　欧阳晓勇　段行武　贾 敏

　　　　　　唐 挺　黄 宁　　黄 港　龚丽萍

　　　　　　崔炳南　谭 城　　魏跃刚

编写秘书 张 苍

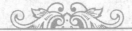

本书编委会

总　序

中医本无学术流派。上自伏羲一画，而分天地，阴阳肇始，要本一家。而后黄帝推演，问道于天师。神农尝百草，日遇七十二毒。乃有针药之分，其用针者，调神化气，以通神明，以虚无之术治有形之身。其用药者，浣涤脏腑，调剂水火，以有形之药而治无形之气。流派之分肇始于此。

《汉书·艺文志》载医学有房中、导引、经方、医经四家，其经方十一家。隋唐之际江南诸师秘仲景之书而不传，门户之见生，而医道遂晦。虽有真经在前，而用药之道著于时者自仲景、隐居、之才、元方、孙真人以降，十数人而已。

两宋南渡，文兴兵弱，禅、道并起，儒亦随之。乃有理学之盛，乃有鹅湖之辨，儒乃有门户之分，而格致之学为一时之选，时人共识。乃有巨富如东垣者、乃有名儒如丹溪者，由文学而入医学，以格致之学格天地而解病康，乃有思辨之学，乃有门户之分。故曰：儒之门户分于宋，医之门户分于金元，乃有四大家之说，易水、河间、东垣、丹溪。实一而四，四而一也。其理皆本于《内经》，其治皆本于仲景。流派也者，非各见道之一隅而已，须知一派之宗师，必得道之全貌而后乃可就其一端而阐扬。若未窥全豹而欲成一家之言语，开一派之先，未尝闻矣。

中医皮肤病内治源于外科消托补三法，复借鉴于内科脏腑经络之说，由学士儒生内观脏腑，思揣生克制化生旺休囚而有所见，实乃由学问而阅历者也。其外治法则，则传自民间匠人之手，出于临床实践，真由阅历而后成学问者也。

皮外科肇始神农。《本经》所言大半为外伤、疮疡、疥癣之用。后世刘涓子、陶隐居、巢元方、孙思邈，代有新出。而尤以元方《诸病》所论最详。然元方所论实乃一脉专精之术，而中医皮科流派，实则三派并存：元方其一也，外科东垣之术其二也，脏腑经络之术其三也。以此观之，今日流派，并无第四法门。

然皮外科之门开而未久：百年之前民病唯伤寒及疮疡求治于医，以其害人性命于朝夕，余则无论矣：食尚不足以果腹，衣不足以蔽体，疥癣皮毛非所得虑、所能治者。唯升平日久，民生富足，方有中医皮科产生，而燕京赵氏皮科流派为其发轫。1954年，赵炳南先生在当时的"中央皮肤性病研究所"建中医研究室开始，计算至今，中医皮肤科已历68载，庶几近乎知规矩也。众多外科名医、内科名医因使命之感召走入中医皮科行业。复有众多西医开中西结合一派，张志礼、秦万章、边天羽皆一时之选。各个医家互相切磋，如琢如磨。学术交融，互相渗透，而因其所处之时空不同，所治之患者各异，所用之学术模型各别，延绵六十年，各成家法，而成不同流派。

今者，中华中医药学会皮肤科分会专门组织国内专家编写《当代中医皮科流派临床传承书系》，经系统梳理，反复论证，确有独特学术体系且传承三代以上者，定为待扶持的中医皮科学术流派，曰：燕京赵氏皮科流派、燕京金氏皮科流派、盛京皮科流派、龙江皮科流派、齐鲁杜氏皮科流派、北京广安皮科流派、长安皮科流派、海派夏氏皮科流派、黔贵皮科流派、岭南皮科流派、天山刘氏皮科流派、石门皮科流派、吴门孟河皮科流派、盱江皮科流派、湖湘皮科流派、闽山昙石皮科流派、汉上皮科流派、滇南刘氏皮科流派、津门皮科流派、四川文氏皮科流派。

世界之大，以变化为不易之理。从没有流派走向流派产生，是中医皮科学术发展的必经阶段。所谓流派者，非见解互相诋忤，实为各得乎中道，而就所见之患者，自医道之海略取一瓢，以解一方患者之疾苦者也。非为各得一道，道道不同。当知万本一源，众流归海。海也者，神农黄帝之学也，仲景华佗之术也。

众多流派的推出将使学术进一步繁荣，并将促进更广大的医生群体的学术交流，互融互通，互相激发。经过一定时间的充分交流，若干流派，必将再次融汇，产生更高级别的中医皮科学术共识，并带领中医皮科在更高的层面上开创新的学术流派。

作为本书的总主编，在此谨祝丛书能够充分展示各家学术思想，促进中医皮科学术传播与交流，祝愿在不久的将来，我们能够在流派碰撞的基础上，推动中医皮科学术水平达到新的高度。

杨志波

2022年10月

前　言

中医皮肤病学是中医外科学的重要组成部分，中医治疗皮肤病的常见病、多发病方面，重视内外结合，发挥其独特优势，收效颇佳。内治上，强调辨证论治和整体观念，依据疾病的病机特点，常融入八纲、脏腑、经络等辨证方法，注重中医经典理论的应用，常采用经方、时方、验方、自拟方，达到"外病内治"之功效；外治上，发挥中医外治疗法在治疗皮肤病的特色，以中药涂擦疗法为基础，同时拓展了针罐、熏洗、埋线等方法，尤其近年来火针疗法等中医特色外治疗法的挖掘和发扬，拓宽了皮肤病治疗思路。

黑龙江省位于中国最东北部，属温带大陆性季风气候，冬季寒冷，风大干燥，寒冷干燥的气候可诱发多种皮肤疾病，根据北方地域季节气候特点，由"寒"引起的疾病较多，如"寒冷性多形性红斑""脱疽""寒冷性荨麻疹""雷诺病""风寒型银屑病"等极具龙江地域特色的皮肤病种，在临床治疗方面，也多从"寒"方面进行着手，经过多年的发展，龙江中医皮科流派丰富了寒邪、寒证的内容，逐渐形成了以温法为主要治疗法则的学术特点，并创立了"祛风败毒汤""乌头通痹汤""升阳除湿防风汤"等一系列温法特色方剂。在临床上的应用，突破了传统疾病多采用清热之法的桎梏，在痤疮、湿疹、银屑病等疾病的辨治方面，根据患者的整体状态，从病证入手，采用"温阳散寒"之法进行治疗，取得了较为理想的疗效，充分体现出龙江皮肤疾病辨证论治的特色。

基于以上原因，由黑龙江省名中医杨素清教授牵头，组成以龙江中医流派传承人为主的编写团队，编写本书，全书共六章，阐述了流派学术背景、渊源、核心人物，根据龙江地域疾病特点，指出流派以辨病、辨病机传变、辨证的学术体系，突出以"寒"为致病特点的学术特色，详论处方用药特点，重视特别外治技术，选取了具有北方特点17个疾病。全书理论联系实际，以实用和对临床确有指导为原则，强调思维方法的建立和疾病的中医辨治体系，尤其突出龙江医派中医辨治理论的系统性和完整性，努力挖掘龙江医派传统治法，发扬龙江医派在皮肤病治疗方面的新经验、新成果，展现外治特色，分享各家所长。

需要强调的是，2012年8月"王玉玺全国名老中医药专家传承工作室"和2019年5月"杨素清名中医专家传承工作室"的建立为龙江皮科学术思想的传承和发扬起到了重要的作用。龙江学者不断继承龙江医派皮肤病的诊疗经验，并进一步发展、传承、创新、提高，龙江皮科流派正呈现出繁荣争鸣之势。本书是详细阐述龙江地域中医皮肤病学辨治的著作，由于时间仓促、学术水平有限，讹误和缺点在所难免，敬希望读者批评指正。

编者

2022 年 5 月

目录

第一章 流派概述

第一节 流派产生背景 ……………………………………… 2

一、北方多阴寒之证 ……………………………………… 2

二、人体禀赋差异 ………………………………………… 2

第二节 流派传承核心人物 ……………………………… 3

一、创派祖师王玉玺 ……………………………………… 3

二、流派发展者 …………………………………………… 5

三、其他传承人 …………………………………………… 7

四、传承图谱 ……………………………………………… 13

第二章 流派学术体系及学术特色

第一节 学术体系 ………………………………………… 16

一、辨病 …………………………………………………… 16

二、辨病机传变 …………………………………………… 18

三、辨证 …………………………………………………… 20

第二节 学术特色 ………………………………………… 25

一、致病以寒邪为主 ……………………………………… 25

二、毒、瘀、风、湿 ……………………………………… 36

第三章　流派用药经验

第一节　解表药 ……………………………………………… 50

麻黄（50）　　　　　　　　　　羌活（51）

细辛（52）　　　　　　　　　　桂枝（53）

蝉蜕（55）

第二节　祛风湿药 …………………………………………… 56

独活（56）　　　　　　　　　　雷公藤（57）

乌梢蛇（58）　　　　　　　　　天仙藤（58）

第三节　温里药 ……………………………………………… 60

附子（60）

第四节　利水渗湿药 ………………………………………… 61

赤小豆（61）

第五节　清热药 ……………………………………………… 62

石膏（62）　　　　　　　　　　紫草（63）

土茯苓（64）　　　　　　　　　白鲜皮（65）

第六节　补益药 ……………………………………………… 66

黄芪（66）

第七节　化痰药 ……………………………………………… 68

半夏（68）　　　　　　　　　　白芥子（69）

皂角刺（70）

第八节　活血化瘀药 ………………………………………… 71

鬼箭羽（71）　　　　　　　　　土鳖虫（72）

鸡血藤（73）

第九节　平肝息风药 ………………………………………… 74

僵蚕（74）　　　　　　　　　　蜈蚣（75）

全蝎（76）　　　　　　　　　　白蒺藜（77）

第十节　收涩药 ·····································　78

乌梅（78）

第十一节　安神药 ···································　79

夜交藤（79）

第四章　流派经典方剂

第一节　散寒除湿系列方 ···························　82

温经燥湿汤（82）　　　　　　升阳除湿防风汤（84）

乌头通痹汤（86）　　　　　　健脾除湿饮（89）

第二节　清热利湿解毒系列 ·························　91

祛湿健发饮（91）　　　　　　引火归原汤（93）

解毒除湿汤（95）　　　　　　散风苦参汤（97）

利湿解毒汤（99）　　　　　　解毒退斑汤（102）

第三节　祛风除湿散寒系列方 ·······················　104

祛风败毒汤（104）　　　　　　消瘢汤（106）

第四节　化瘀解毒系列方 ·························　108

顽莘汤（108）　　　　　　　　祛白斑汤（110）

益肾化斑汤（112）　　　　　　通络镇痛汤（114）

芪桂止痛方（117）　　　　　　散结化斑汤（118）

第五节　滋阴润燥系列 ·····························　121

滋阴润燥汤（121）

附　院内制剂——全蝎膏 ·····························　123

第五章　流派特色技法

第一节　诊断技术 ·································　126

一、四诊要领 ·····································　126

二、专病四诊举隅 ·································　129

第二节　治疗技术 ··· 130

　　一、火针疗法 ··· 130

　　二、至阳穴埋针法治疗带状疱疹疼痛 ·························· 136

　　三、神阙穴拔罐法治疗慢性荨麻疹 ···························· 139

　　四、大椎穴点刺放血拔罐法治疗痤疮 ·························· 141

第六章　流派优势病种诊治经验

第一节　带状疱疹 ··· 146

第二节　扁平疣 ··· 156

第三节　湿疹 ·· 160

第四节　扁平苔藓 ··· 169

第五节　皮肤瘙痒症 ··· 176

第六节　荨麻疹 ··· 184

第七节　结节性痒疹 ··· 194

第八节　多形红斑 ··· 198

第九节　银屑病 ··· 206

第十节　黄褐斑 ··· 215

第十一节　白癜风 ··· 222

第十二节　系统性红斑狼疮 ··· 231

第十三节　硬皮病 ··· 240

第十四节　过敏性紫癜 ··· 247

第十五节　痤疮 ··· 254

第十六节　酒渣鼻 ··· 262

第十七节　脂溢性皮炎 ··· 269

第一章 流派概述

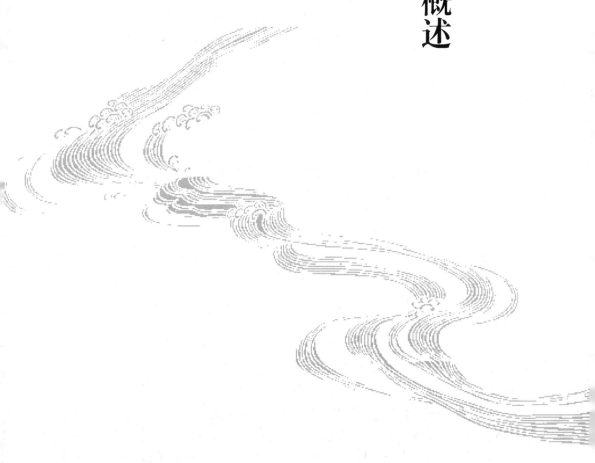

第一节　流派产生背景

一、北方多阴寒之证

黑龙江省地处我国的北疆，北纬至 53.33 度，属高寒地带，无霜期短，每年仅 150 天，冬季漫长，白天年平均气温在 11℃，夜间年平均气温在 0℃左右，昼夜温差大，气温变化急骤，尤其是秋冬季节，外邪侵袭的机会多。北方者，天地所闭藏之域也，其地高陵居，风寒冰冽，气候寒冷干燥，阴气偏胜，一年之中有半年多的时间在过冬天（每年的供暖期从 10 月到来年的 5 月 1 日），寒邪易犯（易感受风寒之邪或感邪易于寒化），阳气易伤，阳常不足，阴本无余，寒气太过，肾阳不足，冬季酷寒多发阴证，夏日炎热时间太短，所见阳证较少。明·韩飞霞说："北人本气自寒，食专腥膻（温燥）与之宜也。"北方多为游牧民族的后代，饮食多为牛羊肉、奶酪，筋骨强健、皮肉坚厚，腠理致密、闭实，阳气深伏、敛藏，感邪后不易汗泄，不利于阳气的升发、外透，卫闭营郁，郁于皮肤而易生疮疡。治疗常用温法散法（辛温解表）温热辛散，常常应用麻黄、桂枝、防风、荆芥、羌活、独活、细辛等，扶助人体阳气的温里药如附子、干姜、吴茱萸。常用方如麻黄汤、九味羌活汤等辛温重剂，温法具有祛除（发散）寒邪，温补阳气，温通经络的作用。

二、人体禀赋差异

《圆运动的古中医学》说："现代人类体质多虚，阳虚者十分之九，阴虚者百难一见，六淫之中，风寒湿为害十之八九，实热证百分之一二。"李可在首届扶阳论坛中讲道："今之体质纯阳者少，可温之证多，可凉之证少。"在临床实践中所见亦同。现代人生活节奏加快，竞争激烈，工作压力日益增大，睡眠不足，起居黑白颠倒，饮食贪凉，冰茶、冰啤、冰激凌及各种冷饮凉败脾胃之阳气，日处空调之室，衣着单薄暴露，乞丐裤、露脐、露背装皆可伤阳耗气。祝味菊在《伤寒质难》中谓："余治医三十年，习见可温者十之八九，可清者百无一二。"受西医学的影响，一直惯用的西医的思维方式和治疗方法，凡病多作炎症，尤其红、肿、热、痛，皆用消炎，使用消炎的寒凉之药清热解毒，美其名曰"消炎"，试看今之药店所售的治疗外感的成药，无非是银翘、桑菊、板蓝根、莲花清瘟、双黄连之类，不辨风寒风热，只要发热皆劝服之。久而久之，人之阳气受伤，寒证较多。

（王玉玺）

第二节　流派传承核心人物

一、创派祖师王玉玺

王玉玺，男，1943年11月出生，教授，医学硕士，博士生导师，全国名老中医药专家学术经验传承第三、四、五批指导老师，黑龙江省名中医、龙江名医、黑龙江省德艺双馨名医、国家中医药管理局中医皮肤病学重点学科学术带头人、国家中医药管理局"十二五"重点专科带头人、黑龙江省教育厅中医外科重点学科带头人、黑龙江省中医药管理局重点专科学术带头人。

王老从医五十余载，治学严谨、诲人不倦、钻研业务、医术精湛，对各种皮肤病、乳腺疾病、甲状腺疾病、周围血管疾病及风湿病都素有研究。王老注重理论创新，拓展了中医"毒"邪理论的应用范围，将"毒"邪致病理论有所发挥，提出"欲解其毒，先祛其邪"的治疗理念，并将其广泛用于临床治疗银屑病、红斑狼疮等多种顽固性疾病，并以此为奠基，成功研制出"祛毒胶囊"，临床应用效果显著，并获得黑龙江省自然科学基金、黑龙江中医药大学科研基金等多项课题资助。1976年开创应用洋金花治疗银屑病的研究，并获得黑龙江省卫生科技进步一等奖、省科技进步三等奖，并在1985年2期《中医杂志》发表论文。主编大型中医外科参考书《实用中医外科方剂大辞典》，1994年荣获黑龙江省中医药科技一等奖，本书从馆藏的古今中医八百余种医籍中精选了疗效确凿、屡经验证、药源便利、组方严谨的内服、外用方剂六千余首，同时还收录了近现代中医外科、皮肤科名家赵炳南、朱仁康、徐宜厚、赵尚华、艾儒棣、顾伯华等诸师的验方，可以治疗数百种外科疾病，计160余万字。多年来，王老还编写《中西医结合皮肤性病学》《新编针灸大辞典》《男女科5000金方》《中医皮肤病诊疗及图谱丛书》《当代中医皮肤科临床家丛书·王玉玺》等多部著作，共发表学术论文77篇，译文13篇。培养中医药学术经验继承人8名，硕士研究生和博士研究生54名，为弘扬与振兴中医皮肤科事业做出了杰出贡献。

王老祖籍为安徽省卢州府合肥县分西村人，明朝永乐二年迁到河北省丰润县古石城庄。王老1943年11月17日出生在黑龙江省嫩江县，当时东三省在日寇统治下，人民处在水深火热之中。日寇统治下，家乡连年灾荒，为求温饱，其祖父王永坤独自一人闯关东，在黑龙江上游漠河红毛河以上淘金未果，后逃至嫩江县直到去世。王父21岁时为寻父来到嫩江，是一个非专职的民间医生，信奉佛教，把行医作为业余爱好，边跟师、边自学，除背诵《医学三字经》《药性赋》《汤头歌诀》外，还诵读了《医宗金鉴》和《寿世保元》等医学名著，他为乡里人看病，不但不收诊费，还赠送膏药，因疗效迅速而远近闻名，求治者络绎不绝。王父最喜用的处方是王洪绪《外科全生集》的"阳和汤"和《医宗金鉴》"仙方活命饮"，王老深受父亲之影响，励志从医。

1962年，王老高中毕业考入佳木斯医学院医疗系本科五期，属于学院的尖子班。大学期间，王老刻苦学习，为成为一名合格的医生，能为患者解除病痛。

"文化大革命"期间，王老在基层做一名"赤脚医生"，某种性质上就是全科医生，内外妇儿五官皮肤，无所不有，曾在农场接过生、在艰苦的条件下做过外科手术、抢救过克山病和流行性出血热、治疗过风湿性心脏病和肺源性心脏病，在这期间始终未放弃学习。这期间王老有机会参加了原卫生部举办的二年制西医离职学习中医班，系统地学习了中医基础、诊断、临床各科知识，过去自学中诸多模糊不清、似是而非的问题得到解决，心中豁然开朗。实习在南京中医学院（现南京中医药大学）和苏州市中医医院进行，首先在南京中医学院学习外科相关知识，结识了许多知名的教授，如周围血管病的顾亚夫、赖尧基、倪正，乳腺病科的马禄君、祝君逮，内分泌科的许志银，男科的许履和、徐福松，五官科的干祖望，中医外科的刘再朋，皮肤科的管汾等；在苏州学习了外科疮疡的换药及熬药的炼制和摊涂即外用丹药、药线的使用方法，为后来专门从事中医外科奠定了基础。

1976年，王老参加黑龙江省西医离职学习中医班，脱产学习两年，奠定了中医基础理论。1977年，邓小平主持全国教育工作会议，重新提出尊重知识、尊重人才，重新开始了大学招生，紧接着1978年又开始了研究生招生。王老以优异的成绩考上了第一批中医研究生，师从毛翼楷教授，圆了王老梦寐以求的学习中医、从事中医的梦想。这次研究生学习改变了王老的人生轨迹，也开辟了王老从事中医工作的新纪元，使王老有机会系统的攻读了《内经》《难经》《伤寒论》《金匮要略》《温病条辨》《神农本草经》等经典和张、朱、刘、李等各家学说，使王老大开眼界、如虎添翼。毕业后留校任教是王老从医道路的转折点，从此，王老继承父业，在校从事中医外科相关的疮疡、皮肤、乳腺、周围血管病的各科临床、教学、科研工作，而后扎根于黑龙江中医学院外二科，后更名为黑龙江中医药大学附属第一医院皮肤科，行医济世，直至今日。

由于王老所生活的地方为北方，属高寒地带，多寒多风多湿，每年无霜期仅120天，而寒冷季节却在半年以上，许多患者的疾病都与寒有关，特别是风湿性疾病、红斑鳞屑性疾病，如银屑病、湿疹、荨麻疹等多表现冬重夏轻，所以王老强调临证宜因人、因时、因地制宜，该用凉药则用清热解毒利湿之品，当用温药散寒祛湿疏风时，不要被皮肤发红的表面现象所迷惑，放手使用麻桂乌附姜辛，疗效必然不同凡响，这是王老多年治疗疑难杂症治最深的体会。逐渐形成了以王老为首的独具特色的龙江中医皮科流派，经过王老及各发展传承者的不断传承、挖掘、弘扬、创新，使得龙江中医皮科流派不断完善和丰富。

二、流派发展者

（一）杨素清

杨素清，女，1964 年 9 月出生，国家二级教授，医学博士，博士研究生导师，国家中医药管理局重点学科、专科负责人，黑龙江省人社厅中医外科领军人才梯队带头人，黑龙江省名中医，龙江名医，全国首届杰出百名女中医师，第四批全国名老中医专家学术经验优秀继承人，第一批黑龙江省名中医药学术经验继承指导老师。现任中华中医药学会皮肤科分会副主任委员、黑龙江省中医药学会皮肤病专业委员会主任委员、中国整形美容协会中医美容分会副会长等多项学术兼职。现任《中国皮肤性病学杂志》《中国烧伤疮疡杂志》编委。国自然项目评审专家，黑龙江省老干部保健专家。

杨素清教授从医临床工作 30 余年，擅于运用中医理论治疗皮肤科常见病、多发病、疑难病。继承全国著名医家王玉玺教授的学术思想，在基于中医"毒""瘀"特色理论的基础上，创立了中药复方制剂"蜈蚣败毒饮"。多年来主持和参与课题 21 项，并于 2013 年、2019 年两次获得国家自然科学基金面上项目资助，获科研奖励 20 余项。参与编写"十五"至"十三五"全国高等院校统编教材《中医外科学》《中西医结合皮肤性病学》及各类专业性书籍近 30 部，发表论文 110 余篇，SCI3 篇，CSCD7 篇，培养博士及硕士研究生近 140 人，医教研成果丰硕。

杨素清教授于 1981 年高考考入黑龙江中医学院（今黑龙江中医药大学）中医系，之所以学医，与她母亲身体不好有关，她当时的想法很简单：学医当大夫，能为家里亲人的健康保驾护航。1986 年，杨素清教授以优异的成绩毕业，因综合素质好，组织安排留校，任了 9 年政治辅导员。1995 年杨素清教授回到了医院，当时有两个人对她影响很大：一是已经故去的科室前任老主任贾春林，她俩曾一起带过两年 83 级的本科生，贾主任了解她的能力，希望杨素清去外二（现在的皮肤科当时叫外二），做他的教学秘书；二是杨素清现在的师父、导师王玉玺教授，王老的鸿篇巨著《实用中医外科方剂大辞典》就是在 1993 年完成的，当时让她非常震惊。让她初步了解中医外科的丰富内涵、巨大的实用性和极大的魅力。这样她就选择了外二。因在一个科室，杨素清教授有了和王老进一步学习的机会，并于 1999 年在职考上了王老的硕士研究生。因科室前任主任因病英年早逝，杨素清临危受命，于 2002 年 10 月 10 日被医院任命为外二科科主任，到 2019 年，已经任职 17 年。因后来中医外科分科的细化，分出了肛肠科、周围血管科等，国家中医药管理局也对临床科室的命名进行规范化，科室名称改成皮肤科，所治疗的病种也以皮肤科疾病为主。杨素清教授为进一步继承王老学术经验，于 2008 年成为王老的全国名老中医学术经验继承人，一直跟师学习。2012 年国家中医药管理局批准成立"王玉玺全国名老中医药专家传承工作室"，杨素清教授作为工作室的负责人，对王老的学术思想、治疗理念、诊治心得、临床医案等进行了较为系统的整理，对于传承王玉玺教授的理法方药学术理论，以及发扬龙江中医皮科流派起到了重要的推动作用，2014 年由其主编的《当代中医皮肤科临床家丛书·王玉玺》出版，书中对于龙江地区的皮肤病独到治法及王玉玺教授的诊病特色进行了详细的阐述，涵盖广泛，内容充实，广受好评。

同时，杨素清教授数十年如一日，积极参加国内外各地举办的中医外科、皮肤科、乳腺、疮疡等相关学术会议，积极发表代表龙江地区的学术诊治理念和治法特色的演说，极大程度上拓宽了龙江中医皮科流派的影响，让全国更多的同仁认识龙江中医皮肤流派，了解龙江中医皮肤流派，学习龙江中医皮肤流派，将龙江中医皮肤流派逐渐推向全国。

（二）苗钱森

苗钱森，男，1965 年 11 月出生，教授，黑龙江中医药大学附属第一医院原党委书记。现任黑龙江省中医药学会外科专业委员会主任委员，黑龙江省中医药学会皮肤病专业委员会副主任委员。1977 年参加全国高等学校招生统一考试，被黑龙江中医学院（现黑龙江中医药大学）中医专业录取，1982 年毕业后留校工作至今。

苗钱森参加"文化大革命"后的首次高考，被中医学院录取时，只知道中医学博大精深，为中华民族的繁衍和人民健康做出了巨大贡献，具体内容基本不了解，在 5 年的大学生涯里，生活艰苦，但学习努力，遵循古代医家"勤求古训，博采众方"的教导，毕业时，被择优留校。由于当时是学生干部，因此被留在学校组织部。后来由于工作调动到中医系任党总支部书记和系副主任，由于与王玉玺教授的接触，见识到中医的疗效使其坚定了从事中医皮肤专业的信心。

先生曾亲书"十年磨一剑，何必露锋芒，再过十年后，泰山不可挡"。这既是让其潜心学习真本领，又是让其谦虚谨慎做学问。至今已 20 余年，苗钱森仍然在星期天去跟先生出诊，跟师笔记本已等同身高，并且在笔记中写下每个方，每味药的体会，来指导自己的临床实践。

三、其他传承人

（一）王俊志

王俊志，男，1964 年 2 月出生，主任医师，医学博士，硕士生导师。毕业于黑龙江中医药大学，曾师从全国名老中医王玉玺、王雪华教授。现任黑龙江中医药大学附属第一医院皮肤科主任，中华中医药学会皮肤科分会委员会委员，黑龙江省中医药学会中医皮肤性病委员会副主任委员，黑龙江省中西医结合学会皮肤病专业委员会副主任委员，黑龙江中医药学会外科专业委员会副主任委员。

王俊志教授是首批黑龙江省中医外科（皮肤、外科）医学硕士，具有良好的医德、医术，治愈了大量的国内、外患者，得到了广泛的好评。

多年来，王俊志教授主持哈尔滨市科技创新人才研究专项资金项目 1 项、黑龙江中医药大学科研基金 1 项，黑龙江省自然科学基金 1 项，并获得黑龙江省科技进步三等奖、黑龙江省中医药科学技术一等奖、黑龙江省教育厅科学技术进步二等奖、黑龙江省优秀科技成果三等奖。主编、参编多部医学书籍。在国家级核心期刊，科技核心期刊等发表 30 多篇医学论文。曾荣获"黑龙江省新长征突击手"称号。1996 年受俄罗斯邀请赴俄讲学，王俊志教授与其他专家共同培养了 160 余人的俄罗斯中医学人才，同时治愈了大量的国外患者。在回国后，仍有许多国外患者不远万里来此看病，为中医学的国际化做出了积极的贡献。

（二）王学军

王学军，男，1957 年 8 月出生，国家二级教授，博士生导师。1983 年毕业于黑龙江中医药大学，著名中医皮肤病专家，享受国务院政府特殊津贴，国家临床重点专科、国家中医药管理局重点学科皮肤学科带头人，黑龙江省德艺双馨名医，中华中医药学会外科专业委员会副主任委员。

王学军从医 30 多年来，在学术上孜孜以求，师古创新，了解和掌握国内外外科、皮肤学科的新技术、新发展，把传统中医理论与现代科学技术相结合。在治疗银屑病、湿疹、过敏性皮肤病、血栓闭塞性脉管炎等疑难病方面有独特的见解，取得了显著成绩。提出了银屑病的主要病机为"风湿热毒，气血瘀滞"所致，确立了"祛风除湿、清热解毒、滋阴凉血、活血化瘀"的治疗方法。提出了温肾补脾、祛寒通络、行气止痛的治疗血栓闭塞性脉管炎法则，进一步完善了中医理论。其承担10余项国家及省部级重大科研课题，其中主持开展的科研项目曾获得黑龙江省科技进步一等奖1项、二等奖4项、三等奖1项（均为第一完成人）。发表学术论文49篇，出版学术专著3部，获得发明专利4项。并研制出了祛屑灵胶囊、消屑灵软膏和丹槐银屑浓缩丸等中药制剂应用于临床，受到患者一致好评。

（三）邹存清

邹存清，男，1962年10月出生，副主任医师，第三批全国名老中医专家学术经验继承人，师从王玉玺教授。现任世界中医药学会联合会外科专业委员会会员、中国中药协会皮肤病药物研究专业委员会委员、黑龙江省中医药学会外科专业委员会委员、黑龙江省中医药学会皮肤病专业委员会委员等多项职务。多年来主编《邹德琛学术经验集》等多部学术专著，发表论文近10篇。

以"医者胆大心细，精研慎言"为治学格言。强调受教于心、于师，崇尚医者父母心，就医者一视同仁，无高低贵贱之分，精研方药，以简、便、廉为治疗原则，解除患者疾苦，快乐生活。其生于中医世家，自幼学医，背诵过《药性赋》《药性歌括四百味》《濒湖脉学》《医宗金鉴》《针灸经验集》等书，经常侍诊抄方，接受爷爷及父亲教诲。2002~2005年参加第三批师带徒学习，师承王玉玺教授，跟师3年考试合格后出徒，3年里学习继承王玉玺教授的学术经验，诊断上重视四诊合参，治疗上重视外病内治，以内治为主，内治外治相结合的治疗方法。在治疗外科、皮肤科的疑难杂症时着眼于"毒""瘀""虚"的辨证治疗。在长期从事中医外科、皮肤科及风湿痹证的临床研究中，对于外科疮疡、皮肤病、乳腺病、周围血管病、风湿、类风湿关节炎、痛风等治疗独有心得，积累了丰富的经验，取得了很好的疗效。特别是对过敏性、顽固性、反复性、疑难性皮肤病及中医外科疾病疗效确切。

（四）刘拥军

刘拥军，女，1968年3月出生，主任医师，医学博士，中药学博士后，硕士研究生导师。黑龙江中医药大学附属第二医院皮肤科主任，中医美容教研室主任，黑龙江中医药大学皮肤病重点专科带头人，黑龙江省中医药管理局中医皮肤病重点专科带头人，国家中医药重点学科中医皮肤病学后备带头人，黑龙江省卫生计生专业技术高层次优秀人才，黑龙江省中医皮肤专业知名专家，黑龙江省中医皮肤美容专业知名专家，龙江名医，第三批全国名老中医药专家学术经验继承人，师从王玉玺教授。黑龙江省中西医结合学会皮肤病分会会长、黑龙江省中医药学会皮肤性病委员会副主任委员、《中国皮肤性病学杂志》编委、《中国烧伤疮疡杂志》常务编委。

刘拥军 1999 年师从全国名老中医药专家王玉玺教授，2005 年作为第三批全国名老中医药专家学术经验继承人出师。

刘拥军教授以"仁心、博学、精术"作为治学格言，主编全国中医药行业高等教育"十三五"创新教材《中医神志皮肤病学》。遵《内经》"诸痛痒疮，皆属于心"之病机，防治皮肤病注重人体心理和生理的和谐统一，坚持辨病与辨证相结合，药物与针灸等非药物疗法相结合，内外治并举，治疗皮肤病中的常见病、多发病和疑难病。获得省部级及厅局级科研奖励 3 项，主持课题 6 项，出版著作 4 部，发表论文 30 篇，培养研究生 34 人。

（五）王和平

王和平，男，1970 年 9 月出生，主任医师，医学博士，硕士研究生导师，第四批全国名老中医药专家学术经验继承人，黑龙江省人社厅中医外科领军人才梯队后备带头人。2008 年获得黑龙江省卫生厅颁发的抗震救灾先进个人，2017 年获得黑龙江省中医药学会颁发的中医皮肤科优秀医师。现任中华中医药学会皮肤科分会委员、中国整形美容协会中医美容分会常务理事、黑龙江省中医药学会外科专业常务委员等多项学术兼职。

王和平教授年幼时受其祖母影响颇深，祖母是民间外科医生，以丸散膏丹医治疾患，印象最为深刻的是一教师患臁疮腿，其祖母仅以膏药外敷便治愈，这使王和平教授心中疑惑，兴趣顿生，因此经常帮祖母熬制药膏，绕膝之间，奶奶背诵古医文"寒生火，火生风，风火相争"，祖母不识文，皆是口口相传，默记于心。从医之后，身在内科，心中常念及孩提之时奶奶所言，也因中医外科优势明显，特色突出，故立志成为中医外科医生，后师从王玉玺教授。中医外科种类繁多，涵盖广复，顿觉自身知识匮乏，老师学识渊涵博大，常常教诲道：皮肤疾病，亦首辨阴阳，倘病因复杂，以虚为先，若是外因致病，重视"毒""瘀""风""湿"，这对王和平教授影响颇深。

（六）王松岩

王松岩，男，1974 年 2 月出生，主治医师，医学硕士，第五批全国名老中医药专家学术经验继承人。现任世界中医药学会联合会外科专业委员会会员，中国医师协会皮肤科医师分会会员，黑龙江省中医药学会外科专业委员会常务委员兼秘书，黑龙江省中医药学会皮肤病专业委员会常务委员兼秘书。多年来，主持黑龙江省中医药管理局课题 1 项，主编著作 2 部。

在王松岩年幼懵懂的记忆中，祖父的柜子中摆放着一些瓶瓶罐罐，上面用工整的楷书写着名字。柜子用一把老旧的黄铜锁锁着，安安静静的摆放在书房中。患者来看诊，祖父先号脉，询问病情，然后打开柜子，用小勺从瓶瓶罐罐中舀出一些药物，用蛋清或香油调成糊状，为他们敷上几天后，他们就会拿着一些鸡蛋或木耳、蘑菇来感谢祖父，而祖父总是笑着婉拒。儿时的经历使王松岩矢志学习中医。

（七）李志鸿

李志鸿，男，1976 年 6 月出生，副主任医师，医学博士，黑龙江中医药大学第一临床医学院中医外科学教研室副主任，第五批全国名老中医药专家学术经验继承人，黑龙江省中医药学会中医皮肤科知名专家。现任中华中医药学会皮肤科分会青年委员、中华中医药学会外科分会青年委员、中国整形美容协会中医美容分会理事、黑龙江省中医药学会皮肤美容专业委员会副主任委员等多项职务。李志鸿在临床诊治银屑病等疑难皮肤病时，继承和运用王玉玺教授及杨素清教授关于"毒邪致病学说"的学术思想，始终以"学而不思则罔，思而不学则殆"来鞭策自己。

（八）闫景东

闫景东，男，1977 年 10 月出生，副主任医师，医学博士，硕士生导师，师从王玉玺、谢宁教授。现任黑龙江省人社厅中医外科领军人才梯队后备带头人、中国中西医结合学会皮肤性病专业委员会性病学组委员、黑龙江省中医药学会外科专业委员会常务委员、黑龙江省中医药学会皮肤病专业委员会常务委员、黑龙江省中西医结合学会皮肤性病专业委员会委员等职务。

主持黑龙江省自然科学基金、黑龙江省教育厅课题、黑龙江省省中医药管理局课题、哈尔滨市科技课题、黑龙江中医药大学校基金课题等 5 项，参与国家自然科学基金、教育部"春晖计划"等课题 6 项。

其自幼生长在农村，父母经常搜集一些有效验的民间药方，如壁虎用酒泡可以治疗食道癌；黄豆和明矾研成粉末可以治疗口疮，缓解疼痛；鲜猪肉皮包裹可以用来治疗糜烂面，并有明显的止痛效果。于是少年闫景东即对学习中医产生浓厚的兴趣，小方也可治大病。高考后，第一志愿报考黑龙江中医学院，本科学的是骨伤、正骨，当时骨折用一些简、便、廉的固定方法，后研究生考取中医外科学专业，师从王玉玺教授，系统学习中医经典古籍，中医皮肤科、外科的相关知识，读研期间，到省医院皮肤科学习相关的西医知识，开阔眼界，并充分了解中西医理论体系的不同和各自的侧重点。工作以后，主要从事中医外科的疮疡病、皮肤病的诊治工作，故进一步系统学习经典，了解了古人的中医思维方法，了解了伤寒、温病的传与变，使中医水平更上了一个台阶。本着救人、求真的态度，在医道上砥砺前行，不断探索，立志为中医外科的发展贡献其的一份光和热。

（九）程伟

程伟，男，1960年9月出生，国家二级教授，医学博士，博士生导师，国务院特殊津贴获得者。曾任中国中西医结合学会心身医学专委会副主任委员、中华中医药学会神志病分会副主任委员、中国中西医结合学会理事、黑龙江省中西医结合学会副理事长；现任中华医学会心身医学分会常务理事、中国自然辩证法研究会常务理事、医学哲学分会副会长、黑龙江省自然辩证法研究会理事长、中国中医药信息学会葛洪研究会副会长；《中国中医基础医学杂志》《中华医史杂志》《中医文献杂志》《自然辩证法研究》《医学与哲学》编委。

多年来编著著作10余部，发表论文近百篇；曾获国家科技进步二等奖，国家教学成果二等奖，部（局）、省级科技进步一、二、三等奖，黑龙江省社会科学优秀科研成果三等奖，黑龙江省高校人文社会科学研究优秀成果一等奖，黑龙江省优秀教学成果一、二等奖多项。目前正深度关注王玉玺教授在临床纯用中医、善用经方的独特经验，并积极探讨经方运用的常与变中的科学问题。

（十）刘贵军

刘贵军，男，1979年12月出生，副主任医师，医学博士、博士后，导师王玉玺教授。现任黑龙江中医药大学附属第二医院副书记、副院长，兼任中国中药协会皮肤病药物研究专业委员会委员，黑龙江省中医药学会外科专业委员会副主任委员、皮肤科专业委员会副主任委员、青年委员会副主任委员，黑龙江省医促会中医内科学分会副主任委员，黑龙江省医学会热带病与寄生虫学分会青年委员会副主任委员等。

师从王老以来，继承王玉玺教授"毒"邪学术思想治疗皮肤外科疾病。同时，根据黑龙江地区北方的地域特点，还尤为重视"寒邪"致病，对"瘀""虚""湿"等理论亦有着独到的见解，在治疗上则以此为基奠，以"八法"为导向，将古方、经方、时方、验方、拟方融于日常诊疗当中，取得了卓越的疗效。

（十一）刘畅

刘畅，女，1981年8月出生，副主任医师，医学硕士，黑龙江省首届名老中医学术继承人，师从杨素清教授，黑龙江省首届名老中医工作室负责人。现任中华中医药协会皮肤科分会委员，世界中医药学会联合会外科专业委员会会员，中国美容整形专业委员会理事，黑龙江省中医药学会外科专业委员会委员，黑龙江省中医药学会中医皮肤性病专业委员会委员等多项社会兼职。于2008年荣获由黑龙江省卫生厅颁发的"抗震救灾先进个人"荣誉称号。主持省级课题2项，参与国家自然科学基金1项及省部级课题多项，参编著作8部，国家级核心期刊发表论文10余篇。

（十二）尹逊媛

尹逊媛，女，1983年3月出生，主治医师，医学硕士，师从杨素清教授，为第一批黑龙江省名中医药学术经验继承人。现任中国中药协会皮肤病药物研究专业委员会委员，中国整形美容协会中医美容分会理事，中国中医药研究促进会疑难杂症分会理事，黑龙江省中医药学会第二届皮肤病专业委员会委员，黑龙江省中西医结合学会第二届皮肤病分会委员等。

尹逊媛自幼成长于中医世家，家祖家父皆从事中医外科，在家父的熏陶下对中医产生了浓厚的兴趣。从医以来一直秉承着不忘初心，贫富同治，治病救人的信念。

四、传承图谱

龙江中医皮科流派传承脉络（主要）

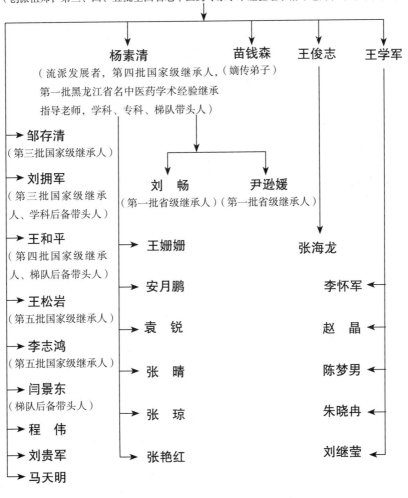

（安月鹏）

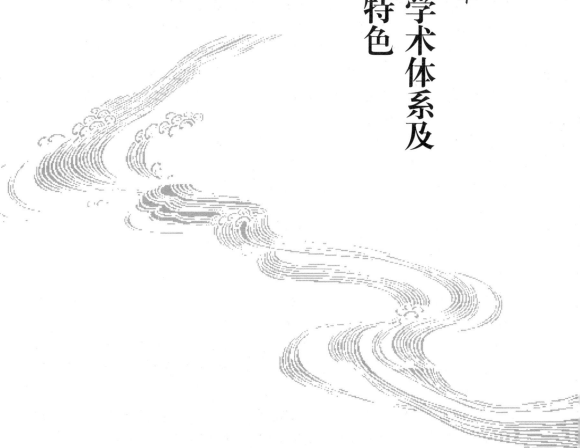

第二章

流派学术体系及
学术特色

第一节　学术体系

　　龙江中医皮科流派经过几代的传承和不断创新，逐渐形成了以病为纲，谨守病机，注重疾病发展过程中的传与变，辨病与辨证相结合的学术体系。中医古籍中记载了大量的皮肤疾病，通过古人的临床实践，根据每个症状或临床特点来进行疾病命名，形成了单独的疾病。如"白屑风"相当于西医学的干性脂溢性皮炎，"血风疮"相当于西医学的干性湿疹、老年皮肤瘙痒症，"白驳风"相当于西医学的白癜风，"黧黑斑"相当于西医学的黄褐斑、黑变病，"腋痈"相当于西医学的化脓性汗腺炎，"四弯风"相当于西医学的特应性皮炎。

　　在中医学的发展过程中，形成了多种层面的传变体系，"气血"层面的传变、温病"三焦"传变、温病"卫、气、营、血"层面的传变、伤寒"六经"传变等。疡科在发展过程中根据临床初起、成脓、溃后、收口的阶段变化形成了"消、托、补"治疗法则，并根据脓成与否来判断在气分还是血分，并根据整体"五善七恶"和局部"阴阳证"的变化来判断疮疡病的顺逆，也就是在辨疮疡病的传变。龙江中医皮科流派在辨病的基础上，法出伤寒、温病，来辨皮肤疾病的传变，在辨病、辨病机传变的基础上进行缜密辨证。

一、辨病

（一）狭义疮疡首辨阴阳

　　中医外科范围包括疮疡病、乳腺病、瘿瘤岩、皮肤病、周围血管疾病等，这些疾病大多有皮肤外在的表现，属于中医广义"疮疡"病的范畴。如寻常性痤疮又归属中医小"疖"，穿凿性毛囊炎归属中医"蝼蛄疖"，单纯疱疹感染归属中医"热疮""阴疮"范畴，带状疱疹感染归属中医"缠腰火丹"范畴，红斑狼疮归属中医"红蝴蝶疮""阴阳毒"范畴，血栓闭塞性脉管炎归属"脱疽"等，在临床上，先认识疾病，再辨其阴阳。

　　对于中医狭义疮疡类疾病，亦首先辨病，临床中对于细菌性溃疡、结核性溃疡、梅毒性溃疡、癌性溃疡等的处理方法是不同的。对于一般化脓性疮疡病而言，中医从整体观出发，主要应用阴阳为主的辨证方法。著名外科医家王洪旭《外科症治全生集》自序中记载"而诸书所载，患生何处，病属何经。故治乳岩而用羚羊、犀角，治横痃而用生地、防己，治瘰疬、恶核而用夏枯草、连翘。概不论阴虚阳实，惟多用引经之药，以致乳岩、横痃，患成不救，瘰疬、恶核，溃久转怯，竟不知为引经之药所误"，说明惟多用引经药的局限性，后又说"夫红痈乃阳实之证，气血热而毒滞；白疽乃阴虚之证，气血寒而毒滞，二者惧以开腠理为要"，明显以阴阳来辨治痈疽，而且认为分阴阳虚实更重要，其方小金丹、西黄丸、醒消丸、阳和汤临床应用更为广泛，效果也很满意。因此，对于一般疮疡病的治疗，首先辨病，然后根据病机传变，分清痈疽阴阳虚实寒热，分而治之。比如，狭义疮疡病，初起色红的时候是气分热盛，热入血分就会酿脓，脓为气血化生，后期脓泄过多过快就会伤气伤血。在疮疡整个发病过程中，如果是阳证，就会按照这个病程进行演变，临床辨治就可以采用消、托、补的内治方法，初期清热解毒，以清气分热为主；成脓期透托补托，清血分热；溃后补气血，兼清其余毒。外治对应疮疡病的初起、成脓、溃后、收口阶段，初起采用箍围消肿，成脓切开（或火针排脓）或咬头膏腐蚀，丹药提脓祛腐；后期应用生肌收口药、有渗出用清热收涩药，有出血用止血药，这样把疮疡病看作一个整体来把握。在整个疮疡病的发展过程中，如果邪气太盛，充斥血脉，就易出现高热神昏走黄变证；或正气不足，无力托毒外出，无力酿脓，无力收口，毒邪内攻血脉脏腑则亦出现七恶内陷变证，故临床中从疮疡的局部症状表现和全身表现来判断是阴证还是阳证，分而治之。有一些疮疡病是因为发病位置特殊所以用药不同，比如乳痈，其发病部位与疏泄和冲任生殖有关，乳汁不畅是发病主因，所以初期在清热解毒基础上加调节疏泄和通乳络的药物，后期治法同一般疮疡病。

（二）皮肤辨病

对于狭义疮疡化脓性疾病，在辨病的基础上主要应用阴阳为主的辨证方法，而对于一些非化脓性的皮肤疾病，种类较多，每个疾病都有自身的特点和发病规律，故对于属于广义疮疡病范畴的皮肤类疾病，首先辨病，在辨病的基础上结合辨证。

如西医学的痤疮病，中医有"肺风粉刺""疔""皶""痤""面疱""蝼蛄疖""发际疮""面发毒"等称谓，这些名称对应西医学来说属于痤疮病范畴，但对于中医学来说，每个都是单独的疾病，独立论述。《素问·生气通天论》记载："汗出见湿，乃生痤痱。膏粱之变，足生大丁，受如持虚。劳汗当风，寒薄为皶，郁乃痤。"唐·王冰注释为"时月寒凉，形劳汗发，凄风外薄，肤腠理居寒，脂液遂凝，蓄于玄府，依空渗涸，皶刺长于皮中，形如米，或如针，久者上黑，长一分，余色白黄而瘦于玄府中，俗曰粉刺，解表已。"这里详细描述了"皶"即粉刺这一基本皮损特点，并认为其成因为寒邪郁闭腠理，脂液凝聚蓄于玄府所致，并提出了"脂液"这一概念。《灵枢·决气》曰："谷人气满，淖泽注于骨，骨属屈伸，泄泽补益脑髓，皮肤润泽，是谓液。"《灵枢·口问》曰："液者，所以灌精濡空窍者也。"从以上论述可以看出，脂液的提法与西医学的皮脂功能特点基本一致。明·吴崑《素问吴注》载："劳汗当风，寒薄为渣，郁乃痤。形劳汗发，凄风外薄，肤腠当寒，脂液遂凝于玄府，皶刺生于皮中，俗称粉刺。痤，疖也，内蕴血脓。"其论述与《内经》基本一致，并提出了"痤"即是小疖，是由局部瘀滞化热，热伤血脉所致。故"皶"与"痤"在西医学中均属于痤疮病，皮损粉刺属于中医学"肺风粉刺""皶"范畴，炎性丘疹属于"痤""小疖""面皰"范畴，故在病机的论述中"寒薄为渣，郁乃痤"说明"粉刺"就是寒邪郁闭腠理形成的，而"痤"是由于化热形成的，这在中医学中看似两个病，治疗方法亦不同，但实质是西医学一个病的不同临床表现，故治疗时先辨病再辨证。

再如，西医学的湿疹病，中医有"浸淫疮""病疮""旋耳疮""四弯风""肾囊风""脐疮""鹅掌风""粟疮""血风疮"等称谓，这些名称对于西医学来说属于湿疹病范畴，对于中医学来说，每个都是单独的疾病，独立论述，和西医学急性湿疹（包括接触性皮炎）、手部湿疹、特应性皮炎、多腔性湿疹、阴囊湿疹、老年性湿疹等相符合。从局部症状来看，有些流滋、搔抓有渗液符合中医"水""湿"邪的特点，故治疗从水湿方面考虑，随着病机的传变，后期水湿渗利过多伤阴血，故养血润燥为后期的治法，这是一个完整的病机传变。有些属于西医学湿疹病范畴，但在中医临床表现中没有渗出倾向，而以搔抓出血或搔抓出丘疹为主，例如，"粟疮""血风疮"，临床没有渗出倾向，不能从中医"水、湿"方面进行论治，《医宗金鉴·外科心法要诀》"血风疮……痒盛不眠血燥伤"，是由于血燥生风引起的，与"湿"邪关系不大，故以病为纲，分病论治更符合中医临床应用。《医宗金鉴·外科心法要诀》中记载病疮、鹅掌风，属于皲裂角化性湿疹范畴，选用祛风地黄丸；脐疮选用平陈汤；旋耳疮选用龙胆泻肝汤；肾囊风选用蛇床子汤外洗；血风疮选用地黄饮子等，由此可看出，古人亦是以病为纲，分病论治。

二、辨病机传变

古人在辨病的基础上，还辨病机的传变。以"伤寒"为例，《伤寒论》首开辨病辨病机传变先河，如太阳病本经，如伤于寒邪，寒邪伤经则恶寒、发热、周身疼痛骨楚（麻黄汤证），如寒邪伤脏则咳，有水饮（小青龙汤证），寒邪伤腑则蓄水、小便不利（五苓散证）；如伤于风邪，风性开泄，伤经故发热、汗出、恶风（桂枝汤证），风伤脏故喘（桂枝加厚朴杏子汤）、风伤血蓄于下焦，故少腹硬满、其人如狂（抵当汤），从经到脏腑，不断传变。如太阳病不解，热邪完全传入阳明经，就会出现大热、大渴、汗大出、脉洪大的阳明经病（气分白虎汤证），阳明经气分热不解入腑则会出现阳明腑实证（承气汤证）。如太阳经热没有完全入阳明，就会出现太阳和阳明的中间病证（麻杏石甘汤、大青龙汤等）。"寒邪伤阳气，风邪伤血脉"，在《伤寒论》中，还出现了气分、血分的传变，如阳明经气分热不解入血分，则蓄血发黄（茵陈蒿汤证）；伤寒误下伤中焦气分则成"痞"证，伤寒误下伤中焦血分则成"结胸"。故从《伤寒论》看，是在辨病的基础上辨病机的传变。温病亦是如此，在上中下三焦，每个层次都有卫气营血的传变。叶氏《外感温热篇》："温邪上受，首先犯肺，逆传心包。肺主气属卫，心主血属营，辨营卫气血与伤寒同，若论治法，则与伤寒大异也。"上焦病，风温犯上焦卫分，发热、咳嗽、口渴、舌苔薄白微黄，桑菊饮证；热不解传入气分，大热大渴汗大出脉洪大，白虎加参汤证；热不解入血分，伤及血络咯血，犀角地黄汤证；若肺热逆传心包，神昏谵语动风，凉开三宝证（安宫牛黄丸、紫雪丹、至宝丹）。湿温犯上焦卫分，身热不扬、口腻不渴、舌苔黄或腻，三仁汤证。若上焦温热、湿热不解传入中焦，以伤气分为主，邪不挟湿化燥则入阳明，出现腑实证，宜急下存阴；若邪挟湿则阳明、太阴同伤，太阴脾湿偏重者，藿香正气散证；阳明胃热偏重者，连朴饮证。温热、湿热不解，传至下焦，气分、血分同伤，温邪病久伤阴液，出现阴液不足，阳亢动风之证，邪留者属黄连阿胶汤、青蒿鳖甲汤证；邪退正虚者复脉汤、大定风珠证。湿热传至下焦，涩滞气机，大肠、膀胱气化不利，可以出现二便不通的症状，茯苓皮汤和宣清导浊汤证。

　　皮肤病大多表现在外，除一些累及全身脏腑的免疫性疾病外，很少发生诸如伤寒、温病的全身系统性传变。以皮肤病为例，如银屑病，西医学定义为在遗传的基础上，由T淋巴细胞介导的自身免疫性疾病。银屑病临床分三期：急性期、静止期、消退期，这三期是一个疾病连续的发展阶段，在诸多已知的银屑病发病病因中，上呼吸道感染、咽部链球菌感染是银屑病的最主要发病和加重诱因，尤其是青少年的初发银屑病，临床已有报道，切除扁桃体治疗点滴型青少年银屑病，治愈率近期达90%以上。从银屑病的整体中医发病上来说，急性期外来风温之邪侵袭，常伴有发热、咽痛、扁桃体肿大，此时中医整体表现为卫分、气分证，如果此时被治愈，病邪不继续传变，则不会在皮肤上发生银屑病表现，只是西医学的单纯的一个"上呼吸道感染"。反之，如果疾病发生了传变，则温热之邪伤血动血不伏留，动血发斑则发点滴状银屑病，属中医"温毒发斑"范畴，其整个过程较符合温病卫气营血传变。故急性期银屑病的治疗要点应控制其传变点，也就是咽部，未传变之前在卫分、气分，治以防为主，一旦病邪完成了传变，则进入静止期，病在营血分，此时可以治疗其传变，也可视咽部的情况而气血同时治疗，也就是我们教材中的"风热血热证"。疾病后期，风邪易伤血，温邪伤血耗血，故后期以养阴透热为主。以上是一个完整的银屑病传变过程。

对于过敏性紫癜（中医称葡萄疫），在诸多已知的发病原因中，上呼吸道感染是最重要的发病诱因，尤其儿童的过敏性紫癜，多是混合型。外来之邪伤及咽部，如病邪不传变，只是单纯的"上呼吸道感染"，如疾病传变，温热之邪伤皮肤动血发斑则发紫癜，伤关节则肿痛，伤腑（胃肠）则腹痛便溏，伤脏（肾）则腰酸乏力，根据临床所伤部位分而治之。咽部是个重要的治疗点，很多紫癜长期不愈和咽部疾病有关，咽部源源不断产生邪气攻击皮肤、关节、脏腑，故紫癜缠绵难愈。伤寒家刘渡舟先生就曾用荆防败毒散加减治疗过敏性紫癜。

荨麻疹（中医属瘾疹、瘰范畴），其皮损水肿样风团属于中医"溢饮"范畴，其善行数变的特点与风的特点类似，故治从"风水"。风有风邪、伏风之分。风邪为可引起发热的以风为主要表现的归类为风，也就是病毒微生物，其表现为发热、恶风、汗出；伏风为风邪停留体内伏而缓发，或疾病没有治愈，伏而复发（慢性荨麻疹或人工荨麻疹多属此）。风邪（伏风）的特点，是伤血，从络到经到脏，不断地传变和伤害。顾丕荣在《疑难病诊治探幽》中提出"顽固瘾疹治风四法"，以风邪初客腠理，搏于血络，以表里分消之法；日久伤经，以消风和血之法（治风先治血）；积年伤脏，因"风气内通于肝"，故伏风日久伤肝血，以养肝血息风之法，以当归饮子加减进行治疗。

对于免疫性疾病，如白塞病（中医称狐惑病），化热伤皮肤血脉则出现结节性红斑，伤咽喉、外阴、眼部黏膜位置则易肿溃破烂，如硬皮病（中医：皮痹范畴），从五体论看，初期伤在皮则肿胀、伤脉则硬化、伤肉则萎缩，疾病进展，伤于每一脏各有其不同表现。

三、辨证

龙江中医皮科流派在辨病、辨病机传变的基础上，缜密辨证。由于皮肤疾病种类多样，故临床根据疾病的发病部位、皮损特点、整体表现分别采用阴阳辨证、局部辨证、八纲辨证、三焦辨证、气血辨证、卫气营血辨证、六经辨证、脏腑辨证等多种辨证方法，如蛇串疮常采用脏腑经络辨证与局部辨证，白疕采用卫气营血辨证，湿疮常采用脏腑辨证、三焦辨证、局部辨证，瘾疹常采用卫气营血辨证、六经辨证，红斑狼疮常采用脏腑辨证，痈疽常采用阴阳辨证等。

（一）部位辨证

上中下三部辨证法来源于温病"三焦"辨证，清·高锦庭《疡科心得集》中把三焦辨证引入了中医外科，上中下三部指把人体广义的分为上中下三个部分，其间并无明确的界限。龙江中医皮科流派经过多年的临床实践，充分拓展了上中下三部辨证法的临床应用范围。

上部者多属风温、风热，"风易袭上位""头面为诸阳之会"，故头面上部疾病多从"风""热"来进行辨证。如头部白屑风、油风、斑秃等多从风论治，鬼脸疮、粉刺、酒渣鼻、痤、蝼蛄疖、颜面丹毒、盘状红蝴蝶疮、日晒疮等多从火热进行论治。风邪易化燥、风邪伤血分，热邪伤血脉，热邪伤阴液，故由风热引起的上部疾病初期局部表现为发病迅速，火、热症状明显，后期血分、阴液皆伤，局部可出现干燥、脱屑、肥厚等阴血不足的表现。此外，上部多热火，火毒炽盛易发生走黄变证，如颜面疔疮走黄。针对上部的风火，临床常采用疏风、散火、凉血、清热解毒等方法治疗。

下部者多属湿热、湿火，"湿性趋下"，湿邪易与热结，故下部疾病多从湿热来治疗。如郁积性皮炎、小腿湿疮、脚湿气、股肿、瓜藤缠、虫咬皮炎等。湿邪浸渍局部，故局部皮损多渗出、流滋；湿性黏滞，故下部疾病多缠绵难愈，如湿疹；湿邪阻滞气机，津液无以运化，湿聚则易成痰，如马疥；湿与热结于局部，经络不通可发痈肿，如瓜藤缠。湿邪局部渗利过多，后期损伤阴液，容易出现阴伤的症状；湿邪阻滞气机，聚而生痰湿，故针对下部的治疗，疾病初期常采用渗湿、燥湿、化湿、凉血解毒的方法，后期采用养阴、行气、化痰、散结的方法。

发于中部者，多属气郁、火郁。如蛇串疮、乳痈等，多由于肝、脾的郁火导致，"火郁发之"，故治疗上多采用疏肝、行气、醒脾、发越伏火的方法。

此外，在上中下三部辨证方法的基础上，可结合经络部位辨证，使辨证更加准确，如发于上部眼、耳部者，可辨为肝经风热证；发于胸胁部者，可辨为肝经郁火证；发于前阴者，可辨为肝经湿热或厥阴湿热证；发于后阴肛门处者，可辨为大肠湿热证。

（二）脏腑辨证

从生理上来说，皮肤为一身之表，平素接受气、血、津、脂液的滋润和濡养，是人体重要的外在屏障，防止外邪入侵，维护内在的肉、脉、筋、骨、官窍、脏腑的完整性，并可通过汗孔、毛孔进行吸收，通过汗的分泌调节体温的变化，通过汗的排泄给邪气以通路，通过冲阳加强一身阳气的整体防御。从病理上来看，"有诸外必本诸内"，部分皮肤疾病虽形发于外，实由脏腑功能失调导致的。脏腑和调，百病莫生，脏腑功能失调，通过经络的传导，代谢产物发于皮肤则产生各类皮肤疾病。脏腑辨证在中医皮肤疾病中应用的比较广，如口疮多从心来论治；瘾疹多从肺来论治；湿疮多从脾胃来论治；蛇串疮多从肝来论治；乳痈多从肝、胃论治；黧黑斑、肾囊风、毛发疾病等多从肾来论治。

"心主血脉"，生理上，后天饮食之水谷精微，经胃的腐熟，脾的化生，变化而赤是为血，心血充盈，可以濡养全身各组织器官。"发为血之余"，心血不足或后天化源不足则容易引起斑秃、油风。"心主火"，生理上，心火下移于肾，使肾水不寒，肾水上济于心，使心火不亢，水火即济，心肾相交。若心火炽盛或肾水不足不能上济心火，则口舌生疮，发口疮、天疱。"心主神志"，血不养神，心神烦扰，则急躁、易怒，易发和神志相关的皮肤疾病，如胆碱能性荨麻疹。

"肺主皮毛"，《素问·皮部论》曰："是故百病之始生也，必先于皮毛，邪中之则腠理开，开则入客于络脉，留而不去，传入于经，留而不去，传入于腑，廪于肠胃。"故许多疾病是由于皮毛丧失保护功能而逐渐由浅入深进行传变的，肺气不足，不能固护肌表，虚邪贼风容易乘虚而入，如荨麻疹。汗法是皮肤科常用的治疗方法，通过汗法，一是驱邪外出；二是进行新陈代谢；三是通过发汗来代替肾脏、膀胱的行水功能。若肺失宣发肃降，津液不能布散，皮肤失去滋润，容易出现干燥、脱屑、气化过程减慢，如鱼鳞病、白疕，临床中可酌加麻黄等开玄府的药物；若津液代谢障碍，容易出现水肿，如红瘰、游风，临床中可用越婢汤、防己黄芪汤发越水气、利水。

"脾主运化"，生理上，后天饮食水谷精微经过胃的腐熟，精微物质变化而赤生为血，糟粕物质通过脾的运利而下行至大肠。脾失运化，一是化生不足，气血生化乏源，容易引起脱发、黧黑斑等疾病；一是运利不足，水湿停聚，内生痰饮，外溢成水湿，容易形成湿疮、天疱等疾病。"脾主升清"，在脾胃的升降过程中，脾的升清有利于胃的和降，李东垣《内外伤辨惑论》里尤其注重脾的升清功能，创立了许多著名方剂，如升阳益胃汤、升阳散火汤等。龙江中医皮科流派尤其注重脾的升清功能，以升清理论创立了"升阳除湿防风汤"，对于寒湿型湿疮、掌跖脓疱病等，效果显著。

"肝主疏泄"，生理上，肝的气机条畅，有利于津液的疏布、脾胃的运化、乳汁的分泌、血液的运行。若肝气郁滞，气郁化火或气滞血瘀则易生蛇串疮、白驳风、乳痈等疾病。"肝藏血""风气通于肝"，病理上，肝血不足，则易生风生燥，易发白屑风、痒风、瘾疹等疾病。"肝肾同源"，肝藏血，肾藏精，精血同源，又名"乙癸同源"。冲任主要与生殖有关，隶属于肝肾，若冲任虚损，肝肾精血不足，则易发鼾黑斑、斑秃等疾病；若精血过旺，冲阳过亢，则易发粉刺、痤疮等疾病。

肾藏在生理上有肾精、肾阴、肾阳、肾气之分。"肾藏精""肾其华在发"，肾精充足，则毛发亮丽有光泽，皮肤润泽耐衰老。肾精不足，则不能荣养毛发，毛发失去光泽易干枯脱落，如斑秃、须发早白等疾病；肾精不足，皮肤易于出现皱纹、早衰。肾阴不足，阴虚火旺，则易发盘状红蝴蝶疮、鼾黑斑等疾病。肾阳不足，虚阳浮越于上，则易发顽固性口疮；"肾主水"，肾中阳气充足有利于脾脏运化水湿，有利于水液的代谢，若肾阳不足，不能温煦脾阳，或脾虚及肾，脾肾两虚，则易发水肿，如系统性红蝴蝶疮。

"胃主和降""胃主腐熟"，生理上，后天饮食之水谷精微经胃的腐熟，脾的化生后，剩余糟粕通过胃的和降下传小肠和大肠，胃与小肠、大肠同属阳明谷道，谷道通，大便正常。若胃气、胃阳不足，不能腐熟，则食后腹胀、食欲不振，若胃火亢盛，则多食易饥，大便秘结，面部生疖、痤、酒渣等疾病。

"大肠者，传导之官"，生理上，大肠吸收水分，传导粪便。若大肠气虚，推动无力，容易形成大便燥结，面部可出现痤、疖等疾病，临床可采用釜底抽薪之法；若湿热下迫大肠，则易发生泄泻，病久可出现湿疮样改变。

"小肠者，受盛化物，泌别清浊"，生理上，可以把糟粕传到大肠，并可分清别浊。在皮肤疾病里面，主要是考虑小肠与心脏的经络络属关系，心与小肠相表里，心主血脉，心火炽盛，热下移小肠，临床出现尿频、尿急、尿痛，伴有口疮，如淋病，临床可用利尿方法以清血分热。

"膀胱者，州都之官，精液藏焉，气化则能出矣"，生理上，膀胱气化的阳气来源于肾脏，蒸腾津液，储尿排尿。若肾阳不足，膀胱气化不利，则小便不利，咳而遗尿，出现水湿病变，如湿疹、荨麻疹、游风，临床常用五苓散温阳化气行水。

（三）气血辨证

气血辨证在皮肤疾病中应用的比较广泛，大部分皮肤疾患表现在外，最终累及血分，出现血热、血虚、血瘀、血燥的病理变化。对于气血的概念有两层含义，一是指有形的物质概念，一是指层次概念，即常说的气分、血分。

气有推动和温煦作用，临床应用有阳气、卫气、宗气、大气、脏腑之气等诸多称谓，并各有其不同的生理功能。血是指有形物质，起着濡养脏腑组织官窍的作用，临床中据生理功能不同有营血、精血、心血、肝血等诸多称谓。气能生血，临床可选用当归补血汤；气能行血，气的推动作用是血液循环的动力，临床可选用补阳还五汤；气能摄血，气能统摄血液在脉中运行，不致溢出脉外，临床可选用归脾汤。

在皮肤疾病中，常出现的病理变化有气虚、气滞、血热、血虚、血瘀、血燥。气主要由先天元气和后天水谷精微所化生，气虚无力化生血液可导致气血两虚，如黧黑斑、脱发等疾病；气虚无力推动血液运行可导致气滞血瘀，如蛇串疮后遗神经痛等；气虚不能统摄血液在脉中运行可出现发斑、鼻衄、肌衄等出血的病理变化，如葡萄疫等。

从邪气的性质来说，风邪易伤血分；热邪既伤气分又伤血分，伤血分可致痈肿；湿邪既伤气分又伤血分，阻滞气机影响津液代谢在气分，湿与热结入血，蓄血发黄在血分，毒邪直接入血分，导致肿溃破烂。燥邪初期伤气分，导致气机郁滞，后期伤血分，而寒邪一般伤在气分，只有寒邪郁滞气机化热才伤血分。

皮肤疾病尤其注重血分的概念。如狭义疮疡病，肿疡皮损高突、灼热疼痛，属气分实热，方选黄连解毒汤、五味消毒饮；溃疡皮损破溃，热伤血脉酿脓，属血分热，方选犀角地黄汤、仙方活命饮。疔疮属气分实热者选用黄连解毒汤、五味消毒饮；疔疮走黄、高热神昏属血分，方选犀角地黄汤、安宫牛黄丸。湿疮局部肿溃破烂属病在血分，局部渗液不多或水疱属湿在气分。痱子局部晶莹小水疱属湿热在气分。白疕局部红斑、斑块形成属热邪动血发斑，病在血分。牛皮癣局部皮疹较薄，初期在气分，属气分湿热；后期皮损变肥厚或苔藓样变，属血虚生风生燥，病在血分。葡萄疫局部瘀点、瘀斑，属热入血分，动血发斑，属病在血分；游风局部水肿，病在气分。白屑风局部脱屑、瘙痒、油腻，病在气分。瓜藤缠，局部结节、固定疼痛，病在血分。病疮（角化性湿疹），局部干燥、皲裂，没有渗出倾向，属燥邪伤在血分。鬼脸疮，基底稍红、干燥、脱屑、瘙痒，属气分有热；基底潮红、毛细血管显露、瘙痒感、灼痛感，属热在血分。

因此，总结血分证局部与全身典型表现如下。

血热证：发病急，局部皮肤发鲜红斑疹、瘀点、瘀斑、基底潮红、毛细血管显露、局部肿溃破烂伴有疼痛，全身伴有高热、神昏，舌质红绛，脉数。

血瘀证：局部青紫、瘀斑、斑块形成、肥厚、肌肤甲错、固定性肿块、固定性疼痛，伴有口不渴、舌质紫或瘀斑，小便不利。

血虚证：病程长，老年多见，多属疾病后期，局部皮肤色淡、鳞屑薄，伴有乏力，面色萎黄，爪甲色淡，月经量少，舌质淡，脉细、软、沉而无力。

血燥证：病程长，局部皮肤干燥、皲裂，多伴有全身脏腑精伤的表现，如头晕、耳鸣、眼花，腰膝酸软，女性则或伴月经量少，舌质淡或嫩，少苔，脉弦或细。

此外，大多数皮肤疾病，多由风、湿、热、燥等外在因素诱发，疾病进展，风、湿、热、燥均会逐渐伤阴耗血，后期都会出现阴血不足的表现，形成血虚、血燥。

（闫景东）

第二节　学术特色

《灵枢·痈疽》："血脉营卫，周流不休……寒邪客于经络之中，则血泣，血泣则不通，不通则卫气归之，不得复反，故痈肿……"就论述了中医外科病机的理论来源是"寒"，寒邪导致局部的气血郁滞，经络阻隔，产生了"痈疽"等中医外科疾病。后来王洪旭的《外科症治全生集》亦沿用内经的说法，其著名观点"阳和通腠，温补气血"就与寒邪有关。

根据北方地域季节气候特点，由"寒"引起的疾病较多，如"寒冷性多形性红斑""脱疽""寒冷性荨麻疹""雷诺病""寒湿型湿疹""风寒型银屑病"等极具龙江地域特色的皮肤病种，在临床治疗方面，也多从"寒"方面进行着手，经过多年的发展，龙江中医皮科流派丰富了寒邪、寒证的内容，逐渐形成了以温法为主要治疗法则的学术特点，并创立了"祛风败毒汤""乌头通痹汤""升阳除湿防风汤"等一系列温法特色方剂。

此外，大部分皮肤疾病伤在血分，表现在外，由风、湿、瘀、毒等病邪所诱发和加重，龙江中医皮科流派经过多年临床实践，拓展了风、湿、瘀、毒病邪的临床应用，丰富了中医皮肤病学科的病因病机学理论内容。

一、致病以寒邪为主

中医治病，因人、因时、因地治宜，"北方生寒"，北方地处寒水之地，因寒冷潮湿而发病者不在少数，对于皮肤病患者，虽表现为一定的热证，但详细询问，总有一两点寒象存在，如平素四肢畏寒；小腿有湿冷感；皮疹颜色较淡，或黯黑，或皮疹较厚呈斑块状，或结节形成，或皮肤板硬；皮损遇寒冷加重或冬季加重，夏季减轻；皮肤干燥或平素汗少；关节冷痛麻木；大便不成形或五更泄；小便频而口不渴；舌淡白或苔水滑或白腻；女性患者则可有月事后期，色暗有血块，经行腹痛，虽表现热证但服寒凉药物皮损加重。

西医学研究认为皮肤表面温湿度的变化是导致皮肤疾病发生的主要原因。寒、热与湿、燥是中医学中两对具有阴阳属性的邪气，寒热反映了温度的变化，湿燥反映了湿度的变化，这两对邪气的共同作用导致了皮肤疾病的发生。温度的变化是衡量寒产生的标准，寒冷条件下，人体皮肤温度随受冷时间的延长和冷强度的加大而逐渐降低，并出现潮红、发凉、麻木、胀、痛等症状，感觉也逐渐减弱。寒邪的产生与气象因素相关，与月平均气温、月最低气温、月平均气压相关性较大，当温度降低，气压升高时，支气管哮喘、高血压、心脏病、中风病、慢性支气管炎、风湿病、骨关节病等的发病率明显升高。黑龙江地区全年平均温度较低，冬季比较长，寒冷偏燥，冷冻期长达 5 个月，因地域特点，在饮食结构上，以高热量的肉食、咸类食物居多，故上述疾病的发病率明显高于温热的南方。"天暑衣厚则腠理开……天寒则腠理闭"，温热的季节，阳气发泄，"阳加于阴谓之汗"，通过出汗来排泄废物和进行新陈代谢；寒凉的季节，阳气闭藏，津液减少，气化过程减慢，故皮肤失去皮脂膜的滋润，易于干燥、脱屑，发生皮炎、皮肤瘙痒症、皮脂缺乏性湿疹、寒冷性荨麻疹等疾病；气化过程减慢，则易发生银屑病。

（一）寒邪分类及致病特点

中医学"寒"的理论内涵丰富，广泛涉及自然、人体、疾病、治法、药性等范畴。《黄帝内经》的藏象理论，贯穿水、冬、寒、北、肾、咸、黑等有关寒的内容，组成"天人相应"的概念范畴。

从概念上看，寒有如下分类：寒邪、寒疫、伏寒、寒毒、伤寒、中寒、内生寒邪（血虚生寒、脏腑脾肾阳虚生寒），这里说的既有病因之寒，也有证候之寒。寒为冬季的主气，冬季常有寒邪侵袭人体，寒邪并非只限于冬季，其他季节汗出当风，或暑季避暑乘凉、涉水雨淋等均可感受寒邪。

寒邪指可引起发热的以寒性特点为主要临床表现的一类邪气；寒疫，同寒邪，但具有传染性，小范围发生的称小疫，寒冷季节发生的称正寒疫，东汉末年，张仲景时代的伤寒属寒疫。

伏寒，《伏邪新书》中对伏邪有如下定义："感六淫而不即病，过后方发者，总谓之曰伏邪。已发而治不得法，病情隐伏，亦谓之曰伏邪。有初感治不得法，正气内伤，邪气内陷，暂时假愈，后仍复作者，亦谓之曰伏邪。有已发治愈，而未能除尽病根，遗邪内伏，后又复发，亦谓之曰伏邪。"寒邪伏肺则哮、咳、喘、吐涎沫；寒邪伏阳明胃肠则胃肠腹痛，泄泻；伏寒伤三阴则少腹痛、下痢、肢冷、发奔豚寒疝；伏寒伤冲任则痛经、血凝经闭、癥积、不孕。总之，伏寒为病表现为病情重、病位深、病程长，具有反复发作、脏腑多损等特点。

寒毒，寒邪积滞不化，导致气血津液运行失常，停滞体内，形成痰饮、瘀血；寒邪与痰饮、瘀血胶结，致病能力明显增强，可称之为寒毒，常可导致肿瘤的发生。

寒邪伤表称伤寒，寒邪直中于里称中寒，这在《伤寒论》中叙述得很详细。内生之寒，首要说的是血虚致寒，阳气需要血的涵养，血本身不致寒，血虚或血液流动性减慢都可导致寒的发生，如雷诺病、硬皮病的雷诺现象、寒冷性多形性红斑（雁疮）、脱疽（动脉硬化闭塞性脉管炎或血栓闭塞症）。

脏腑功能的不足可以出现内寒的表现，属于病机范畴，可导致整个机体的生理功能下降。肺气虚、肝寒、心阳不足、脾肾阳衰、胃肠阳气不足、胆气虚、冲任不足等都可以出现内寒的表现，全身症状表现为手足不温、倦怠嗜卧、少气懒言，或咳吐清涎、胃脘痛、腹痛、行经量少、腹痛、大便溏薄或下痢、小便清长或频急，舌淡苔白，舌体胖大，脉细或欲绝。

寒邪可独立致病，也可与其他邪气合而致病，可与风邪形成风寒，与湿邪形成寒湿。寒邪的致病特点主要有三点。①伤阳气：寒邪伤阳气，人们用阳气去防御寒邪，这种防御会产生正邪交争，产生恶寒发热等临床症状。②郁闭腠理，涩滞气机，影响津液输布代谢：寒邪导致新陈代谢减慢，影响体表津液的输布排泄，液聚成痰，导致粉刺形成。③寒邪使血流减速，血液凝滞易形成疮疡病或形成瘀血。

除地域季节的影响外，从性别上看，正常男性体内多是雄激素，阳气偏亢，故"血气方刚"，正常女性体内多是雌孕激素，只有少量的雄激素，故体质偏寒。从年龄上看，小儿"脏腑未成，形气未充"，多容易受寒的侵袭，随着年纪增长，阳气旺盛，防御寒邪的能力逐渐增强，成长主年老，则脏腑功能低下，又容易受到寒邪的侵袭，整个过程与体内激素水平息息相关。从形体上看，健壮肥胖之人，气血旺盛，能够防御寒邪的侵袭；瘦弱之人，气血不足，阳气不旺，容易受到寒邪的侵袭。从禀赋上看，体质因素对疾病的发生起到主要作用，如家族性寒冷性荨麻疹。

（二）寒证性皮肤病的皮疹表现

1. 肿疡
皮肤色泽不变，或青紫，或皮温不高，或肿疡坚硬，疼痛不著。

2. 溃疡

疮面颜色不鲜或光白，基底不红，脓液较少或渗流清稀液体，疼痛不著或隐痛，或局部营养状态差，病程长。

3. 斑疹

皮肤色泽不变或斑疹色淡或暗或青紫，局部皮肤温度不热或偏凉，瘙痒自觉症状不显。

4. 疱

以水疱为主，周围无红晕，肿痛不显。

5. 结节

质地较硬，结节色淡或皮肤颜色，压痛不明显。

6. 风团

风团色白或淡红，遇冷加重，得热缓解。

7. 鳞屑

鳞屑细碎易于脱落、基底淡红或皮肤本身颜色，或鳞屑较厚呈斑块状。

此外，结合发病部位，人体上部头面为诸阳之会，热证多寒证少，人体下部血液回流不好，血水病比较多，比如静脉曲张综合征、慢性小腿溃疡、动脉硬化闭塞、湿疹、结节性红斑、血管炎性疾病等，寒证相对多一些。

（三）寒证性皮肤病的辨证分型

龙江中医皮肤病流派认为由于先天禀赋及后天环境、饮食起居之差异，造成人的体质的差异。不同的体质易感性不同，即使同样的病邪导致疾病的发生，亦有不同的症状和体征。此外，寒每多夹风、湿为患，临床表现往往错综复杂，所以更需要医生掌握疾病的发生发展规律。由于以上因素的影响，黑龙江地区皮肤病患者，以寒证较多。寒证是指感受寒邪或阳气衰退所表现的证候。寒邪侵袭者，阴盛则寒，即实寒，多为寒邪盛而正气未衰；阳气衰退者，阳虚则寒，即虚寒，为正气不足。寒证亦有内寒、外寒之分。外寒是外界的寒气侵犯人体，若伤于肌表，阻遏卫阳，称为"伤寒"，若直中于里，伤及脏腑阳气则称"中寒"。内寒是一种人体功能衰退，阳气不足的病证。二者相互联系，相互影响。如阳虚内寒之人易感外寒；而外寒侵入，易伤阳气，日久亦可引起内寒。损伤人体阳气的因素包括诸多方面，如过食生冷瓜果、误投寒凉药物等，其日久伤阳，可出现一派寒证。寒证的产生多与先天禀赋不足有关，若先天不足、肾气不充，则阳气不足，故多表现为寒性体质，平时易被寒邪侵袭。若平时再不注意固护阳气，则会导致内寒更甚。详细分述于下。

1. 表寒证

指寒邪侵袭肌表所致的一种病证。根据患者体质差异及感邪轻重，又有虚实之异。

（1）表实寒证　风寒之邪侵袭肌表，腠理闭塞，卫阳被遏，营阴郁滞而见恶寒、发热、无汗、喘、周身疼痛，苔薄白，脉浮紧等症。

皮肤症状可表现为风团、结节、斑块、鳞屑，大多色白或淡，瘙痒，遇冷皮疹加重，遇热则减；或关节、肌肉游走性肿胀、僵痛等。临床常用开发腠理，祛寒外出的麻黄汤为基础方加减治疗。

（2）表虚寒证　风寒外邪袭表，腠理疏松，卫阳不固，营阴外泄而见发热，汗出，恶风，头痛，苔白不渴，脉浮缓等症。此乃营卫不调，卫阳浮盛，营阴失守而致。

皮肤症状可表现为疹色淡红、暗淡或青紫，身痒，且遇风冷则加剧，遇暖则缓，或关节疼痛，游走不定，晨僵，秋冬加剧。临床常以解肌祛风，调和营卫的桂枝汤为基础方加减治疗。临床常见的皮肤病如：荨麻疹、皮肤瘙痒症、黄褐斑、过敏性紫癜、湿疹、冻疮、硬皮病、白癜风、鹅掌风、口疮。

（3）表证日久，证轻邪轻：风寒侵袭，日久不愈之表郁轻证，此时若投以桂枝汤，恐其未能汗解，邪仍郁肌表，若投以麻黄汤，又恐其过汗伤正，故当以刚柔相济之桂枝麻黄各半汤或桂枝二麻黄一汤辛温解表，小发其汗。

临床表现为发热恶寒如疟状，一日二三度发，无汗，或伴面热、身痒，舌淡、苔白，脉浮缓。皮肤症状可表现为皮疹淡红或暗红，或风团色白，皮肤瘙痒剧烈，或渗液清晰，或肢节疼痛肿胀、麻木、活动不利。症状较轻者用桂枝二麻黄一汤证，而症状略重者用桂枝麻黄各半汤证。临床常见的皮肤病如：荨麻疹、皮肤瘙痒症、神经性皮炎、湿疹。

2. 里寒证

是指寒邪内侵阳气受损致脏腑功能衰退。阳气虚弱者亦有先天不足，禀赋虚弱之阳气不足者。故里寒之证，亦有虚实之分，但虚实之间可相互转化或相兼为病，不可拘泥。

（1）里实寒证　是指寒邪入侵脏腑或寒性病理产物积聚于体内脏腑而正气未虚者，发病多较急骤，病势较亢盛。寒邪内侵，伤及脏腑，常见的有寒实积滞、寒凝肝脉、寒邪犯胃、寒饮停胃、痰湿犯肺、大肠寒实证。临床表现为脘腹冷痛，喜热恶寒，泛吐清水，呕吐呃逆，或口黏，头身困重，泄泻或便秘，或咳嗽咯痰，色白清晰，舌苔白滑或白腻，脉沉迟或缓等症。

皮肤表现为皮疹风团、丘疹或伴水肿，皮色淡红或正常，或伴渗水色淡，或乳头发硬疼痛，色深，甚则紧缩内陷，遇寒加重。临床可用大黄附子汤治疗荨麻疹；暖肝煎治疗阴囊湿疹；二陈汤合益黄散治疗脾虚痰湿凝聚型黄褐斑。

（2）里虚寒证　里虚寒证是由于先天禀赋不足，或后天失养，日久阳虚，致脏腑虚寒而产生的一系列病证。临床表现为恶寒喜热，手足厥冷，气短懒言，面色苍白，纳差，腹痛便溏，小便清长，口不渴或喜热饮，唇淡或青紫，舌淡胖，苔白滑湿润，脉沉细或迟缓无力等症。皮肤表现为皮疹颜色淡红、灰白、暗红或紫黑，皮温不高，或皮肤湿冷，皮肤瘙痒或痛痒不明显。临床常用四逆汤、理中汤、附子理中汤、右归丸、金匮肾气丸、真武汤等加减治疗。

常见皮肤病如：荨麻疹、带状疱疹、银屑病、扁平苔藓、硬皮病、新生儿硬肿症、单纯疱疹、湿疹、皮肤瘙痒症、皮肤淀粉样变、脂肪瘤、雷诺病。

3. 寒热错杂

寒热错杂即可同时表现为寒证和热证的症状，出现寒热交错的现象。有表里寒热和上下寒热之分。

（1）表寒里热　常见于表寒未解，入里化热，或本有内热，又感风寒者。全身可见恶寒，发热，无汗，头身痛，烦躁，口渴，尿黄，便秘，脉浮紧或浮缓。

皮肤症状可表现为皮疹色红或暗红，皮温较高，瘙痒剧烈，或有渗出，或关节肿胀，麻木晨僵，遇风、受凉、天气变化及搔抓后症状加重。临床常用大青龙汤、九味羌活汤等加减进行治疗。

常见皮肤病如：荨麻疹、湿疹、皮肤瘙痒症、麻疹、硬皮病、白癜风、带状疱疹后遗神经痛。

（2）上热下寒　多由于阳盛于上，阴盛于下，或下元虚寒，阳气浮越于上而引起。全身症状：阳盛于上，阴盛于下者，可见胸中烦热，呕吐，腹痛喜温，大便稀薄等；下元虚寒，阳气上越者，可见下肢寒冷，反见身热，面色潮红，渴喜热饮，或兼见形寒，大便泄泻，脉沉细。

皮肤症状可表现为皮疹色红，皮肤潮红，瘙痒明显，或皮肤干燥，抓痕累累，或小儿麻疹初起，透发不畅，或口腔糜烂溃疡，红肿疼痛。临床常用麻黄升麻汤、黄连汤、乌梅丸加减等进行治疗。

常见皮肤病如：小儿麻疹初起、口疮、荨麻疹、顽固性瘙痒、带状疱疹、红斑狼疮、干燥综合征、雷诺病等。

（四）治法

《素问·至真要大论》就提出"寒者热之""劳者温之"的治疗方法。"寒者热之"，是指寒性病证者，当用温热药；"劳者温之"，即损者温之，是指虚劳病证者，宜用温养调补之剂。当机体表现为寒证的时候，应当使用一些温热的药物，以祛除寒邪，以助阳气的恢复。历代众多医家都重视阳气在人体生理病理中所发挥的重要作用，《内经》云："阳气者，若天与日，失其所则折寿而不彰，故天运当以日光明，是故阳因而上，卫外者也。"张介宾亦云："可见天之大宝，只此一丸红日；人之大宝，只此一息真阳。凡阳气不充，则生意不广……凡万物之生由乎阳，万物之死亦由乎阳，非阳能死物也，阳来则生，阳去则死矣。"《罗氏会约医镜》亦有云："气为阳，气虚则寒，脏有寒邪，不温即死。"可见阳气乃生命之根本。

用温热性质的药物治疗寒证的方法，称祛寒法。因寒证有表寒、里寒、寒热错杂等证的不同。故运用温法亦有区别，表寒证者，需用辛温解表之法治疗；里寒证者，需用温里之法治疗；寒热错杂者，则需用温清之法治疗。总之，病因病机不同，温法的运用亦有区别。北方常见的病种如寒冷型荨麻疹、风湿性关节炎、类风湿关节炎、冬季皮肤瘙痒症、雁疮、雷诺病、痛风、痹证、冬季银屑病、脱疽等均可应用温法进行治疗。

1. 温中法

以运用温热性质的药物温暖中焦，又可称为温中散寒法。适合皮肤病伴有脘腹冷痛，脘痞腹胀，遇寒加重，得温则减，呕吐泻痢，吞酸吐涎，肢体倦怠，纳少，手足不温，口淡不渴，舌淡苔白滑，脉沉细或沉迟等症。或脾胃阳虚，固摄无权，脾不统血，则出现便血、吐血、衄血或崩漏等症。

皮损可表现为丘疱疹、红斑、水疱、溃疡等，颜色淡红、暗淡、紫暗或暗红，皮温不高，疼痛不甚，遇冷加重等。本类疾病初期多为阳证，经治疗不当，过投寒凉药物等，损伤脾阳，以致中阳虚损而为病。

常用方剂有理中汤、附子理中汤、大建中汤、小建中汤、吴茱萸汤、桂枝人参汤、良附丸、桂枝加芍药汤、甘草干姜汤、白术散、附子粳米汤、柏叶汤、黄土汤、桃花汤等。

2. 温阳活血法

温法结合活血化瘀法，使用具有温阳通脉，温经散寒的药物，以驱散阴寒凝滞之邪。适用于皮肤病属营血亏虚，寒邪凝滞筋脉之血虚寒厥证、寒凝血瘀证；气虚血滞，营卫不和证；体虚寒痰内阻于筋骨，或体虚风寒湿邪侵袭筋骨等证。

常用方剂有当归四逆汤、当归四逆加吴茱萸生姜汤、乌头汤、黄芪桂枝五物汤、温经汤、阳和汤、独活寄生汤、生化汤等。

3. 回阳救逆法

指运用具有温热性质、大补阳气的药物，以恢复阳气，治疗阴寒内盛危重症，抢救亡阳所致厥逆证的治法。适用于皮肤病属阳气衰微，阴寒内盛，甚至阴盛格阳或戴阳等证。症见四肢不温，精神萎靡，恶寒蜷卧，下利清谷，腹痛，神疲欲寐，甚至大汗淋漓，脉微细或脉微欲绝等症。

皮损可见丘疹、风团、斑片，皮肤苍白，冰冷，唇舌淡白等。

常用方剂有四逆汤、四逆加人参汤、参附汤、通脉四逆汤、通脉四逆加猪胆汁汤、白通汤、干姜附子汤、茯苓四逆汤等。

4. 温阳利水法

指运用具有温补阳气，渗湿利水作用的方药治疗阳气不足，水湿内停所致病证。适用于皮肤病属脾肾阳虚，阳不化水，水湿内停所致的水肿、痰饮等。水湿泛滥，可见形寒肢冷，倦怠乏力，面浮肢肿，小便不利，甚则腹胀如鼓，或见小便频数，夜尿频，舌质淡白，多胖大有齿印，苔白滑，或水滑，脉沉迟细弱。

皮损可为水疱、红斑、丘疹、糜烂等，皮色苍白，皮肤瘙痒，抓痕累累，粗糙，或流滋水。

常用方剂有真武汤、五苓散、实脾散、苓桂甘枣汤、苓桂术甘汤、茯苓甘草汤、泽漆汤、桂枝去桂加茯苓白术汤、防己茯苓汤等。

5. 辛温发汗法

即温法与汗法合用。汗法又称解表法，是指开发肌腠，疏散外邪，用以解除表证的治疗方法。温阳以治阳虚，汗以解表。适用于皮肤病兼有外感寒邪，或体内阳虚，复感外寒者。临床表现有表寒的症状，故要用温热药散之。

皮损可为风团、红斑、结节、丘疹、疱疹、鳞屑等，颜色苍白、淡红、暗淡或青紫，皮肤瘙痒，每遇风寒加重，得暖则减，局部可见抓痕血痂、苔藓样变。

常用方剂有桂枝汤、麻黄汤、桂枝麻黄各半汤、桂枝二麻黄一汤、桂枝加附子汤、桂枝人参汤、桂枝去芍药汤、葛根汤、小青龙汤、桂枝二越婢一汤、麻黄加术汤、麻黄杏仁薏苡甘草汤、麻黄附子细辛汤、麻黄附子甘草汤、败毒散等。

6. 温下法

即温法合下法。下法又称泻下法。是指运用具有泻下作用的药物，使大便通泻，逐邪外出的治疗方法。温阳以治阴寒，攻下以治积聚。适用于皮肤病见里寒积滞的实证，外寒里热之表里俱实证，或虚实夹杂之证。

皮损表现为皮色鲜红、暗红，或有渗液，瘙痒无度，脱屑。

常用方剂有大黄附子汤、温脾汤、桂枝加大黄汤等。

7. 温清法

即温清并用，又称寒热并用，是指运用具有清热、温阳作用的方药治疗寒热错杂证的治法。适用于皮肤病兼有表寒里热、上热下寒等寒热错杂证。

常用方剂有柴胡桂枝汤、柴胡桂枝干姜汤、乌梅丸、生姜泻心汤、附子泻心汤、大黄黄连泻心汤等。

8. 温补法

即温法、补法合用。补法又称补益、补养、补虚，是指运用补益药物补养人体气血阴阳不足，或加强脏腑功能，改善衰弱状态，治疗因气、血、阴、阳不足或脏腑虚弱所引起的各种虚证的一种治疗方法。适用于皮肤病见阳虚阴寒之类的病证。症见畏寒肢冷，气短乏力，唇青，食少便溏，腰脊冷痛，小便频数，男子阳痿，女子带下清稀等症。

皮肤可见溃烂、流水、抓痕等，皮肤瘙痒，反复发作，冬春加重。

常用方剂有炙甘草汤、黄芪建中汤、当归生姜羊肉汤、金匮肾气丸、胶艾汤、十全大补汤、四神丸、右归丸、补中益气汤等。

9. 温消法

即温法合消法同用。消法，是指运用具有消散作用的方药，渐消缓散体内有形积滞，以祛除病邪的治疗方法。其运用范围较广，凡由气、血、痰、湿、食、虫等壅滞而形成的有形之邪，均可消之。如消食导滞、行气活血、消癥化积、消痰化湿、软坚散结、消肿溃坚、驱虫等。适用于皮肤病见阳虚兼有食积、癥瘕、结块、痰湿之证。症见肢冷，乏力，或咳喘、痰多、眩晕等。

皮损为红斑、丘疹、抓痕、血痂、瘀斑点等，色红，或暗红，伴瘙痒等症。

常用方剂有枳实消痞丸、五积散、射干麻黄汤、生姜半夏汤、蜀漆散、栝楼薤白半夏汤、枳实薤白桂枝汤、厚朴生姜半夏甘草人参汤、桂枝茯苓丸、三子养亲汤、厚朴七物汤等。

10. 温润法

即温法合润燥法。润燥法，是指运用具有养阴、生津、润燥作用的方药，治疗燥证的治疗方法。张景岳对阴阳、精气虚损的治疗指出"善补阳者，必于阴中求阳，则阳得阴助而生化无穷；善补阴者，必于阳中求阴，则阴得阳升而泉源不竭""善治精者，能使精中生气；善治气者，能使气中生精""阴虚者宜温宜润"的观点。适用于皮肤病见阳虚于内，阳不化阴，阴虚以致日久血虚生风生燥者。临床表现为畏寒怕冷，肢凉等阳虚证；口渴，形体消瘦，大便秘结，舌燥少苔，脉细涩等阴虚内燥证。

皮损颜色暗淡，可见抓痕、血痂及色素沉着，皮肤干燥粗糙，毛发干枯不荣，皲裂脱皮，瘙痒剧烈，晚间为甚。常用药物为药性温和的滋阴养血药配合补益精血或平补阴阳的补阳药，如补血药、补阴药配合补气药、补阳药等使用，以达温而不燥，润而不腻之效。

常用方剂有左归丸、地黄饮、归肾丸、当归饮子、祛风换肌丸、神应养真丹等。

11. 温潜法

即温法合潜阳法。温阳以治阳虚，潜镇以治浮阳，共奏引火归原，导龙入海之功。适用于皮肤病属阴盛于内，阳浮于外的病证。临床表现为手足不温，动则汗出，不欲饮水，口淡，纳差，乏力，而有面赤如朱，身大热，齿缝流血，口腔溃疡，牙龈肿痛，气喘痰涌，大小便不利，脉洪大而虚，或脉极大、劲如石等。适用于皮损潮红或淡红，或有硬结，或肿胀脱屑，昼轻夜重。

常用方剂有潜阳丹、封髓丹、桂枝甘草龙骨牡蛎汤、引火汤等。

（五）温法在皮肤病中的应用举隅

龙江中医皮科流派医家认为，几乎每一种皮肤病都存在一种寒证或阳虚之证。即"每一种皮肤病都有寒证和热证，只是出现在疾病的不同发展阶段，所以每种皮肤病都可能使用温法"。有些皮肤病初期就会出现寒证，如冻疮、雷诺病、硬皮病、寒冷性荨麻疹等。而某些皮肤病则是在疾病发展到一定阶段或由于治疗不当才会产生寒证，如湿疹初期多为湿热型，但因过投寒凉或其他原因，可损伤脾胃阳气而逐渐转为寒湿型等。或者又由患者体质差异，疾病发展中寒热之表现亦有差别，如素体阳虚之人，患病每多表现为寒证或寒热错杂证等。临床要明辨寒热，辨证准确，用药有的放矢。

1. 银屑病

（1）风寒型（寻常型）：症见皮疹色淡或白，秋冬发病或加重，畏寒肢冷，无汗或少汗，口淡不渴，大便稀溏，舌淡、苔薄白或腻，脉沉细者。

方用龙江中医皮科流派特色方剂祛风败毒汤（荆芥、防风、羌活、独活、苍术、威灵仙、当归、川芎、乌梢蛇、蜈蚣、白鲜皮、甘草）随症加减治之。如无汗或少汗加麻黄、杏仁；若冬重夏轻，畏寒肢冷，加制附子、葱白；若关节疼痛，寒湿痹阻者，加制川乌、制草乌、桂枝、细辛；若肢肿关节重着，苔腻，便溏者，加防己、薏苡仁等。

（2）风寒湿型（关节型银屑病）：症见皮疹色淡或白，周身关节肿胀、疼痛，活动受限，可发生关节变形，阴雨天症状加重，畏寒肢冷，舌淡、苔薄或腻，脉沉缓或沉细弱等。

方用龙江中医皮科流派特色方剂乌头通痹汤（麻黄、桂枝、防风、苍术、蜂房、制川乌、制附子、威灵仙、雷公藤、鸡血藤、络石藤、菝葜、鬼箭羽、防己、生甘草、全蝎）随症加减治之。

2. 湿疹

寒湿型湿疹：症见红斑、丘疹、渗液、结痂等，皮疹颜色淡红、暗红或灰褐色，瘙痒，多发于下肢，冬重夏轻，或因长期搔抓而使皮疹增厚粗糙，伴畏寒肢冷，便溏，舌淡、苔白或腻，脉沉细或细滑等。方用龙江中医皮科流派特色方剂升阳除湿防风汤（苍术、白术、青皮、半夏、防风、川芎、乌药、小茴香、吴茱萸、茯苓）随症加减治之。

对于患病日久伤阴，血虚风燥，出现皮肤干燥脱屑，或肿或痒，或脓水浸淫，或发赤疹瘩瘤，或皮损增厚，抓痕累累，结痂者，常选用当归饮子养血润燥，温而润之。临床应用此方时，常根据患者情况随症加减治之，如瘙痒剧烈者，可加乌梢蛇、白鲜皮、地肤子、蛇床子止痒；出现手足心热等阴虚症状者，可加地骨皮、丹皮、赤芍等滋阴清热药。

3. 痤疮

（1）脾肾阳虚型　多夹湿为患，皮损颜色暗红，伴畏寒肢冷，腹胀纳呆，或腰酸，舌淡胖，边有齿印，苔腻，脉沉细等。治以温肾健脾利湿，方用五苓散、完带汤、二陈汤加减。常用药物有附子、草豆蔻、黄芪、茯苓、猪苓、苍术、白术、泽泻、车前子、佩兰、厚朴等。

（2）冲任不调型　痤疮的发生与月经周期有明显关系，经前皮疹明显增多或加重，伴腰膝酸软，头晕，耳鸣，尿频，月经不调，经量减少，经前心烦易怒，舌苔薄黄，脉弦细数。治以滋阴清热、调和冲任，方选二仙汤加减。

4. 荨麻疹

（1）风寒束表型　风团色淡或白，伴恶寒、发热、头身疼痛等症。治宜疏风散寒，调和营卫，方用桂枝麻黄各半汤加减治之。

（2）中焦虚寒型　风团淡红或苍白，遇冷风团增多，得温则减，伴畏寒肢冷，口淡不渴，纳呆便溏，舌淡苔白，有齿印，唇淡或紫，脉沉细等症。治宜温中健脾，祛风散寒，方用附子理中汤加减治之，气虚卫外不固，易感风寒者，常加玉屏风散固卫御风。

若本病见大便秘结难下者，则应辨明寒热虚实，外寒内热而致者，常配合防风通圣散使用，阳虚而兼便秘者，又常配合大黄附子汤治之。

5. 其他皮肤病

（1）痒疹　丘疹颜色暗红，瘙痒，搔抓出血，伴畏寒肢冷，舌淡红，苔白微腻者，治宜祛风散寒除湿，方选龙江中医皮科流派特色方剂升阳除湿防风汤加减，常配合半夏、白芥子、皂角、皂刺等化痰软坚散结药使用。

（2）特应性皮炎　皮损颜色淡红，瘙痒，以肘窝、腘窝为多，伴遇寒加重，得温则减，舌淡红，苔薄白或腻。治宜祛风散寒，除湿止痒，方选升阳除湿防风汤加减。

（3）寒冷性多形性红斑　手足红斑、疼痛，冬季发作或加重，伴畏寒肢冷，大便不干，舌淡红，苔薄白，脉沉细。治宜温经散寒，养血通络，方选当归四逆汤加减。常配合黄芪、吴茱萸、制附子、鸡血藤等益气温阳养血药使用。

（4）鱼鳞病　皮肤干燥，鱼鳞样变，伴手足凉，舌淡红，苔薄白，脉虚等。治宜益气养血，助阳发汗，祛风润燥，方选补中益气汤加减。常配合附子、桂枝、麻黄、白鲜皮、川芎、熟地、制首乌、鸡血藤、桃仁、红花等药使用。

（5）坠积性皮炎　气虚血瘀者，皮损暗红或紫暗，伴瘙痒，舌质紫暗或瘀斑，脉细涩。治宜益气活血，方选补中益气汤、桂枝茯苓丸加减。常配合怀牛膝、苍术、茯苓、车前子、泽泻、地肤子、白鲜皮、鸡血藤、三七粉等药使用。

（6）黄褐斑　颜面淡褐色斑，皮肤干燥、脱屑，伴口干，喜热饮，舌淡红，苔薄白，脉沉细弱。治宜活血化瘀，方选桂枝茯苓丸加减。常配合附子、当归、川芎、生地、红花、玫瑰花等药使用。

《伤寒论》少阴经麻黄附子细辛汤、当归四逆汤、当归四逆加吴茱萸生姜汤，《金匮要略》桂枝芍药知母汤、乌头汤、黄芪桂枝五物汤等皆为治疗寒证之方。龙江中医皮科流派医家临床应用附子常从小量开始，逐渐增加剂量，对于阴寒之证病久，增加细辛、川乌、草乌，并与炙甘草、蜂蜜同煎久煎去毒存性，且附子性走而不守，欲取其温下焦之元阳，需酌加龙骨、牡蛎潜镇之药；为防其温燥伤阴，酌加大枣、白芍、生地、玄参等养阴之品。

二、毒、瘀、风、湿

皮肤病病因复杂，无外内因、外因、不内外因。而在外因及不内外因中，龙江中医皮科流派医家强调"毒""瘀""风""湿"致病论。

（一）"毒"邪概述

"毒"在《说文解字》中释："毒，厚也，害人之草。"厚是指程度，害人之草是毒草。中医毒邪学说源远流长，肇始于《黄帝内经》，至汉·仲景《金匮要略》有阴阳毒脉证辨治，后世均有发展，近代中医更拓宽了毒邪学说的范畴。毒在中医古籍中有三种含义，其一是指病因，如《素问·生气通天论》中有："虽有大风苛毒，弗之能害。"如热毒、风毒、湿毒、火毒、瘴毒、蛇毒……是对致病原因的一种统括，是一种模糊、含蓄而又博大精深的思维概念。《素问·五常政大论》："少阳在泉，寒毒不生……阳明在泉，湿毒不生……太阳在泉，热毒不生……太阴在泉，燥毒不生……"《素问·刺法论》"避其毒气。"其二是指药物的毒性、偏性、峻烈之性，如《素问·五常政大论》："大毒治病，十去其六，常毒治病十去其七"，"能毒者，以厚药；不胜毒者，以薄药"。《淮南子·修务训》有神农氏"尝百草之滋味，一日而遇七十毒"的记载，《周礼·天官·医师》篇"聚毒药以共医事"，而《素问·脏气法时论》："毒药攻邪，五谷为养，五果为助，五畜为益，五菜为充，气味合而服之，以补精气。"其三是指病名，如"丹毒""脏毒""无名肿毒""胎毒""梅毒""疔毒""食物中毒"等。可见"毒"含义的多样性和应用的广泛性，然而应用最多的是病因学概念。

1. 毒邪的概念

龙江中医皮科流派医家认为凡是对机体有严重的伤害，造成机体阴阳失调的不利因素，都称之为"毒"。中医病因学中"毒"的概念，除了有直接毒性作用的有害物质外，往往把气盛而危害峻烈的病邪也称之为毒，如热毒、火毒、风毒、湿毒、寒毒等。所以"毒"是对一类致病原因的一种概括，毒邪是比六淫病邪损害性更强的致病因素。

2. 毒邪的产生

早在《内经》中就有"大风苛毒"的论述。古代医家认为"邪气亢极"和"邪气蕴结不解"均可化生为"毒"。如刘完素在《伤寒直格》中说："凡世俗所谓阴毒诸证……皆阳热亢极之证。"喻嘉言也认为病久不解，可蕴结成毒；而尤在泾在《金匮要略心典》中更直接言明："毒，邪气蕴蓄不解之谓。"现代医家则有"毒寓于邪，毒随邪入，热由毒生，变由毒起"之认识。

3. 毒邪的特征

龙江中医皮科流派医家认为毒之为患，是比六淫病邪损害更强的致病因素。

（1）暴戾性　毒邪致病来势凶猛，发病急骤，症状剧烈，呈进行性加重，传变迅速，变化多端，发展极快，易陷营血、内攻脏腑，险象环生，极易死亡，如结缔组织病、疫毒、蛇毒、药毒、食物中毒。

（2）顽固性　毒邪致病，病情顽固，反复发作，病期迁延漫长，缠绵难愈，如结缔组织病。

（3）多发性　指毒邪致病的广泛性，毒邪致病可累及多系统、多器官、多脏腑，临床表现多种多样，症状复杂。

（4）兼夹性 又称依附性，毒邪极少单独致病，外来毒邪多依附六淫之邪，内生毒邪常依附痰浊、瘀血、积滞、水湿等病理产物。此时"毒"的临床表现保留了原邪气的致病特点。

（5）火热性 继发性毒邪多从火化，正邪相搏，化火生热，或六淫之邪，郁久不解变生热毒。如急性期高热持续不降，高热过后多有低热缠绵等兼火、兼热之特征。

（6）传染性 有些毒邪致病具有强烈的传染性或流行性，如疫毒（麻疹、霍乱、禽流感、流脑、流感病毒、非典型肺炎、梅毒、艾滋病等），《素问·刺法论》云："五疫之至，皆相染易，无问大小，病状相似。"

4. 毒邪的分类

毒邪按其来源可分为外来毒邪和内生毒邪两大类。

（1）外来毒邪 多由六淫而化生，如风毒、热毒、火毒、湿毒、寒毒、燥毒等，此外还包括疫疠毒邪、药毒、食毒、虫兽毒、酒毒等。这些毒邪都是随外毒入侵这一先驱条件而来的，不仅包括西医学中的各种致病微生物（如细菌、病毒、真菌、支原体、衣原体等），也包含了自然环境的温度、湿度、风力、风速、气压、纬度、海拔高度，和声、光、电、电磁波、超声波、射线等辐射，以及化学合成药品的毒副作用。这些外来毒邪构成疾病的原始动因。

（2）内生毒邪 顾名思义，由人体内部产生。是人体在病理状态下化生的有害物质。是指六淫之邪亢极或蕴结日久的转化，或五志过极、七情内伤、饮食失节，造成脏腑功能失调，气血运行失常，体内的生理病理产物不能及时排出，郁滞、蓄积日久，所产生的一类对人体组织和代谢造成伤害的物质，叫内生毒邪。此毒既是病理产物，又是新的致病因素，既能加重病情，又能变生新证。这种内源性毒邪包括中医病理的痰浊（痰毒）、瘀血（瘀毒）、水湿（水毒）、积滞（积毒）等。

5. 毒邪的治疗

针对上述毒邪产生的病机，或是消除毒邪，减少毒邪的产生，或是促进毒邪的排除，或是增强人体抗病能力，中医因此有解毒、排毒和托毒的不同治法。根据毒邪致病特点的兼夹性（又称依附性），毒邪极少单独致病，外来毒邪多依附六淫之邪，内生毒邪常依附痰浊、瘀血、积滞水湿等病理产物。毒邪与其依附之六淫、痰浊、瘀血、积滞等胶结在一起，使病情更加复杂、顽固、缠绵难愈，治疗应遵循"欲解其毒，先去其邪"的原则。对于这种复合性毒邪的治疗，首先要把与其依附的六淫诸邪和痰、瘀、积与毒邪分开，也就是先治六淫之邪或痰、瘀等内邪，然后或同时据其邪气性质与部位，或清，或下，或攻，或解而驱逐之。所以祛毒之法需与祛风、除湿、清热、泻火、润燥、散寒、凉血、化瘀、消痰诸法同用。俾六淫或痰瘀诸邪已解，毒必势孤，而无立足之地，此为"分而治之"的分消驱毒之法，即"治毒先祛邪，邪去毒自化"之法。

毒邪的治疗亦应坚持辨证施治的原则，依据兼夹或依附的外来六淫毒邪，内生毒邪依据毒所依附的痰浊、瘀血、积滞、水湿等病理产物，分别施治。常用治则：①清热解毒法适用于热毒；②泄火解毒法适用于火毒；③利湿解毒法适用于湿毒；④祛风解毒法适用于风毒；⑤散寒解毒法适用于寒毒；⑥润燥解毒法适用于燥毒；⑦凉血解毒法适用于血毒；⑧化痰解毒法适用于痰毒；⑨通瘀解毒法适用于瘀毒等。

（二）"瘀"致病概述

"瘀"既是疾病过程中的病理产物，从而也成了一个致病因素。"气血凝滞、经络阻隔"为中医外科总的病因病机，为一切外科疾病发病的基础。"四肢九窍，血脉相传，壅塞不通，为外皮肤所中也"，邪气由外从皮肤而入，壅塞脉道，必引起四肢孔窍的病变，影响血液畅通，形成瘀血，典型的会有肌肤甲错、两目黯黑、口唇爪甲青紫、舌尖边瘀点，脉细涩等表现。"瘀"在疾病发展过程中产生，瘀是中间病理产物，邪可致瘀，虚可致瘀，毒可致瘀。反过来瘀又可以作为病因，影响疾病的发展转化，造成新的病理改变。中医称"久病必瘀"，因此活血化瘀通络是治疗皮肤科难症顽症经常使用的方法，也是疾病后期常应用的方法。龙江中医皮科流派医家治疗带状疱疹后遗神经痛，就采用解毒化瘀法、行气化瘀法、益气化瘀法、养阴活血法、助阳化瘀法。下面详细论述龙江中医皮科流派从瘀治疗带状疱疹后遗症。

1. 解毒化瘀法

本法针对带状疱疹瘀热、瘀毒未尽而设。临床上常见患者口苦，便干，苔黄腻，脉沉弦或滑数等症。治宜清热解毒，活血化瘀，而以解毒为主。

常用方：仙方活命饮合活络效灵丹加减（板蓝根、大青叶、金银花、紫草、栀子、延胡索、川楝子、丹参、红花、马齿苋、乳香、没药、皂刺）。

2. 行气化瘀法

本法针对肝郁气滞血瘀之证而设。临床上常有刺痛和胀痛，胀痛为气（滞），刺痛属血（瘀）。可见胸胁作胀，皮肤胀满紧绷感，伴掣痛，或患部皮疹处麻木，或伴有感觉障碍。治宜行气活血，气血并调，而以行气为主。

常用方：瓜蒌散、柴胡疏肝汤、越鞠丸、颠倒木香散合活络效灵丹加减

（柴胡、郁金、瓜蒌、白芍、枳壳、延胡索、乳香、没药、丹参、当归、川芎、五灵脂、甘草）。

3. 益气化瘀法

本法针对气虚血瘀之证而设。临床上常见体虚乏力，面㿠白无华，气短懒言，神疲肢倦，活动后加重，头晕自汗，食欲不振，便溏，舌淡胖、有齿痕、薄白苔，脉虚无力。治疗当益气化瘀，以益气为主。

常用方：补阳还五汤、补中益气汤、人参汤（人参、白术、干姜、甘草）加减（黄芪、党参、当归、川芎、赤芍、白术、延胡索、川楝子、桃仁、红花、陈皮、五灵脂、郁金）。

加减：疼痛剧烈加乳香、没药；麻木明显加地龙。

4. 养阴活血法

本法针对阴虚血瘀之证而设。临床中常见这种患者体质瘦弱，皮肤烧灼样疼痛，夜间痛剧，难以入眠，伴有口干、口渴、渴不多饮，便干，心烦不宁、痛苦异常，舌红或黯红、少苔，脉细涩。治当益阴活血，以养阴为主。

常用方：增液汤、芍药甘草汤合身痛逐瘀汤加减（白芍、玄参、麦冬、生地黄、熟地黄、天冬、当归、鸡血藤、没药、桃仁、红花、秦艽、地龙、甘草）。

加减：发于头面加川芎、蜈蚣；发于胸胁加柴胡、郁金；发于上肢加姜黄；发于下肢加牛膝；发于躯干加延胡索；大便干结加酒军；便溏加怀山药、砂仁。

5. 助阳化瘀法

本法针对血瘀而兼有脾肾阳虚、阴寒内盛之后遗神经痛而设。临床上可见局部怕冷，受凉或入夜痛甚，伴有畏寒肢冷，便溏，溲清，口不渴或虽渴而喜热饮，舌淡紫，苔薄白，脉沉缓或迟。治宜温阳散寒化瘀，以散寒温阳为主。正如《素问·调经论》云："血气者，喜温而恶寒，寒则泣而不流，温则消而去之。"

常用方：温经汤、桂枝茯苓丸、少腹逐瘀汤加减（黄芪、桂枝、白芍、当归、鸡血藤、细辛、丝瓜络、防风、郁金、丁香、生姜、大枣、川芎、制附片）。

加减：如见瘀血阻络加桃仁、红花；痰浊阻络加白芥子消肿止痛；如见局部痛甚加蜈蚣、全蝎；如寒湿夹风之头痛加川乌、苍术。

（三）"风"邪致病概述

龙江中医皮科流派医家强调，很多皮肤病的发生与风邪密不可分，这与风邪的致病特点有关。风有外风和内风之分。

1. 外风致病特点及治则治法

外风致病特点：风为阳邪，阳主疏泄，人体禀赋虚弱，正气不足，腠理疏松，卫阳不固，易为风邪所袭，若风邪乘虚客于肌表，卫气被郁，使卫气失于外固，营阴失于内守，腠理开阖陷于混乱，营卫郁滞，邪气壅遏，内不得通，外不得泄，经络失畅，气血郁滞则发生斑疹、丘疹、风团等皮肤损害。风邪所致的皮肤病的主症为瘙痒和皮疹，具有广泛多发，走窜不定，易犯人体上部和阳位；发病急骤，变化迅速，消退亦快，退后不留痕迹；皮疹无渗透性，抓破血溢，随破随收，不致感染湿烂的特点。

阳邪易伤津耗液，使皮肤失于滋润，故风邪所致皮疹多为干性，风邪在皮肤久郁气机受阻，气滞则血凝，进一步可导致瘀血的病理变化。

风邪易夹热邪、湿邪、寒邪共同致病。与热邪夹杂易于伤上，则可外发为皮疹引起颜面红斑等过敏性疾病，亦可入于血络而伤及血络而出血，如过敏性紫癜、银屑病等。与湿邪夹杂症状皮损表现多偏于人体下部，有发痒、肿胀、渗出或糜烂、色泽变化等，如癣、湿疹、白癜风、赤游风等。与寒邪夹杂则易伤阳气或致卫阳被郁而致畏寒怕冷，或侵及血脉四肢不温，如寒冷性荨麻疹、雷诺病等。

瘙痒性皮肤病首责于风。风邪侵入皮肤腠理与正气相搏，邪甚则攻冲作痛，邪微则随营卫往来，侵扰肌肤，使气血失和而瘙痒难忍，如瘙痒性皮肤病。《诸病源候论》所说："凡瘙痒者，是体虚受风，风入腠理，与血气相搏，而俱往来，在于皮肤之间，邪气微，不能冲击为痛，故但瘙痒也。"

风邪善行而数变，可趋于上行，也可攻窜全身。发于人体上部，如头面、上肢、上胸部的疾病脱发、痤疮、脂溢性皮炎、面部激素依赖性皮炎、植物日光性皮炎、颜面丹毒（大头风）、手癣、鹅掌风（手癣、皲裂性湿疹）等都可从风论治。古人云："高巅之上，唯风可及。"或可遍布全身，甚至走窜不定。而发病迅速、变化多端、发无定处、走窜全身、游走不定的如急性荨麻疹、血管神经性水肿、斑秃等。

主张外风宜疏宜散。对于外风，治宜因势利导，应逐邪外出，疏风解表，《素问·至真要大论》说："风淫于内，治以辛凉，佐以苦，以甘缓之，以辛散之。"初感外邪，以治标祛风为主。邪入于里时可表里双解疏风和里；风寒外束则疏风散寒；风热外犯则疏风清热；风湿外侵则祛风化湿。

（1）风寒证　有受风寒史，如浴后当风，汗后受寒，症见皮肤起风团，时起时消，瘙痒较甚，或如虫行皮中，遇风遇冷发作或加重，得热减轻或消退，恶寒发热，（恶风寒重发热轻）恶风头痛，舌淡，苔薄白，脉浮紧。

治宜疏风散寒法。方用麻黄汤、桂枝汤、桂枝麻黄各半汤，治疗冷激性急性荨麻疹、皮肤瘙痒症；赵炳南应用麻黄方治疗慢性荨麻疹；朱仁康应用止痒永安汤治疗冷激性荨麻疹；《外科发挥》荆防败毒饮治疗皮肤病证属风寒夹湿表证。

（2）风热证　多发于夏季炎热气候，症见皮肤红色丘疹、风团以及红斑、肿胀、鳞屑、抓痕，或恶风恶热、灼热瘙痒，得热加重，遇凉减轻，恶寒轻发热重，舌质红，苔薄白或微黄，脉浮数。

治宜疏风清热。方用朱氏消风清热饮加减（经验方：荆芥、防风、蝉衣、黄芩、大青叶、浮萍、金银花、连翘、升麻、薄荷、甘草，或加当归、赤芍），治疗荨麻疹、皮肤划痕症、人工机械性荨麻疹、玫瑰糠疹；赵氏荆防方治疗急性荨麻疹和血管神经性水肿。

（3）风湿证　多发于暑天长夏或嗜好饮茶者，发疹部位偏下，皮疹为丘疹、红斑、丘疱疹、风团，搔之液出，糜烂渗出，或鳞屑脱落，瘙痒不绝，反复发作，病程绵长，可伴胸闷、纳呆、腹胀、便溏、夏秋季加重，舌苔厚腻，脉濡。

治宜疏风胜湿。方用赵炳南疏风胜湿汤（经验方：茵陈、藿香、黄芩、黄柏、云苓、苦参、白鲜皮、地肤子、荆芥、防风、甘草）；或用《局方》消风散加金银花、白芷，治疗湿疹、夏季皮炎、坠积性皮炎、丘疹性湿疹、丘疹性荨麻疹；赵炳南的疏风除湿汤治疗颜面风毒肿、颜面过敏性皮炎、血管神经性水肿、阴囊湿疹；赵氏搜风除湿汤能搜内外风，除湿止痒，治疗风湿之邪深入肌腠的慢性瘙痒类皮肤病，如慢性湿疮、神经性皮炎、顽固性荨麻疹、皮肤淀粉样变、结节性痒疹；如见恶寒，微热的风湿表证可用李东垣羌活胜湿汤发汗解表，祛风胜湿。

（4）卫气不固证　丘疹色白或淡红或外红内白，恶风，怕冷，疹出头、颈、面、手足等暴露部位，或在寒冷季节发病，易感冒，平素体倦乏力，气短，懒言，遇劳累则发或汗出遇风着凉即起，或洗冷水澡易发，舌淡苔白，脉濡弱或沉细。

治宜固卫御风。方用危亦林《世医得效方》之玉屏风散加减（黄芪、防风、炒白术、桂枝、赤芍、白芍、沙参、白芷、辛夷、白蒺藜、炙甘草、生姜、大枣）。重者加麻黄、制附子，日久不休可加乌梅、五味子酸收之品。治疗瘾疹、物理性（人工性）荨麻疹、冷激性荨麻疹、过敏性鼻炎。

（5）风湿热证　风重则皮肤瘙痒风团，湿重则起水疱，热重则起丘疹。

治宜祛风渗湿清热法。方用《局方》消风散加减，或用朱仁康祛风胜湿汤，治疗丘疹性荨麻疹、皮肤瘙痒症等。

（6）风寒湿证　皮疹色暗、色淡，病程迁延缠绵，瘙痒，多发下肢，渗出不多。伴有畏寒肢冷，便溏，舌淡苔白，脉沉细。

治宜祛风除湿散寒。方用升阳除湿防风汤加减，治疗慢性湿疹、慢性荨麻疹等。

2. 内风致病特点及治则治法

龙江中医皮科流派医家认为内风的产生往往与皮肤病的缓慢发病过程或长期慢性反复不愈引起脏腑功能失调有关。疾病早期多以外邪为主，当以祛风为重，迁延日久，缠绵不愈，恐有内风作祟，要详查内风之根源，是血虚生风、血热生风、阴虚动风、阴虚阳亢生风还是血燥生风、血瘀生风，对于顽固性皮肤病，病久入络的还有经络之风。由内风所引起的皮损程度往往比外风要重。

龙江中医皮科流派医家强调治风应兼以理血，古人有"治风先治血，血行风自灭"的之说，特别是内风所致的皮肤病应配合补血、凉血、活血等治血的方法。依据血虚、血热、血瘀的不同，分别选用养血祛风、凉血息风、活血搜风等治疗方法。亦即主张内风宜息宜搜剔的治则治法。

（1）血热生风　皮肤红斑、丘疹、风团、皮肤潮红脱屑、瘙痒，夜间或受热加重，搔抓有红痕或血痂。皮疹反复发作不愈，或手足夜热，或发热心烦，或尿黄，口燥咽干（但不欲饮），甚则神昏谵语，舌质红或绛，苔黄而燥，脉细数。

治宜消风凉血。方用《医宗金鉴》凉血消风汤或朱氏皮炎汤加减（生地、丹皮、赤芍、白茅根、荆芥、防风、升麻、蝉蜕、甘草、石膏、知母、玄参、金银花、连翘），治疗血热受风的风热疮、血热生风的人工性慢性荨麻疹、粉刺及其他泛发性红斑类皮肤病，或全身急性皮炎类疾病、漆性皮炎（接触性皮炎）、自身敏感性皮炎、白屑风、日晒疮等；或用朱氏凉血散风汤（生地黄、当归、荆芥、蝉衣、苦参、白蒺藜、知母、生石膏、生甘草）以消风清热，治疗白屑风、瘾疹（人工）、风热疮等；也可用消风散，《外科大成》名"凉血消风散"，凉血清热，除湿止痒。虽针对风湿热燥四邪而设，但以祛风见长，临床治疗以风邪为主因，包括风、湿、热、燥所致的多种皮肤病，如荨麻疹、湿疮、皮肤癣菌病、疥疮、白疕、白屑风（脂溢性皮炎）、接触性皮炎、牛皮癣、日晒疮等都有很好的疗效。

（2）血虚生风证　皮肤干燥瘙痒，夜间尤甚，多由久病耗血，年老精亏血少所致。皮损可有丘疹、抓痕、血痂、鳞屑以及色素沉着、苔藓样变，常见于消瘦的老年人，秋冬季较重，头晕或寐差，舌淡红，苔净或薄白苔，脉沉细或弦细。

治宜凉血息风。方用《严氏济生方》当归饮子加减（黄芪、制首乌、白蒺藜、熟地、当归、赤芍、白芍、川芎、荆芥、防风、炙甘草、麻仁、皂刺、柏子仁）；或用《医宗金鉴》四物消风饮治疗慢性瘾疹。

（3）血虚风燥证　皮肤干燥、肥厚、脱屑、瘙痒难忍，或皮肤发生皲裂，或呈苔藓样变，常伴口干咽燥，便秘或五心烦热、性急烦躁、神倦、食欲欠佳、舌淡苔薄、脉沉细或弦细。

治宜祛风养血润燥。方用《外科证治全书》养血润肤饮（生地、熟地、首乌、当归、白芍、玉竹、鸡血藤、珍珠母、合欢花），治疗皮肤瘙痒症、寻常型静止期银屑病、神经性皮炎、干性脂溢性皮炎、手足皲裂症等。

（4）血瘀生风证　病程较长，风邪久郁，瘀阻经络腠理之间，营卫失和，不得外散，症见皮肤瘙痒，起风团、丘疹、皮肤干燥、脱屑、皮损色暗或见瘀血斑点，常伴有失眠多梦、女子月经不调、痛经，舌质紫暗，或有瘀点瘀斑，苔或白或黄，脉弦细或沉涩。

治宜化瘀消风。方用朱氏活血祛风汤加减（经验方：归尾、赤芍、桃仁、红花、荆芥、防风、蝉衣、白蒺藜、甘草），如气虚体倦乏力，气短懒言，舌淡边有齿印加生黄芪、党参、白术；大便干结，胃肠实热者加大黄；冲任受损，月经过多或有血块加阿胶、杜仲、巴戟天。治疗慢性或压迫性瘾疹、葡萄疫、痒风等；亦可用赵氏全蝎方加三棱、莪术，因风重而取虫类搜风，加活血药取治风先治血之义。

（5）风毒瘙痒证　风热之邪郁久不散，或风邪未经发散。症见皮肤瘙痒不绝，或痒如虫行皮中，越抓越甚，或皮肤起丘疹，风团结节或有抓痕，或皮肤肥厚、脱屑，病程已久，顽固难愈，抓破流血，夜不能眠，舌质红，苔白或微腻，脉弦或小滑。

治宜搜风败毒止痒。方用朱氏乌蛇驱风汤（乌梢蛇、蝉衣、荆芥、防风、金银花、连翘、黄芩、黄连、羌活、白芷）或用赵氏全蝎方加减。治疗顽固的慢性瘾疹、顽固的皮肤瘙痒症、泛发性牛皮癣、紫癜风、马疥等。

（6）肝风内动证　外风引动内风，症见皮肤瘙痒不绝，丘疹、结节、鳞屑叠起，皮肤干燥肥厚，或硬如牛领，抓之有血痕和条痕，夜间为甚，常伴有头痛，头晕，失眠，健忘，烦躁易怒，舌质红，苔微黄，脉弦（而有力）滑。

治宜镇肝息风法。方用张锡纯镇肝息风汤加减（白芍、赤芍、玄参、天冬、代赭石、当归、生龙骨、生牡蛎、钩藤、白蒺藜、怀牛膝、僵蚕、防风、土茯苓、甘草），治疗静止期白疕、痒风、马疥等。

（7）阴虚阳亢证　老年人皮肤瘙痒，搔抓无度，皮肤干燥，抓痕血痂，伴性情急躁，心烦，失眠，手足心热，头晕，口干，便干尿黄，舌红有裂纹，苔少或无苔，脉弦细数，证属肝肾阴虚，阳亢风动。

治宜滋阴息风。药用：熟地黄、白芍、首乌、当归、丹参、白鲜皮、荆芥、灵磁石、代赭石、生龙骨、生牡蛎、珍珠母，治疗老年人皮肤瘙痒和阴痒症。

此外，如《宣明论方》的防风通圣散具有解表通里，疏风清热凉血，化湿解毒之功。临床上常用于疮疡肿毒，瘾疹丹斑，风热壅盛，表里俱实者，如蛇串疮、油风、慢性瘾疹等。此方为表里气血三焦通治之剂，方中荆芥、防风、麻黄、薄荷疏风解表使风毒之邪从汗而解。

（四）"湿"邪治病的特点及治则治法

龙江中医皮科流派医家认为很多皮肤病的发生都与湿邪有关，"湿"为自然界的六气之一，为长夏的主气。正常湿气、雨、露、雾等滋润万物，是万物生长的不可缺少的重要物质；一旦湿气太过，则变为湿邪，即外湿，为六淫邪气之一。湿邪有分外湿和内湿之别。如水中作业、涉水淋雨、居住潮湿等则属外湿致病；如平时过量喝茶、饮酒、嗜食肥甘厚味、暴饮暴食、饮冷无度等不良饮食习惯等，或治疗中过用苦寒药物损伤脾阳，脾虚湿蕴，聚而为患引起相关皮肤病则与内湿致病有关。

湿为阴邪，易阻碍气机，损伤阳气。其特点如下。①湿性属阴：性黏滞，湿邪致病病程长，迁延不愈，或反复发作；②湿性重浊：故湿邪致病常见身体沉重，四肢重滞，头重如裹；③湿性趋下：湿伤于下，下肢足跗浮肿，腰以下冷痛；④湿性污浊：疮疡流黄水、黏液、湿烂；⑤湿性黏滞，阻碍气机，气机不畅可见胸闷、呕吐、脘腹胀满、眩晕；⑥湿邪可随阴寒化，随阳热化；⑦湿病舌苔多滑腻，脉濡；⑧湿邪所致皮肤病皮损为多形性。如红斑、丘疹、斑块、鳞屑、脓疱、脓痂。因此其具有黏滞性、重浊性、秽浊性、多变性、隐匿性、广泛性等特点。因湿邪致病多具有黏滞不爽，缠绵难愈，反复发作的特点，这也是许多皮肤病易诊难治的原因之一。内湿和外湿虽然来源不同，但二者关系密切，在疾病发生时常因内湿引动外湿，而外湿又加重内湿，二者互为影响，临证中常互相参照，不能截然分开。

治则治法：湿滞上焦宜散湿，湿阻中焦宜化湿，湿蕴下焦宜利湿。从寒化者，宜温阳化湿；从热化者，宜清热利湿；体虚湿盛者，当祛湿扶正兼顾。其具体应用总结如下。

1. 祛寒散湿法

适应证： 素体阳虚，复感寒湿者，或寒湿之邪浸渍肌肤，阻痹气血，络脉壅滞所致的皮肤病。

临床表现： 皮疹色淡或紫暗不鲜，可有糜烂、水疱、流滋或结痂，瘙痒不如湿热证剧烈，常受凉而发或加重，遇热稍减。全身伴畏寒，无汗，四肢不温，便溏，舌淡苔白，脉沉细或细滑，病程较长，缠绵不愈等。

常用方剂： 麻黄加术汤、桂枝附子汤、荆防败毒散、九味羌活汤、独活寄生汤等。

所治皮肤病： 如雷诺病、荨麻疹、湿疹、银屑病、硬皮病、皮肌炎、寒冷性多形性红斑等。

2. 祛风散湿法

适应证： 湿邪内蕴，外感于风，或风湿蕴阻肌肤不得发散，久治不愈的慢性顽固性瘙痒性皮肤病。

临床表现： 可见红斑、丘疹、水疱、轻微少许渗出或黄水淋漓，鳞屑脱落又生，仍感瘙痒、抓痕、血痂、苔藓样变。伴有口干，咽痛，小便短赤，大便秘结，舌质淡红，苔薄黄，脉濡数。

常用方剂： 祛风胜湿汤、消风散、全蝎方、乌蛇驱风汤。

所治皮肤病： 如神经性皮炎、结节性痒疹、扁平苔藓、皮肤瘙痒症、慢性湿疹等。

3. 温阳化湿法

适应证： 脾肾阳虚，阳不化水，水湿内停所致的皮肤病。

临床表现： 皮损颜色暗红，伴畏寒肢冷，腹胀纳呆，或腰酸，舌淡胖，边有齿印，苔腻，脉沉细等。

常用方剂： 真武汤、五苓散、苓桂术甘汤、自拟升阳除湿防风汤等。

所治皮肤病： 如湿疹、荨麻疹、痤疮、红斑狼疮等。

4. 清热利湿法

适应证： 湿热与暑湿为病，本法常用于湿热搏结，蕴结肌肤，剧烈瘙痒的皮肤病。

临床表现： 皮损可见红斑、丘疹、丘疱疹、脓疱、流滋、渗液、糜烂、结痂等，各种皮疹均可见到，既可全身泛发，也可局限于一处，破流黄水，气味腥秽。热甚者水疱色黄，周围有红晕，结黄色厚痂，局部红肿灼痛，痛痒兼作，或兼心烦口苦，便干，肛门灼热，舌红苔黄腻，脉滑数；湿甚者，水疱晶莹，滋水淋漓，溃烂浸淫，下肢最易受累，常伴疲乏困倦纳呆，口黏胸闷，头重肢懒，苔白腻，舌淡胖。

常用方剂：龙胆泻肝汤、清热除湿汤（赵炳南）、利湿清热方（朱仁康）、清脾除湿饮、萆薢渗湿汤、当归拈痛汤、二妙丸、三仁汤、茵陈蒿汤、甘露消毒丹等。

所治皮肤病：如急性湿疹皮炎类皮肤病，红斑鳞屑类皮肤病，病毒类、细菌类、真菌类、发疱类皮肤病，结节性血管炎等。

5. 健脾化湿法

适应证：脾失健运、水湿内停，泛于肌肤而致的皮肤病。

临床表现：皮损色淡不鲜，可有丘疹、水疱、大疱、小片糜烂、搔抓流滋、肿胀或风团反复发作，或皮损肥厚、鳞屑细碎。常伴有面色萎黄，疲乏无力，神困倦怠，食少纳呆，胸痞腹满，小便不利，大便溏薄，肢体浮肿，病程缠绵，口不渴，舌质淡，苔白腻，脉濡缓。

常用方剂：除湿胃苓汤、健脾除湿汤（朱仁康、赵炳南）、芳香化湿汤（朱仁康）、健脾祛风汤（朱仁康）、参苓白术散、八生汤、小儿化湿汤、祛湿健发汤等。

所治皮肤病：如慢性湿疹、疱疹性皮肤病、大疱性皮肤病、特应性皮炎、荨麻疹等。

6. 滋阴除湿法

适应证：阴亏夹湿型皮肤病，或阴虚湿滞证。常因渗水日久、伤阴耗血或久用利水渗湿、苦寒燥湿药伤阴；或湿郁化热而伤津。

临床表现：临床上湿证与阴亏证夹杂出现，既有头重如裹，肢倦，口黏乏味，舌苔腻滑，皮损瘙痒剧烈，搔抓略见出水等湿滞症状，又有舌质红，苔光，口干，五心烦热，便干燥，脉弦细，皮损有细碎鳞屑和结痂并存的湿郁伤阴证。

常用方剂：滋阴除湿汤。

所治皮肤病：亚急性湿疹、慢性阴囊湿疹、天疱疮、带状疱疹后遗神经痛等。

7. 解毒利湿法

适应证：湿毒蕴结的皮肤病。

临床表现：湿毒蕴于肌肤，可见皮肤潮红、水疱或脓疱、糜烂、渗液或恶臭、破后滋水淋漓、结痂、瘙痒疼痛等。湿毒为患的舌苔多厚腻，苔色或白或黄，脉象滑数或缓滑等。伴有浮肿，胸闷，腹胀，恶心呕吐，头昏肢重，尿少或便黏滞不爽等。

常用方剂：除湿解毒汤、萆薢渗湿汤、八正散、甘露消毒丹等。

所治皮肤病：大疱性皮肤病天疱疮、类天疱疮；重症药疹；渗出性皮肤病，如湿疹以及结缔组织病（白塞病）；湿毒为主的皮肤病（急性女阴溃疡、接触性皮炎、急性自家过敏性皮炎、下肢溃疡合并感染等）。

（闫景东）

第三章

流派用药经验

第一节 解表药

麻黄

【一般认识】麻黄味辛、微苦，性温。归肺、膀胱经。具有发汗散寒，宣肺平喘，利水消肿之功效。本品性温辛散，能发汗散寒而解表，故用治外感寒邪所引起的发热恶寒、无汗等症，常与桂枝相须为用，有发汗解表的作用。麻黄能宣畅肺气而止咳平喘，临床往往用于治疗外邪侵袭、肺气不畅所致的喉痒咳嗽、咯痰不爽或咳嗽紧迫、胸闷、气喘等症。本品上开肺气，下输膀胱，为宣肺利尿之要药，可用治风邪袭表，肺失宣降的水肿、小便不利兼有表证的风水证。临床在辨证论治的基础上，还可用于治疗慢性腹泻、小儿遗尿等疾病。

【皮科特能】黑龙江地处北方，属高寒地区，因风寒致病较多，常取麻黄发汗、行水、引阳达表之功，给邪以出路，在临证中多用于外感风寒所致，兼有里湿、水饮、里阳不足等证的皮肤病。麻黄疏散风寒，可使邪气从表、从汗而解，可用于治疗风寒外束、营卫失和所致的荨麻疹。麻黄辛温，宣通阳气，开玄府引邪外出，配伍清热解毒药可治疗表寒里饮化热，或素体热盛，复感寒邪致使内外合邪，化火生热的银屑病等。本品具有轻扬上达，表散风邪，可宣化上焦湿邪，使湿毒从汗而解，故可用于治疗肺气壅闭、湿热阻滞的湿疹等，亦常用于寒邪闭阻，经络不畅的痹证、硬皮病等。

【外用特能】本品外用可通达脏腑经络，散寒除湿止痛，临床常与祛风湿药或燥湿药配伍应用于治疗冻疮、慢性湿疹等。

【配伍应用】配伍桂枝，疏风透表，畅达阳气，用治荨麻疹、神经性皮炎等；配伍附子、细辛，温经通阳，散寒解表，表里双解，用于治疗外感风寒兼里阳不足之硬皮病、寒冷性多形红斑等；配石膏发汗解表兼清里热，治疗银屑病、皮肤淀粉样变；配伍连翘、赤小豆，宣肺利水，清热解毒，治疗寒邪束表，湿热内蕴的湿疹、银屑病、痤疮等；配杏仁、薏苡仁等祛风解表、消疣，治疗扁平疣。

【剂量要点】生品发汗解表、利水消肿力强，蜜制麻黄辛散发汗作用缓和。本品小剂量止咳平喘，解除表邪；中等剂量开腠发汗；大剂量利水消肿。

【各家论述】《神农本草经》：主中风伤寒头痛，温疟，发表出汗，去邪热气，止咳逆上气，除寒热，破癥坚积聚。

《名医别录》：主五脏邪气缓急，风胁痛，字乳余疾。止好唾，通腠理，解肌，泄邪恶气，消赤黑斑毒。

《药性论》：治身上毒风顽痹，皮肉不仁，主壮热，解肌发表。

《本草经疏》：轻可去实，故疗伤寒，为解肌第一。去荣中寒邪，泄卫中风热。

【常用方剂】麻黄汤、葛根汤、三拗汤、越婢汤、麻黄杏仁薏苡甘草汤、桂枝麻黄各半汤、小青龙汤、大青龙汤、麻黄附子细辛汤、麻黄杏仁甘草石膏汤、麻黄连翘赤小豆汤、阳和汤、五积散、防风通圣散等。

羌活

【一般认识】羌活味辛、苦，性温。归膀胱、肾经。具有散寒，祛风，除湿，止痛之功效。本品辛温，功能发散风寒，祛风止痛，故用于风寒感冒，兼有头痛、身痛为主，常与防风、白芷等药同用。本品味苦燥湿，祛风寒湿邪，可通利关节，为祛风胜湿常用之品，作用部位以腰以上风湿痹痛为佳，常与独活、防风、威灵仙等同用。本品止痛效果明显，常配伍川芎、细辛治疗头痛；也可灵活配伍用于治疗女子痛经、痛风、肩周炎、颈椎病、腰腿疼痛等病症。羌活亦具有透邪消痈、通络活血、升阳举陷、疏肝宣肺之功，故可用于治疗疮疡类疾病、中风偏瘫、阳痿、小儿痫证等。

【皮科特能】羌活功擅散寒除湿、通络止痛，既能解肌表风邪，发散透疹，又可通畅血脉，搜风活血，通利五脏，同时又为太阳经引经药，上半身病变常以之为引药，故在皮肤科常用于白癜风、银屑病、斑秃、带状疱疹、荨麻疹等疾病的治疗。

【外用特能】本品外用可祛寒湿、通血脉，治疗血虚风袭肌表，气血不和，皮肤失于濡养所致的白癜风、关节痹证、斑秃等病。常与其他活血药或祛风湿药联合使用。

【配伍应用】配伍荆芥、防风、独活、威灵仙、乌梢蛇，治疗风寒湿邪郁于肌表，卫气被遏，开阖失司所致的风寒湿型银屑病；配伍独活、防风、苍术，用于风寒湿邪侵袭所致的肢节疼痛；配伍独活、生山楂、防己，治疗结节性脂膜炎；配伍当归、熟地黄、菟丝子、木瓜等药，用于风盛血燥引起的斑秃、脱发治疗；配伍白芷、防风、赤芍、墨旱莲等治疗血虚风袭肌表，气血不和所致的白癜风。

【剂量要点】本品用量过多易致呕吐，脾胃虚弱、血虚痹痛、气虚多汗者慎用。

【各家论述】《药性论》：治贼风、失音不语，多痒血癞，手足不遂，口面邪，遍身痛痹。

《日华子本草》：治一切风并气，筋骨拳挛，四肢羸劣，头旋眼目赤疼及伏梁水气、五劳七伤、虚损冷气，骨节酸疼、通利五脏。

《珍珠囊》：去诸骨节疼痛，亦能温胆。

《本草品汇精要》：主遍身百节疼痛、肌表八风贼邪，除新旧风湿，排腐肉疽疮。

《本草备要》：泻肝气，搜肝风，治风湿相搏。

《唐本草》：疗风宜用独活，兼水宜用羌活。

《医学启源》：治肢节疼痛，手足太阳经风药也。

《本草汇言》：羌活功能条达肢体，通畅血脉，攻彻邪气，发散风寒风湿。故疡证以之能排脓托毒，发溃生肌。

【常用方剂】祛风败毒汤、羌活胜湿汤、当归拈痛汤、羌活散结汤、川芎茶调散、蠲痹汤、葛根汤、荆防败毒散、神应养真丹、九味羌活汤、柴葛解肌汤、玉真散、身痛逐瘀汤、人参败毒散等。

细辛

【一般认识】细辛味辛，性温，归心、肺、肾经，具有祛风散寒，通窍止痛，温肺化饮之功效。本品能疏风散寒，常与羌活、荆芥、川芎等配伍，治疗外感风寒头痛较重的病症。常配合麻黄、附子等药，亦可应用于外感风寒、阴寒里盛的病症。本品能温肺以化痰饮，治疗外寒内饮之咳嗽，水饮停肺、寒饮射肺之咳喘等症，常与干姜、五味子等配伍应用。本品止痛力强，擅治少阴经头痛，可配合川芎、羌活、白芷等；齿痛可配合白芷、石膏等；细辛因能散外寒、去内寒，温经通络止痛，可治疗风湿痹痛，常与桑寄生、杜仲、牛膝等配合应用。本品入肺经，开窍于鼻，具有辛散温通，芳香透达，通窍，化湿浊之力，用于治疗过敏性鼻炎、哮喘等病。

【皮科特能】细辛既能温经散寒，又可行气通脉，可用于治疗寒冷性荨麻疹、冻疮、寒冷性多形红斑、雷诺病等营血不足，寒凝经脉所致的皮肤病。本品入少阴经，适用于少阴里虚兼表证，如风团，皮疹色淡红或淡白，伴瘙痒、抓痕等症；亦可用于因素体阳虚、营血不足、寒凝湿滞、痹阻筋脉所致的虚寒病证，如硬皮病、黧黑斑、系统性红斑狼疮等。

【外用特能】本品入肾经，外用可引火下行，用于治疗口腔溃疡、慢性唇炎等属虚火上炎之证，可将本品研末后调成糊状，贴敷于脐部或涌泉穴。本品亦可外用于治疗喘咳、小儿腹泻、消化不良等。

【配伍应用】配伍麻黄、附子可温阳发表，用于荨麻疹的治疗，也可用于阳虚型皮肤病；配伍当归、桂枝、通草、大枣等温经散寒，养血通脉，用于治疗皮肤疼痛或麻木，皮色不变或皮色黧黑；配伍独活、桑寄生、秦艽等祛风湿止痛，可用于关节型银屑病等治疗。

【剂量要点】"细辛不过钱"一说源于《本草纲目》，但书中明确指出，只是针对在"生用""单用""用末"的情况下"不可过半钱匕"，现代研究表明细辛的毒性会在煎煮过程中降低，故在临床运用中，对于不同的病证，细辛可使用不同剂量，但较大剂量应用可能致呼吸麻痹而死亡。

【各家论述】《神农本草经》：主咳逆，头痛，脑动，百节拘挛，风湿，痹痛，死肌。久服明目，利九窍，轻身长年。

《名医别录》：温中下气，破痰，利水道，开胸中，除喉痹，齆鼻，风痫癫疾，下乳结。汗不出，血不行，安五脏，益肝胆，通精气。

《药性论》：治咳逆上气，恶风，风头。手足拘急，安五脏六腑，添胆气，去皮风湿痒，能止眼风泪下，明目，开胸中滞，除齿痛，主血闭、妇人血沥腰痛。

《本草纲目》：治口舌生疮，大便燥结，起目中倒睫。

《本草正义》：芳香最烈，故善开结气，宣泄郁滞，而能上达巅顶，通利耳目，旁达百骸，无微不至，内之宣络脉而疏通百节，外之行孔窍而直透肌肤。

【常用方剂】麻黄附子细辛汤、当归四逆汤、乌梅丸、大青龙汤、小青龙汤、苓甘五味姜辛汤、川芎茶调散、独活寄生汤、九味羌活汤、大秦艽汤等。

桂枝

【一般认识】桂枝味辛、甘，性温。归心、肺、膀胱经。具有发汗解肌，温通经脉，助阳化气，平冲降气之功效。本品辛温，善祛风寒，能治感冒风寒、发热恶寒，不论有汗、无汗都可应用。如风寒表证，身不汗出，配麻黄同用，有相须作用，可促使发汗；如风寒表证，身有汗出，配芍药等，有调和营卫之功效。本品能温通经脉，对风寒湿性痹痛，多配合附子、羌活、防风等同用；对因寒而致，气血寒凝所引起的经闭、痛经等症，常配合当归、芍药、桃仁等同用。本品既能补心阳，又能温经活血通脉，配伍瓜蒌可治疗胸痹心痛。本品性温，善通阳气，能化阴寒，对阴寒遏阻阳气，津液不能输布，因而水湿停滞形成痰饮的病证，常与茯苓、白术等配伍应用；如膀胱气化失司、小便不利，用本品通阳化气，助利水药以通利小便，常配合猪苓、泽泻等。

【皮科特能】桂枝具有和营、通阳、利水、下气、行瘀、补中之功，加之灵活配伍，在皮肤科应用广泛，解肌发汗和营，可用于荨麻疹、湿疹、冬季皮炎等病；温经通阳可用于营血虚弱、寒凝经脉的手足厥冷、硬皮病、冻疮等；本品通阳化气，利水渗湿可用于湿疹、血管神经性水肿等气化失司、水湿内停之证；活血化瘀、温通血脉，用于血管炎类皮肤疾患，也可用于血瘀证的慢性皮肤疾病，如黄褐斑、银屑病、白癜风等；温中补虚，可用于治疗中焦虚寒，风邪入侵之皮肤疾病。

【外用特能】本品外用辛温散寒，又可通脉，故可用于治疗冻疮、压疮等寒凝经脉，血行不畅所致的病证，可配合麻黄、川芎、红花、细辛等药共同使用。

【配伍应用】配伍麻黄、杏仁可疏风散寒，治疗多发于冬季等寒冷季节，或风寒外侵，郁于表而不解者；配伍芍药、生姜、大枣，解肌散寒，调和营卫，治疗外感风寒，营卫不和所致之荨麻疹、多形红斑、皮肤瘙痒症等；配伍黄芪益气固表，治疗表虚营卫不和之证；配伍当归、细辛、芍药等温经散寒，活血通脉，治疗血虚寒凝经脉之证，如冻疮、手足皲裂症、红斑性肢痛症等；配伍茯苓、桃仁、赤芍等活血化瘀，可用于治疗皮肤苔藓样变、肌肤甲错等血瘀之证；配伍白术、泽泻、茯苓等化气利水，治疗湿邪所致的皮肤水肿等症。

【剂量要点】本品小剂量可宣通阳气；中剂量可祛风散寒，解肌发表；大剂量使用可平冲降逆。

【各家论述】《医学启源》：去伤风头痛，开腠理，解表，去皮肤风湿。

《本草经疏》：主利肝肺气，头痛，风痹骨节挛痛。

《药品化义》：专行上部肩臂，能领药至痛处，以除肢节间痰凝血滞。

《本草备要》：温经通脉，发汗解肌。

《本草衍义补遗》：仲景救表用桂枝，非表有虚以桂补之；卫有风寒，故病自汗，以桂枝发其邪，卫和则表密汗自止，非桂枝能收汗而治之。

《本草纲目》：桂枝透达营卫，故能解肌而风邪去。

《本草汇言》：散风寒，逐表邪，发邪汗，止咳嗽，去肢节间风痛之药也。

《本草述》：唯桂枝辛甘能散肌表寒风，又通血脉，故合于白芍，由卫之固以达营，使其相和而肌解汗止也。

《本经疏证》：盖其用之道有六，曰和营，曰通阳，曰利水，曰下气，曰行瘀，曰补中。

【常用方剂】桂枝汤、麻黄汤、当归四逆汤、黄芪桂枝五物汤、桂枝加龙骨牡蛎汤、桂枝芍药知母汤、桂枝麻黄各半汤、小建中汤、小青龙汤、大青龙汤、柴胡桂枝干姜汤、五苓散、除湿胃苓汤、茯苓甘草汤、桂枝茯苓丸、炙甘草汤、乌梅丸等。

蝉蜕

【一般认识】蝉蜕味甘，性寒。归肺、肝经。具有散风除热，利咽，透疹，退翳，解痉之功效。本品有疏散风热作用，故临床可用于治疗风热表证，或温病初起发热头痛者，常配合薄荷、连翘、菊花等同用。本品有疏散风热、利咽开音作用，故可治以外感风热所引起的咽喉肿痛以及声音嘶哑，多与牛蒡子、桔梗、木蝴蝶、胖大海等配伍使用。本品有清肝明目退翳作用，用于治疗风热引起的目赤、翳障，及麻疹后目生翳膜，可配菊花、白蒺藜等同用。本品既能祛外风，又能定惊解痉而息内风，故临床可用于治疗破伤风、小儿惊风、夜啼等症，对破伤风出现的四肢抽搐，配伍全蝎、僵蚕等同用；对小儿惊风、夜啼出现惊痫不安，可配伍钩藤等。蝉蜕尚有清肺润燥、止咳平喘、安神定志之效。

【皮科特能】蝉蜕具有透疹的作用，用于麻疹、风疹、猩红热等疹出不畅或出疹作痒，可与葛根、连翘、薄荷等配伍使用；本品透达走窜，祛风止痒力强，取其以皮达皮的作用，用于治疗皮肤瘙痒症、荨麻疹、银屑病等风邪引起的瘙痒性皮肤病。

【外用特能】本品水煎热敷可祛风除湿，利水消肿，治疗小儿水疝、阴肿。

【配伍应用】配伍荆芥、防风、薏苡仁、车前子、菊花，疏风消肿，清热除湿，治疗面部过敏性疾病、血管神经性水肿等风毒外侵之证；配伍蚕沙、重楼、丹参、地肤子等治疗虚热型荨麻疹，疹色淡红，多在夜间发作者；配伍苦参、当归、生地黄、石膏等疏风清热、养血止痒，治疗风疹、湿疹、皮肤瘙痒、过敏性皮炎等风热、风湿所致者。

【剂量要点】一般病证用量宜小。若取其止痉功效，需大量使用。

【各家论述】《药性论》：治小儿浑身壮热惊痫，兼能止渴。

《本草衍义》：治目昏翳。又水煎壳汁，治小儿出疮疹不快。

《本草纲目》：治头风眩运，皮肤风热，痘疹作痒，破伤风及疔肿毒疮，大人失音，小儿噤风天吊，惊哭夜啼，阴肿。

《医学衷中参西录》：性微凉，能发汗，善解外感风热，为温病初得之要药。又善托瘾疹外出，有皮以达皮之力，故又为治瘾疹之要药。

【常用方剂】消风散、蚕沙饮、升降散、疏风除湿汤、四物消风饮、五虎追风散等。

（王姗姗）

第二节　祛风湿药

独活

【一般认识】独活味辛、苦，性微温。归肝、肾、膀胱经。具有祛风除湿，通痹止痛之功效。本品辛散苦燥，微温能通，功能祛风湿，通经络，止痹痛，凡风寒湿痹，关节疼痛，无论新久，均可应用，尤以下部之痹痛、腰膝酸痛、两足痿痹、屈伸不利等症为适宜，常与桑寄生、秦艽、牛膝等同用。本品能发散风寒湿邪而解表，但辛散之力较缓，用于风寒表证，兼有湿邪者，常与羌活同用。本品为少阴经之引经药，可用于治疗少阴伏风头痛、风寒挟湿头痛及少阴寒湿腰痛，治疗头痛常与细辛、川芎、羌活等药配合使用；治疗腰痛可配合苍术、防风等药。本品亦有平肝息风、止痉、平冲降逆之功用，配伍可用于治疗中风、痉病、奔豚、喘逆等方面。

【皮科特能】本品功擅祛风燥湿止痒，通络止痛，且能散痈疽败血，灵活配伍可用于治疗风寒湿邪所致的湿疹、银屑病以及痈疽疮疡类疾病。现代药理研究证明，本品具有一定的光敏作用，故亦可配伍用于治疗白癜风。

【外用特能】本品外用可通痹止痛，故可用治风寒湿痹，骨节疼痛等症，常配伍祛风湿药、虫类药等共同使用。

【配伍应用】配伍羌活、荆芥、防风、乌梢蛇，散寒、除湿、通络治疗银屑病皮损鳞屑较厚色白，冬重夏轻，伴有怕冷、关节疼痛等症；配伍秦艽、桑寄生、牛膝、细辛，祛风除湿，补肝肾，止痹痛，治疗关节病型银屑病以及其他痹证。

【剂量要点】治疗痹证、痛证可大剂量使用，但部分患者可出现恶心、呕吐、舌发麻、胃肠道不适等不良反应。

【各家论述】《药性论》：治中诸风湿冷，奔喘逆气，皮肌苦痒，手足挛痛，劳损，主风毒齿痛。

《汤液本草》：独活细而低，治足少阴伏风，而不治太阳，故两足寒湿，不能动止，非此不能治。

《本草经疏》：独活，其主风寒所击金疮止痛者，金疮为风寒之所袭击，则血气壅而不行，故其痛愈甚，独活之苦甘辛温，能辟风寒，邪散则肌表安和，气血流通，故其痛自止也。奔豚者，肾之积，肾经为风寒乘虚客之，则成奔豚，此药本入足少阴，故治奔豚。痫与痉皆风邪之所成也，风去则痫痉自愈矣。女子疝瘕者，寒湿乘虚中肾家所致也，苦能燥湿，温能辟寒，辛能发散，寒湿去而肾脏安，故主女子疝瘕及疗诸贼风、百节痛风无久新也。

《本草汇言》：独活，善行血分，祛风行湿散寒之药也。凡病风之证，如头项不能俯仰，腰膝不能屈伸，或痹痛难行，麻木不用，皆风与寒之所致，暑与湿之所伤也；必用独活之苦辛而温，活动气血，祛散寒邪，故能散脚气，化奔豚，疗疝瘕，消痈肿，治贼风百节攻痛，定少阴寒郁头疼，意在此矣。

【常用方剂】祛风败毒汤、独活寄生汤、羌活胜湿汤、大秦艽汤、人参败毒散、荆防败毒散等。

雷公藤

【一般认识】雷公藤味苦、辛，性凉；有大毒。归心、肝经。具有祛风除湿，活血通络，消肿止痛，杀虫解毒之功效。本品能祛风除湿，活血通络，止痛，既往常用于治疗风湿性关节炎、类风湿关节炎等疾病。随着其抗炎、免疫抑制、抗肿瘤等作用机制的研究发现，雷公藤被广泛应用于治疗多种自身免疫性疾病、肾脏疾病，如系统性红斑狼疮、皮肌炎、干燥综合征、血管炎、强直性脊柱炎、肾小球肾炎、狼疮肾等。

【皮科特能】雷公藤早期在皮肤科应用治疗麻风反应，此后逐渐应用广泛，因其抗炎、免疫抑制、抗过敏的药理作用，常用于治疗过敏性皮肤病，如湿疹、荨麻疹、接触性皮炎等；各型银屑病；血管炎类皮肤病，如过敏性紫癜、变应性血管炎等；天疱疮、类天疱等大疱类免疫性疾病。本品因其有毒性，可以毒攻毒，且有消肿之功，配伍蟾酥可治疗疮肿毒。

【外用特能】本品外用有杀虫止痒的作用，可治疗疥疮、虮病等皮肤瘙痒性疾病，单用捣烂外敷；研末调搽患处，可消肿止痛，用于治疗带状疱疹；又可煎汤外洗，亦有制成不同剂型，如软膏、贴膏、酊剂等多种经皮给药途径，用于治疗湿疹、银屑病、白癜风以及风湿性、类风湿关节炎等病。

【配伍应用】配伍羌活、独活、威灵仙、海风藤、络石藤等祛风湿止痛，治疗风湿顽痹之证；配伍当归、鸡血藤可补血活血，通络止痛，防久服伤正；配伍甘草，可减轻雷公藤的毒性。

【剂量要点】本品安全范围小，有效剂量和中毒剂量相近，需严格掌握用量。带皮根部分宜小剂量用，不良反应多；去皮根木质部分，可适当增加剂量，不良反应少。均需文火煎1~2小时。

【各家论述】《中国药植志》：舒筋活血，祛风除湿，主治风湿性关节炎，跌打损伤。

《湖南药物志》：杀虫，消炎，解毒。

【常用方剂】三藤方。

乌梢蛇

【一般认识】乌梢蛇味甘，性平。归肝经。具有祛风，通络，止痉之功效。本品长于祛风湿，通络止痹痛，常用于治疗风湿痹痛、筋脉拘急，以及中风口眼歪斜、半身不遂等症。本品入肝经，又可息风定惊止痉，故用于治疗破伤风、小儿惊风，颈项强直，角弓反张诸症，常配伍全蝎、僵蚕等药同用。

【皮科特能】乌梢蛇专入肝经，既可外达皮肤，又可内通经络，为疗诸风顽癣之良药，取其祛风攻毒之功，用于治疗瘰疬恶疮、皮肤顽症之疾，常配伍祛风散寒燥湿药治疗风寒湿型银屑病，如祛风败毒汤。本品性走窜，祛风散湿、止痒，用于湿邪内蕴，外感风邪或风湿阻于肌肤不得发散、久治不愈的慢性、瘙痒性、顽固性皮肤病，可配伍清热解毒药治疗风热之邪郁久不散，或未经发散之证，如乌蛇驱风汤。本品可通络止痛，故可用于治疗带状疱疹伴疼痛明显者。由于本品药力平和，多与蜈蚣、地龙等其他虫类药材共同使用。

【外用特能】本品泡酒外用治疗风湿痹痛等。

【配伍应用】配伍蝉蜕、荆芥、防风、金银花，治疗顽固性荨麻疹、神经性皮炎、扁平苔藓等；配伍蜈蚣、全蝎、地龙等虫类药，可息风止痒，攻毒散结，通络止痛，用于治疗结节性痒疹等顽固性瘙痒性疾病；配伍蕲蛇、蜈蚣，祛风定痉、攻毒，用于治疗麻风、破伤风等。

【剂量要点】本品用药量根据病情和临床实际情况，可灵活加减，中小剂量入药，北方地区用药量稍大。也可小剂量泡酒内服及外用。

【各家论述】《药性论》：治热毒风，皮肌生疮，眉须脱落。

《开宝本草》：主诸风瘙痒瘾疹，疥癣，皮肤不仁，顽痹诸风。

【常用方剂】祛风败毒汤、乌蛇驱风汤等。

天仙藤

【一般认识】天仙藤味苦，性温，归肝、脾、肾经，具有行气活血，利水消肿之功效。本品温通行气而止痛，临床可用于治疗气滞之脘腹疼痛、疝气痛等。治疗胃脘痛，常配合乳香、没药、延胡索、干姜、吴茱萸等药同用；治疗疝气痛，可配伍茴香、青皮、乌药等疏肝理气药。本品活血、行气、利水，可用治妇人有水气而成胎，以致两腿足浮肿，产后腹痛不止及一切血气腹痛，治疗妊娠水肿常配合香附、乌药等药同用；治疗产后腹痛，可单用本品炒焦或配伍行气活血药。本品苦温燥湿，配伍祛风湿药同用，临床常用于治疗风湿关节、肌肉疼痛等症。

【皮科特能】本品温通经络气血，可用于治疗带状疱疹及其疼痛，配伍行气止痛药同用。本品行经络、通血脉，可用于治疗气血失和、肌肤失养所致的各种慢性瘙痒性皮肤病，如荨麻疹、结节性痒疹、慢性湿疹等。天仙藤常配伍其他藤类药如首乌藤、鸡血藤等同用，治疗病久入络的慢性复发性银屑病及银屑病关节炎等病。

【外用特能】本品外用活血止痛、消肿，可将本品鲜品捣烂敷患处，缓解痔疮肿痛、治毒虫毒蛇咬伤。本品鲜品揉软外敷可尚有消炎消肿作用，可用治乳腺炎。

【配伍应用】配伍鸡血藤、泽泻，治疗气血不调之水肿；配伍乳香、没药、延胡索治疗癥瘕积聚；配伍地肤子、桑白皮，可消风团、疗瘙痒；配车前子、泽泻，可用于治疗湿疹的水疱、渗出；配伍海风藤、络石藤、威灵仙，可祛风除湿止痛，治疗风湿痹痛诸证。

【剂量要点】本品一般小剂量使用，因其含马兜铃酸，长期大剂量使用可引起肾脏损伤等不良反应，建议用药期间定期监测肾功。

【各家论述】《本草纲目》：流气活血，治心腹痛。

《本草图经》：解风劳。得麻黄则治伤寒发汗，与大黄同服堕胎气。

《本草备要》：治风劳腹痛，妊娠水肿。

《本草再新》：凉血活血，去风利湿，走经络，兼治腰腿肿疼。

《本草正义》：宣通经隧，导达郁滞，疏肝行气，止心胃痛。

《本草汇言》：流气活血，治一切诸痛之药也。人身之气，顺则和平，逆则痛闷作矣。

《直指方》：天仙藤治痰注臂痛，气留疝痛，瘕聚，奔豚腹痛，产后血气腹痛，他如妊娠水肿，面浮气促，男子风劳，久嗽不愈，悉以此药治之，无不寝安。盖谓其善于流行血气故也。

《本草求真》：因味苦主于疏泄，性温得以通活，故能活血通道，而使水无不利，风无不除，血无不活，痛与肿均无不治故也。

【常用方剂】天仙藤散、四藤煎。

（王姗姗）

第三节　温里药

附子

【一般认识】附子味辛、甘，性大热，有毒，归心、肾、脾经。具有回阳救逆，补火助阳，逐风寒湿邪之功效。附子药性刚燥，走而不守，能上助心阳以通脉，中温脾阳以健运，下补肾阳以益火，是温里扶阳的第一要药。本品辛烈而热，治疗病久体虚，阳衰阴盛或大汗、大吐、大泻所致的亡阳证。若冷汗自出、四肢厥逆、脉微欲绝者，常配合人参、干姜、炙甘草等品同用；若冷汗淋漓、亡阳厥逆者，用附子、人参外，须再加龙骨、牡蛎等固涩敛汗药；若大出血后引手足厥冷、汗出脉微，可以再配合麦冬、五味子等同用，以回阳救阴。本品峻补元阳，益火之源，凡肾阳不足、命火衰微、畏寒肢冷、阳痿、尿频之症，皆可应用，多配伍肉桂、熟地黄、菟丝子、山萸肉等同用；也可用于治疗脾阳不振、脘腹冷痛、大便溏泄之症，可与党参、白术、干姜、炙甘草等药同用。本品药性温热，能祛除寒湿，因此对风湿痹痛属于寒气偏胜者，有良好的散寒止痛作用，常与桂枝等品合用。

【皮科特能】附子温阳扶正，对于慢性、顽固性皮肤病，病程迁延日久，正气不足，久不能愈者，或长期服用清热解毒等寒凉药物后，损伤人体阳气者，可首选附子扶正祛邪，结合北方地域特点，风寒湿之邪致病较多，灵活配伍，可确立温散、温通、温利、温清等治疗法则，用于多种皮肤疾病的治疗。如麻黄附子细辛汤、附子桂枝汤，用于阳气虚衰，感受寒邪之证，可治疗寒冷型荨麻疹、慢性荨麻疹、老年皮肤瘙痒症、银屑病、寒冷性多形红斑等多种皮肤疾患。如当归四逆汤，适用于内有久寒，外受寒侵导致的寒凝经脉，肢节厥冷之证；可治疗带状疱疹后遗神经痛、冻疮、硬皮病、雷诺病等，常配伍补养气血药同用。因其能温阳利湿，故可配伍茯苓、白术等利水渗湿之品，用于阳虚水湿泛溢之证，治疗湿疹、下肢水肿等。本品亦可与清热解毒同用，治疗皮肤病中寒热错杂之证，如丹毒、痤疮、疖肿等。

【外用特能】本品以酒制后，温血脉、散寒气之功更甚，可外用治疗冻疮未破溃者，早期治疗，疗效较佳。本品大辛大热，通行十二经脉，能祛深伏之寒湿，故可外用治疗寒湿痹证日久不愈，关节疼痛，手足麻木，常与桂枝、细辛、秦艽、独活、丁香、鸡血藤等药配伍使用。

【配伍应用】配伍薏苡仁、败酱草，治疗虚寒在里证；配伍麻黄、细辛，治疗阳虚感寒之证；配伍干姜、白术，治疗中下焦里虚寒盛的虚寒型皮肤病；配伍茯苓、生姜、白芍，治疗阳虚水饮证；配伍乌梅、桂枝、黄连、黄柏，治疗寒热错杂的痤疮及瘙痒性皮肤病等。

【剂量要点】本品有毒，内服宜先煎 0.5~1 小时，以口尝无麻为度。小剂量温阳扶正补虚。中剂量祛风湿、止痛。大剂量使用可大补阳气，可用于虚寒重之老年患者或慢性皮肤病，脉沉细或脉微欲绝者。

【各家论述】《本经》：主风寒咳逆邪气，温中，金疮，破癥坚积聚，血瘕，寒湿痿躄，拘挛膝痛，不能行步。

《本草从新》：治痘疮灰白，一切沉寒痼冷之证。

《本草汇言》：回阳气，散阴寒，逐冷痰，通关节之猛药也。诸病真阳不足，虚火上升，咽喉不利，饮食不入，服寒药愈甚者，附子乃命门主药，能入其窟穴而招之，引火归原，则浮游之火自熄矣。凡属阳虚阴极之候，肺肾无热证者，服之有起死之殊功。

《本草正义》：外则达皮毛而除表寒，里则达下元而温痼冷，彻内彻外，凡三焦经络，诸脏诸腑，果有真寒，无不可治。

【常用方剂】麻黄细辛附子汤、四逆汤、真武汤、附子理中丸、甘草附子汤、薏苡附子败酱散、附子泻心汤、右归丸、地黄饮子、乌梅丸、回阳救急汤、参附汤、黄土汤等。

（王姗姗）

第四节　利水渗湿药

赤小豆

【一般认识】赤小豆味甘、酸，性平。归心经、小肠经。具有利水消肿，解毒排脓之功效。本品性善于下行，通利水道，使水湿下泄而消肿，故适用于水肿胀满、脚气浮肿等症。可单味煎服，或与猪苓、泽泻、茯苓皮等药配伍同用。取其利水的作用，临床常用赤小豆加减治疗多种水湿代谢障碍性疾病，如肾炎水肿、肝硬化腹水等。本品可清热利湿，配伍麻黄、连翘、桑白皮，治疗湿热黄疸。赤小豆亦为药食同源之佳品。

【皮科特能】赤小豆色赤入心经，可清火热，疗疮毒，故用于治疗疮疡肿毒，常与清热解毒药配伍应用。本品能清热，利水除湿，令湿热从小便而出，给邪以出路，可用治急性、亚急性湿疹，伴渗出、肿胀者。常用方剂如麻黄连翘赤小豆汤，临床用于治疗荨麻疹、皮肤瘙痒症、银屑病、脂溢性皮炎、痤疮等多种湿热内蕴兼有表邪的皮肤病。

【外用特能】本品外用可利湿解毒消肿，治疗疮疡初期的红肿热痛、下肢丹毒等，可单用本品研粉，用蛋清、蜂蜜等调敷患处，或煎汤外洗。

【配伍应用】配伍当归，治疗疮疡痈肿、白塞病之湿热下注证；配伍麻黄、杏仁、连翘，治疗湿热内蕴，表邪不解之证。配茯苓、泽泻，清下焦湿毒，治疗下肢水肿、小便不利等；配伍蒲公英、紫花地丁，治疗下肢丹毒、结节性红斑等。

【剂量要点】常规剂量水煎服。

【各家论述】《神农本草经》：主下水，排痈肿脓血。

《名医别录》：主寒热，热中，消渴，止泄，利小便，吐逆，卒僻，下胀满。

《药性论》：消热毒痈肿，散恶血不尽、烦满。治水肿皮肌胀满；捣薄涂痈肿上；主小儿急黄、烂疮，取汁令洗之；能令人美食；末与鸡子白调涂热毒痈肿；通气，健脾胃。

《本草再新》：清热和血，利水通经，宽肠理气。

《本经疏证》：痈肿脓血为火之有余，水肿则火之不足，赤小豆两者兼治，既损其盛，又补其衰。

【常用方剂】麻黄连翘赤小豆汤、赤小豆当归散等。

（王姗姗）

第五节　清热药

石膏

【一般认识】石膏味甘、辛，性大寒，归肺、胃经。生用有清热泻火，除烦止渴之功，煅用有生肌敛疮、收湿、止血之功。本品药性大寒，善清气分实热，故适用于温热病、肺胃热盛、高热不退、口渴、心烦、脉洪大等症，常与知母配伍应用，可增强其清里热的作用。本品清热泻火力较强，多用于温病高热发斑的气血两燔之证，常与清热凉血解毒药同用。本品能清泄胃火，用于胃火上炎引发的牙痛、头痛等症，常配伍黄连、升麻等合用。本品入肺经，清泄肺热，止咳平喘，用于治疗邪热壅肺，外感风邪所致的身热不退、咳喘气急、鼻扇、口渴欲饮等症，常与麻黄、杏仁等配伍使用。

【皮科特能】石膏为清解肺胃二经气分实热的要药，凡热在气分的实热性皮肤病均可应用，如接触性皮炎、痤疮、酒渣鼻、荨麻疹、湿疹、银屑病、药疹、激素依赖性皮炎等疾病。本品内以清肺胃之火，外解肌肤之热，为"降火之神剂，泻热之圣药"，又入多气多血的阳明经，配合其他疏风、养血之品，可用于治疗皮肤瘙痒性疾病兼热邪甚者，无汗或少汗均可应用。

【外用特能】本品外用需火煅研末，有清热、收敛、生肌的作用，用于治疗湿疹浸淫、水火烫伤，疮疡溃后不敛及皮肤溃疡久不收口。常合青黛、黄柏等同用。

【配伍应用】配伍水牛角、黄连、黄芩，清热凉血，泻火解毒，治疗红皮病型银屑病、过敏性皮炎、药疹等气血两燔证；配伍荆芥、防风、芒硝、大黄、麻黄等，上下分消，表里同治，治疗风热郁结，气血郁滞证；配伍升麻、知母、牛蒡子、连翘，清热解毒，消散风肿，治疗风热上炎所致的颜面部丹毒、带状疱疹以及遍身痒痛等病；配伍荆芥、当归、蝉蜕，治疗皮肤瘙痒、荨麻疹、湿疹等风热袭表证。

【剂量要点】本品宜打碎先煎。小剂量可发挥解肌透表作用，中剂量清肺平喘，大剂量透疹化斑，超大剂量发挥解毒逐疫的作用，临床可根据发热程度不同，调整剂量，甚至大剂量使用。

【各家论述】《神农本草经》：主中风寒热，心下逆气，惊喘，口干舌焦，不能息，腹中坚痛，除邪鬼，产乳，金疮。

《名医别录》：除时气头痛身热，三焦大热，皮肤热，肠胃中膈热，解肌发汗，止消渴烦逆，腹胀暴气喘息，咽热。

《药性论》：治伤寒头痛如裂，壮热，皮如火燥，烦渴，解肌，出毒汗，主通胃中结，烦闷，心下急，烦躁，治唇口干焦。

《医学衷中参西录》：石膏，凉而能散，有透表解肌之力。外感有实热者，放胆用之，直胜金丹。

【常用方剂】消风散、清瘟败毒饮、化斑解毒汤、防风通圣散、麻黄杏仁甘草石膏汤、白虎汤、竹叶石膏汤等。

紫草

【一般认识】紫草味甘、咸，性寒，归心、肝经。具有凉血活血，解毒透疹之功效。治疗麻疹与其他热病发斑疹因血热毒盛而疹出不透，或疹出而色不红活等症，可与蝉蜕、荆芥、连翘、牛蒡子等配伍应用；如若疹出而色甚深，呈紫暗色而不红活者，常与丹皮、赤芍、金银花、连翘等凉血解毒药同用。本品可预防麻疹，减少麻疹发病率或减轻麻疹临床表现。

【皮科特能】紫草色紫入血分，清血分热毒，有清热凉血活血、解毒消斑的作用，临床上广泛用于治疗血热、血瘀引起的多种皮肤病。用于治疗过敏性皮肤病，如过敏性皮炎、激素依赖性皮炎、湿疹、药物性皮炎、接触性皮炎等，常配伍水牛角、连翘、黄芩等清热解毒药物。用于治疗血管炎性皮肤病，如过敏性紫癜、结节性红斑、变应性血管炎等，常配伍凉血止血等药物；用于治疗红斑鳞屑性皮肤病，如玫瑰糠疹、银屑病、红皮病等，常配伍清热凉血之品；用于治疗感染性皮肤病，如麻疹、丹毒、风疹、疣等，配伍金银花、败酱草、大青叶等。

【外用特能】本品外用通常用植物油浸泡、加工，制成紫草油，外涂于患处；或与血竭、白芷等药熬制成膏，外敷于患处，用于治疗皮肤溃疡、湿疹、皮炎、唇炎、水火烫伤等疾病。

【配伍应用】配伍槐花、赤芍、白茅根、丹参，治疗血分蕴热的银屑病；配伍栝楼根、白茅根、茜草根、板蓝根，治疗下肢丹毒、结节性红斑以及一切红斑类皮肤病部位偏下肢者；配伍蝉蜕，可凉血止血，搜血中之风，治疗血热发斑；配伍生地、牡丹皮，治疗多种皮肤病的血热证；配伍茜草、小蓟，可活血消斑，治疗肌衄紫癜等；配伍薏苡仁、木贼、香附，治疗扁平疣等。

【剂量要点】常规剂量水煎服。本品性寒而滑，可致腹泻，脾虚便溏者需慎用。

【各家论述】《神农本草经》：主心腹邪气，五疸，补中益气，利九窍，通水道。

《名医别录》：主治腹肿胀满痛。以合膏，疗小儿疮及面齇。

《药性论》：亦可单用，味甘平，治恶疮、疥癣。

《本草纲目》：其功长于凉血活血，利大小肠。故痘疹欲出未出，血热毒盛，大便闭涩者宜用之，已出而紫黑便闭者亦可用。

《本草求原》：痘疹隐隐，欲出未出，色赤干枯，及已出而便闭、色紫黑者宜之，痘夹黑疔亦宜。

【常用方剂】紫草汤、凉血五根汤、凉血活血汤、紫草油、生肌玉红膏等。

土茯苓

【一般认识】土茯苓味甘、淡，性平，归肝、胃经。具有解毒除湿，通利关节之功效。本品甘淡利湿，又能通利关节，用于治疗肢体拘挛、痛风关节肿痛以及各种痹证关节疼痛等症，常配伍祛风除湿之品。本品解毒利湿，故临床可用于治疗下焦湿热引起的热淋、带下等症。用治热淋，常配合车前子、通草、蒲公英等药同用；用治湿热所致阴痒、带下，常与苦参、黄柏、苍术等清热燥湿之品配伍使用。本品可解汞毒，又可预防钩端螺旋体病。

【皮科特能】土茯苓在皮肤科应用范围较广，长于解毒，临床常单用或组成复方制剂用于治疗梅毒，无论新久虚实，为治疗梅毒疮毒的要药，可改善梅毒所导致的临床症状。本品清热解毒，可疗疮疡肿毒，配伍其他清热解毒之品用于治疗痈疽疮疡，又可清热除湿，用于治疗由湿热蕴毒所导致的多种皮肤病，如湿疹、银屑病、接触性皮炎、带状疱疹、外阴瘙痒以及大疱类疾病等。

【外用特能】本品外用常配伍解毒除湿散结之品，煎汤外洗，用于治疗尖锐湿疣、扁平疣、外阴瘙痒、肛周湿疹等。

【配伍应用】配伍生地、牡丹皮、赤芍等可凉血活血、除湿解毒，治疗银屑病、玫瑰糠疹；配伍金银花、蒲公英、败酱草、连翘，治疗疔疮痈肿、痤疮等；配伍泽泻、车前子、白术，治疗汗疱疹、大疱类疾病等。

【剂量要点】常规剂量水煎服。

【各家论述】《滇南本草》：治五淋白浊，兼治杨梅疮毒、丹毒。

《本草纲目》：健脾胃，强筋骨，去风湿，利关节，止泄泻。治拘挛骨痛，恶疮痈肿。解汞粉、银朱毒。

《本草汇编》：能去脾湿，湿去则营卫从而筋脉柔，肌肉实而拘挛痈漏愈矣。初病服之不效者，火盛而湿未郁也。此药长于去湿，不能去热，病久则热衰气耗而湿郁为多故也。

《本草正义》：土茯苓，利湿去热，能入络，搜剔湿热之蕴毒。其解水银、轻粉毒者，彼以升提收毒上行，而此以渗利下导为务，故专治杨梅毒疮，深入百络，关节疼痛，甚至腐烂，又毒火上行，咽喉痛溃，一切恶症。

【常用方剂】土茯苓汤等。

白鲜皮

【一般认识】白鲜皮味苦，性寒。归脾、胃、膀胱经。具有清热燥湿，祛风解毒之功效。入血分，能清散血中之滞热，为治诸黄、风痹之要药，又可治一切疥癞、恶风、疥癣、杨梅疮、诸疮热毒。本品既清热燥湿，又祛风通痹，故临床可用于治疗因湿热而致的黄疸、尿赤，以及风湿热痹之关节肿痛，治疗黄疸常与利胆退黄之功的茵陈合用；治疗风湿热痹之关节肿痛常配伍黄柏、苍术、牛膝等药物。本品为祛风、除湿热之品，可渗湿热于下窍，故临床可用于治疗湿热疮毒之肌肤溃烂，常配苍术、苦参、金银花等药同用。

【皮科特能】本品有清热燥湿，祛风解毒的作用，用于治疗风湿热毒所致的湿疹、疥癣，黄水淋漓，银屑病、玫瑰糠疹以及过敏性皮肤病如特应性皮炎、荨麻疹、药物性皮炎、丘疹性荨麻疹等。本品可祛风止痒，治疗多种原因引起的瘙痒性皮肤病，如湿疹、神经性皮炎、皮肤瘙痒症等；对皮损肥厚、色素沉着明显，瘙痒剧烈的慢性顽固性皮肤病可配合全蝎、乌梢蛇等虫类药物联合使用。

【外用特能】本品外用对多种致病皮肤癣菌有一定的抑制作用，常配伍苦参、百部、蛇床子等燥湿杀虫之品，水煎外洗，治疗手足癣、疥癣等；配合苦参、黄柏、马齿苋等，水煎冷湿敷，治疗湿疹、皮肤瘙痒症等瘙痒性皮肤病。

【配伍应用】配伍地骨皮、桑白皮、大腹皮、冬瓜皮，用于治疗脾失健运、外感风邪，郁阻肌肤所致的慢性荨麻疹；配伍猪苓、首乌藤、泽泻、桑椹、赤石脂，治疗脂溢性脱发；配伍苦参、地肤子、蝉蜕、徐长卿，治疗湿疹、皮肤瘙痒症等；配伍全蝎、皂角刺、白蒺藜，治疗结节性痒疹、神经性皮炎等慢性顽固性瘙痒性皮肤病。

【剂量要点】常规剂量水煎服，大剂量可有胃肠不适。

【各家论述】《神农本草经》：主头风，黄疸，咳逆，淋沥，女子阴中肿痛，湿痹死肌，不可屈伸、起止行步。

《名医别录》：疗四肢不安，时行腹中太热，饮水、欲走、大呼，小儿惊痫，妇人产后余痛。

《药性论》：治一切热毒风，恶风，风疮、疥癣赤烂，眉发脱脆，皮肌急，壮热恶寒；主解热黄、酒黄、急黄、谷黄、劳黄等。

《本草纲目》：气寒善行，味苦性燥，为诸黄风痹要药，世医止施之疮科，浅矣。

《本草原始》：治一切疥癞、恶风、疥癣、杨梅、诸疮热毒。

【常用方剂】多皮饮、全蝎方、祛湿健发汤、蚕沙饮等。

（王姗姗）

第六节　补益药

黄芪

【一般认识】黄芪味甘，性温，归肺、脾经。具有补气固表，利尿消肿，托毒排脓，敛疮生肌之功效。本品健脾益气，且有升阳举陷的作用，可用于气虚衰弱之倦怠乏力及中气下陷所致的脱肛、子宫脱垂等症。在临床上用于补气健脾，常与党参、白术等配伍；用于益气升阳而举陷，常与党参、升麻、柴胡、炙甘草等合用。本品功能固护卫阳、实表止汗，故临床上可用于治疗表虚不固的自汗症，常与麻黄根、浮小麦、煅牡蛎等配伍；如表虚易感风寒者，可与防风、白术等同用。本品能益气而健脾，运阳而利水，故可用于水肿而兼有气虚者、脚气、面目浮肿等症，多配合白术、茯苓、防己等补脾肾、利水湿之品。本品可补气以行滞，故临床可用于治疗气虚血滞不行的中风偏枯、半身不遂之症，常与当归、川芎、桃仁、红花、地龙等活血祛瘀通络药配伍，有益气活血、通络利痹的功效。本品能补气生津以止渴，故临床可用于治疗气虚津亏的消渴，常与生地、麦冬、天花粉、山药等配伍。本品能补气摄血，故临床可用之配伍人参、当归、龙眼肉等药，用于治疗气不摄血所致的便血、崩漏等症。黄芪一药，不仅可以与补养药同用以益气补虚，而且还可与祛邪药同用以扶正祛邪，临床应用的范围较为广泛。

【皮科特能】本品有补益元气而托毒，温养脾胃而生肌的作用，为疮家圣药，临床上多用于治疗气血不足、疮疡内陷、脓成不溃，或溃破后久不收口等症，也可用于慢性皮肤溃疡，久不愈合者。黄芪生用可外达肌肤，固表止汗，故临床上用于治疗多汗症等。本品为补益药，常用于治疗气血不足、表虚不固的皮肤病，如慢性荨麻疹、脱发、老年皮肤瘙痒症等，对慢性复发性的皮肤病可扶正祛邪，有一定的预防作用。本品用于治疗各型银屑病，常配伍清热凉血、活血化瘀、养血润燥、祛风除湿等药物同用。本品可益气扶正，临床上可用于治疗气阴两虚、脾肾阳虚等自身免疫性疾病，如系统性红斑狼疮、皮肌炎、系统性硬化症等。黄芪还可用于治疗过敏性紫癜、带状疱疹后遗神经痛等疾病。

【外用特能】本品外用常配伍桂枝、当归、赤芍、红花、川芎、地龙等，水煎熏洗，用于治疗痹证、脱疽等疾病因气血不足，经脉闭阻，肌肤失养所致的四肢疼痛、麻木等症状。

【配伍应用】配伍炒白术、防风，用于治疗表虚不固的慢性荨麻疹、慢性湿疹等；配伍当归、皂角刺、金银花、白芷，用以补气生血，扶正托毒，有利于溃疡面生肌收口，可用于治疗疮疡内陷，或久溃不愈；配伍当归、生地、白芍、当归、川芎治疗血虚风燥证的皮肤病；配伍桂枝、白芍、生姜、大枣，补气温阳，和血通脉，治疗冻疮、寒冷性多形红斑、硬皮病等。

【剂量要点】生黄芪固表止汗、利水消肿、托疮生肌，炙黄芪益气补中。本品小剂量应用补中益气，中剂量益气固表，大剂量利水消肿。

【各家论述】《神农本草经》：味甘、微温，主痈疽久败疮，排脓止痛，大风癞疾，五痔，鼠瘘，补虚，小儿百病。

《名医别录》：黄芪，无毒，主治妇人子脏风邪气，逐五脏间恶血，补丈夫虚损，五劳羸瘦，止渴，腹痛泄痢，益气，利阴气，其茎、叶治渴及筋挛。痈肿疽疮。

《汤液本草》：治气虚盗汗并自汗，即皮表之药，又治肤痛，则表药可知，又治咯血，柔脾胃，是为中州药也，又治伤寒尺脉不至，又补肾脏元气，为里药，是上中下内外三焦之药。

《医学衷中参西录》：能补气，兼能升气，善治胸中大气下陷。《本经》主大风者，以其与发表药同用，能去外风，与养阴清热药同用，更能息内风也。

《本草正义》：补益中土，温养脾胃，凡中气不足，脾土虚弱，清气下陷者最宜，其皮直达人之肤表肌肉，固护卫阳。充实表分，具其专长，所以表虚诸病，最为神剂。

【常用方剂】玉屏风散、当归饮子、黄芪桂枝五物汤、防己黄芪汤、补中益气汤、黄芪建中汤、托里消毒散、当归补血汤、人参养荣汤、透脓散、归脾汤、补阳还五汤等。

（王姗姗）

第七节　化痰药

半夏

【一般认识】半夏味辛，性温，有毒。归脾、胃、肺经。具有燥湿化痰，降逆止呕，消痞散结之功效。本品性燥，化痰力佳，其所化之痰，以脾不化湿，聚而成痰者为主，为治各种痰证的要药。临床上可用于治疗痰湿壅滞、咳嗽气逆等症，常与陈皮、茯苓等配伍；治痰多咳嗽，多与贝母等配伍应用；治寒痰，宜与白芥子、生姜等同用；治热痰，常与清热化痰之品配伍如瓜蒌、黄芩等；治风痰，多与天南星等同用。本品能和中降逆，为止呕的良药，临床可用于治疗胃气上逆所致的恶心呕吐等症，在使用时应根据不同的症状而予以相应配伍。如，治胃寒呕吐，可配合生姜、丁香等药；治胃热呕吐可配合黄连、竹茹等药；治妊娠呕吐，可配合灶心土等药；治胃虚呕吐，可配人参、白蜜同用。本品辛散温通，化痰消痞，故可用于治疗痰郁阻滞、胸脘痞闷之病症，可配陈皮、茯苓等同用；如有寒热互结，可配黄芩、黄连、干姜等同用，收辛开苦降、散结除痞之功。本品辛开温散，使气血通畅而疼痛自止，可用于治疗胸痹，结胸等证，治胸痹疼痛，配伍瓜蒌、薤白等同用；治结胸证，配伍瓜蒌、黄连等同用。

本品化痰散结，配伍厚朴、紫苏等药同用，治疗痰气互结的梅核气。

【皮科特能】本品能化痰散结，临床上多选用清半夏，燥性低，化痰作用好，用以治疗痰湿结聚所致的聚合性痤疮、结节性痒疹、瘿瘤、瘰疬痰核、阴疽肿痛等病，常配伍其他化痰散结之品同用。本品可行气燥湿，配伍清热利湿之品可用于治疗湿疹、汗疱疹、掌跖脓疱病等湿热内蕴之证。

【外用特能】本品外用多用生半夏，可治疗痰湿瘀阻所致聚合性痤疮、颈部淋巴结炎、瘢痕疙瘩、鸡眼、寻常疣等。或痈疽脓成而不溃，研末，醋调外敷患处，有散结消肿的作用。

【配伍应用】配伍陈皮、茯苓，治疗脾虚失运证之湿疹、痤疮等；配伍柴胡、黄芩、生姜、大枣，和解少阳，用于治疗伴有发热的发疹性皮肤病，如过敏性皮炎、红皮病型银屑病、荨麻疹等；配伍海藻、昆布、浙贝母，用于治疗痰湿结聚所致的瘿瘤、瘰疬痰核、脂膜炎、多发性疖病等；配伍柴胡、黄芩、大黄、枳实，用于治疗带状疱疹、痤疮、酒渣鼻、脂溢性皮炎等；配伍竹茹、枳实、茯苓，治疗神经障碍性皮肤病。

【剂量要点】本品有毒，入煎剂或丸散剂需小剂量炮制后使用。

【各家论述】《神农本草经》：主伤寒寒热，心下坚，下气，喉咽肿痛，头眩胸胀，咳逆，肠鸣，止汗。

《名医别录》：消心腹胸膈痰热满结，咳嗽上气，心下急痛坚痞，时气呕逆；消痈肿，堕胎，疗萎黄，悦泽面目。

《药性论》：消痰涎，开胃健脾，止呕吐，去胸中痰满，下肺气，主咳结，能除瘤瘿。

《医学启源》：治寒痰及形寒饮冷伤肺而咳，大和胃气，除胃寒，进饮食。治太阳痰厥头痛，非此不能除。

《本经逢原》：半夏，同苍术、茯苓治湿痰；同栝楼、黄芩治热痰；同南星、前胡治风痰；同芥子、姜汁治寒痰；惟燥痰宜栝楼、贝母，非半夏所能治也。

【常用方剂】小柴胡汤、二陈汤、温胆汤、海藻玉壶汤、升阳除湿防风汤、六君子汤、三仁汤、连朴饮、大柴胡汤、半夏泻心汤、甘草泻心汤、蒿芩清胆汤、竹叶石膏汤、半夏白术天麻汤、麦门冬汤、半夏厚朴汤、保和丸等。

白芥子

【一般认识】白芥子味辛，性温，归肺、胃经。具有温肺化痰，利气散结，通络止痛之功效。本品辛散利气，温通祛痰，故临床可用于治疗寒痰壅滞肺络所引起的咳嗽气逆，痰多稀薄而色白等症，常配合苏子、莱菔子等药同用。本品利气机，化寒痰，逐饮邪，故临床可用于治疗痰饮停滞于胸膈之间所引起的悬饮胸满胁痛，可配甘遂、大戟等药同用以豁痰逐饮。本品化痰散结，通络止痛，可治疗阴疽肿毒及痰阻经络所致的肢体麻木、关节肿痛等症，常配伍温补之品使用。

【皮科特能】本品化痰散结，长于祛皮里膜外之痰，常配伍其他化痰散结、活血通络之品，如半夏、夏枯草、皂角刺等治疗聚合性痤疮、结节性痒疹以及瘰疬痰核等；本品又能祛经络之痰，配伍温阳散结之品，可治疗阴疽肿毒、痰湿流注等。

【外用特能】本品外用研末调敷，用于治疗阴疽肿痛、冻疮、瘰疬痰核以及肢体麻木、疼痛，临床常与祛风湿药、活血药等配合使用。

【配伍应用】配伍鹿角胶、肉桂、熟地、姜炭等药，可用治疗阳虚寒凝证，如阴疽流注、雷诺病、硬皮病、寒冷性多形红斑等。

【剂量要点】常规剂量煎服。用量不宜过大，过量易导致腹痛、腹泻。

【各家论述】《名医别录》：发汗，主胸膈痰冷上气，面口黄赤。又醋研敷射工毒。

《医学入门》：利胸膈痰，止翻胃吐食，痰嗽上气，中风不语，面目色黄，安五脏，止夜多小便。又治扑损瘀血。

《本草纲目》：利气豁痰，除寒暖中，散肿止痛。治喘嗽反胃，痹木脚气，筋骨腰节诸痛。

《现代实用中药》：捣烂如泥，外用作皮肤刺激引赤药。

【常用方剂】阳和汤、三子养亲汤等。

皂角刺

【一般认识】皂角刺味辛，性温，归肝、胃经。具有消肿托毒，排脓，杀虫之功效。本品辛散，长于通经活血，使药力直达病所，具有温通散结的作用，用于乳腺炎、乳腺增生等乳腺疾病的治疗，配伍疏肝理气、活血散结之品同用。本品消肿托毒排脓，用于治疗疮疡肿毒类疾病，使脓未成者得以消散、脓未破者可促使溃破出脓等。本品药理研究还具有一定的抗肿瘤作用，临床多配伍用于肺癌、乳腺癌等病的治疗。

【皮科特能】本品消肿托毒，可用于治疗痈疽肿毒初起或脓成不溃之证。疮疡初起，常配伍清热解毒，消肿托毒之品，如金银花、蒲公英、白芷等；脓未成者，可配伍川芎、当归以消散痈肿；若体虚脓成难溃者，配伍黄芪、川芎、当归等托毒外泄，使其破溃排脓。本品祛风杀虫，故可治疗疥癣、麻风等。

【外用特能】本品醋煎涂、调敷或研末外用，治疗疥癣、手足癣等真菌感染性皮肤病。

【配伍应用】配伍全蝎、皂角、威灵仙、苦参，治疗结节性痒疹、慢性湿疹等；配伍连翘、蒲公英、败酱草，治疗乳痈；配伍黄芪、当归、王不留行、路路通等治疗乳汁不通；配伍大枫子、大黄、郁金，治疗疥癣、麻风。

【剂量要点】常规剂量水煎服。

【各家论述】《医学入门》：凡痈疽未破者，能开窍；已破者能引药达疮所，乃诸恶疮癣及疠风要药也。

《本草图经》：又米醋熬嫩刺针作浓煎，以敷疮癣有奇效。

《本草纲目》：治痈肿，妒乳，风疠恶疮，胞衣不下，杀虫。

《本草崇原》：去风化痰，败毒攻毒。定小儿惊风发搐，攻痘疮起发，化毒成浆。

《本草汇言》：皂荚刺，拔毒祛风……凡痈疽未成者，能引之以消散，将破者，能引之以出头，已溃者能引之以行脓。于疡毒药中为第一要剂。又泄血中风热风毒，故疠风药中亦推此药为开导前锋也。

【常用方剂】仙方活命饮、透脓散、托里消毒散、全蝎方。

（王姗姗）

第八节　活血化瘀药

鬼箭羽

【一般认识】鬼箭羽味苦，性寒，归肝、脾经。具有活血通经，化瘀止痛，解毒消肿，杀虫之功效。本品入血分，有活血化瘀，通经止痛之功，临床可用于瘀阻冲任之妇人月经不调、闭经、痛经、瘀阻胞宫之产后腹痛以及恶露不下等症，可配合当归、三七、丹参、蒲黄、艾叶等药同用，以化瘀通经止痛。本品功善活血消肿，祛痹定痛，临床可用于治疗跌打损伤后瘀血阻滞，或风湿痹症日久之关节肿痛，可配合赤芍、当归、生地、天南星等药同用。现代药理研究证实本品有降低血糖的作用，故用于治疗消渴日久，阴虚血瘀者，可配合丹参、川芎、郁金、瓜蒌等药同用；若气阴两虚者，可配合生地、太子参、山药、五味子等药同用。

【皮科特能】本品长于活血化瘀，能通利血脉、促进血行，消散瘀血。用其组成中药复方制剂蜈蚣败毒饮（蜈蚣、紫草、土茯苓、乌梢蛇、鬼箭羽、甘草），具有解毒祛瘀的作用，治疗银屑病血瘀证，症见皮损颜色暗红，多呈斑块状、鳞屑较厚，可配伍三棱、莪术、桃仁、红花等活血化瘀之品使用，病久反复不愈者，可酌加虫类药使用。本品可解毒消肿，攻毒疗疮，治疗跌打损伤、水火烫伤、毒蛇咬伤等。本品有杀虫的作用，故可治疗虫积腹痛以及肠道寄生虫等病。

【外用特能】本品外用可捣烂敷、水煎洗或研末外敷，常配其他活血药、行气药、清热药同用，治疗跌打损伤后瘀血阻滞或烫伤后的红肿疼痛；本品可解蛇毒，故可用于毒蛇咬伤。

【配伍应用】配伍苏木、赤芍、桃仁、红花，治疗跌打损伤、浅表血栓性静脉炎、皮下瘀血等。

【剂量要点】常规剂量水煎服。

【各家论述】《神农本草经》：主女子崩中下血，腹满汗出，除邪，杀鬼毒蛊疰。

《名医别录》：主治中恶腹痛，去白虫，消皮肤风毒肿，令阴中解。

《药性论》：破陈血，落胎。

《日华子本草》：通月经，破癥结，止血崩、带下，杀腹脏虫，及产后血绞肚痛。

《景岳全书》：凡癃闭之证……或以败精，或以槁血阻塞水道而不通也。

【常用方剂】蜈蚣败毒饮、活血散瘀汤等。

土鳖虫

【一般认识】土鳖虫味咸，性寒，有小毒。归肝经。具有破瘀血，续筋骨之功效。本品咸寒，入血软坚，功能破血逐瘀，通经消癥，故临床可用于治疗血滞经闭，癥瘕结块等症，常配大黄、水蛭、虻虫、桃仁等治血瘀经闭；若配柴胡、鳖甲、黄芩、大黄等，还可治疟疾日久不愈、脾脏大。本品入血分，善走窜，活血力强，破血逐瘀，消肿止痛，为伤科要药，临床上用于治疗跌仆伤痛，筋伤骨折，局部瘀血肿痛等症，可配骨碎补、乳香、没药等同用。此外，单味研末吞服，还可治急性腰扭伤。

【皮科特能】本品有较强的活血破瘀作用，临床上可用于治疗血瘀之证的皮肤病，如银屑病、痤疮、黄褐斑、黑变病、硬皮病等，症见皮损色暗、色素沉着、瘀斑、囊肿、结节、瘢痕；治疗慢性肥厚性皮肤病，皮损肥厚、干燥、粗糙、脱屑，常配伍养血润燥之品。本品逐瘀通络，消肿止痛，配伍蜈蚣、地龙等虫类药，临床上常用于带状疱疹及带状疱疹后遗神经痛的治疗，急性期可配伍清热解毒、清肝利湿之品，老年人气虚血瘀者可重用黄芪配伍使用。

【外用特能】本品研末外敷，用于治疗跌打损伤、骨折肿痛。

【配伍应用】配伍大黄、水蛭、虻虫等，治疗银屑病、黄褐斑、痤疮等；配伍三棱、莪术、鬼箭羽，治疗瘀血所致的皮肤病。

【剂量要点】常规剂量水煎服。孕妇忌用。

【各家论述】《神农本草经》：主心腹寒热洗洗，血积癥瘕，破坚，下血闭。

《药性论》：治月水不通，破留血积聚。

《本草纲目》：行产后血积，折伤瘀血，治重舌，木舌，口疮，小儿腹痛夜啼。

《本草经疏》：治跌扑损伤，续筋骨有奇效。咸寒能入血软坚，故主心腹血积，癥瘕血闭诸证。

《本草求真》：古人用此以治跌扑损伤，则多合自然铜、龙骨、血竭、乳香、没药、五铢钱、黄荆子、麻皮灰、狗头以治下腹痛、血痛、血闭，则合桃仁、大黄以治。各随病症所因而用之耳。

【常用方剂】大黄䗪虫丸、鳖甲煎丸等。

鸡血藤

【一般认识】鸡血藤味苦、甘，性温，归肝、肾经。具有活血补血，调经止痛，舒筋活络之功效。本品功能调经，为治疗妇科诸症之要药，临床可用于治疗月经不调、经闭、痛经之症，常配合川芎、红花、香附等药以活血化瘀；而又兼有养血之功，故亦用于治疗血虚引起的月经不调诸症，常与四物汤合用以养血调经。本品补血、养血之力佳，故临床可用于治疗气血虚衰之面色萎黄，常配合黄芪、白术等补气药同用以补气生血。本品养血活血而舒筋活络，可用于治疗肢体麻木、中风后肢体瘫痪以及风湿痹痛等症，临床上无论血虚、血瘀之证均可应用，多配伍补血活血、祛风湿药等同用。

【皮科特能】本品可去瘀血、生新血，可治疗血虚、血瘀之证的皮肤疾病，如银屑病，脱发、带状疱疹、局限性硬皮病、鱼鳞病等，常配伍其他行气养血、活血化瘀之品同用。对于久病反复难愈的皮肤病，可配伍乌梢蛇、蜈蚣等虫类药使用。本品与其他藤类药常联合使用，如首乌藤、天仙藤、钩藤、雷公藤等，取类比象，搜风通络，治疗风湿痹证、慢性瘙痒性皮肤病，以及调和阴阳，用于治疗自身免疫性疾病。

【配伍应用】配伍天仙藤、钩藤、夜交藤，治疗结节性红斑、白塞病、红蝴蝶疮、皮肤瘙痒症等；配伍女贞子、当归、夜交藤，治疗脱发；配伍黄芪、女贞子，治疗慢性复发性皮肤病，以补气养血。

【剂量要点】常规剂量水煎服。大剂量可用至30g。

【各家论述】《本草纲目拾遗》：闻其藤最活血，暖腰膝，已风瘫。

《本草再新》：补中燥胃。

《饮片新参》：去瘀血，生新血，流利经脉。治暑痧，风血痹症。

《现代实用中药》：为强壮性之补血药，适用肢体及腰膝酸痛，麻木不仁等，又有活血镇痛之效。

【常用方剂】鸡血藤汤、凉血活血汤、健脾润肤汤等。

（王姗姗）

第九节　平肝息风药

僵蚕

【一般认识】僵蚕味咸、辛，性平，归肝、肺、胃经。具有息风止痉、祛风止痛，化痰散结之功效。本品善息风止痉化痰，可用于治疗痰热壅盛之癫痫、惊风抽搐，配伍牛黄、黄连、胆南星等同用；治疗小儿脾虚久泻、慢惊风抽搐配伍党参、白术、天麻等药；治疗破伤风的角弓反张、痉挛抽搐，配伍全蝎、蜈蚣等；治疗中风口眼歪斜、肢体痉挛，配伍白附子、全蝎等。本品既能息内风，又能祛外风，散风热止痛，治疗风热上受引起的头痛、目赤、咽喉肿痛等症，配伍桑叶、菊花、薄荷等。本品味咸能软坚散结，化痰消核，故可用于治疗痰涎结聚引起的瘰疬、痰核，常配伍浙贝母、夏枯草、牡蛎等。

【皮科特能】僵蚕有祛风止痒的作用，可祛肺卫之风邪而止痒，用于治疗风邪引起的瘙痒性皮肤病，如荨麻疹、皮肤瘙痒症、湿疹等，可配伍疏风止痒之品，顽固性皮肤病瘙痒，可配伍乌梢蛇、蝉蜕等虫类药，加强其祛风邪之力。本品化痰散结，用于治疗痰邪郁滞而成的结节性皮肤病，如结节性痒疹、聚合性痤疮、蝼蛄疖等。本品祛风的作用与其他虫类药相同，化痰散结的作用较其他虫类药强。本品尚有化瘀润肤之功，用于治疗以皮肤色素沉着、皮肤瘀点、肌肤甲错、苔藓样变等表现为主的皮肤病。

【外用特能】本品外用有祛斑悦颜之功，用于治疗黧黑斑、雀斑、粉刺，可单用本品研末，蜜调和敷之，配伍白芷、白附子、白牵牛、白薇等。

【配伍应用】配伍黄连、黄芩、板蓝根、连翘，治疗风热上攻的头面部皮肤病，如颜面部丹毒、带状疱疹、银屑病等；配伍蝉蜕、薄荷、防风，治疗风疹瘙痒；配伍柴胡、香附、桃仁、红花、白芷、白茯苓，治疗黄褐斑；配伍蝉蜕、姜黄、大黄，治疗火郁肌肤的皮肤病。

【剂量要点】常规剂量水煎服。

【各家论述】《神农本草经》：主小儿惊痫，夜啼，去三虫，减黑䵟，令人面色好男子阴疡病。

《名医别录》：女子崩中赤白，产后余痛，灭诸疮瘢痕……封疔肿，根当自出，极效。

《日华子本草》：治中风失音，并一切风疾，小儿客忤，男子阴痒痛，女子带下。

《本草求原》：主治瘙痒，皮肤风疹如虫行，丹毒。凡内风外风，无论阴阳，各随主治而咸宜。

《本草纲目》：散风痰结核，瘰疬，头风，风虫齿痛，皮肤风疮，丹毒作痒，痰疟癥结，妇人乳汁不通，崩中下血，小儿疳蚀鳞体，一切金疮，疔肿风痔。

《本草求真》：大率多属祛风散寒，燥湿化痰，温行血脉之品。故书载能入肝兼入肺胃，以治中风失音，头风齿痛，喉痹咽肿，是皆风寒内入，结而为痰。合姜汤调下以吐，假其辛热之力，以除风痰之害耳。又云能治丹毒瘙痒，亦是风与热炽，得此辛平之味，拔邪外出，则热自解。

【常用方剂】升降散、普济消毒饮、七白散、玉容散、牵正散等。

蜈蚣

【一般认识】蜈蚣味辛，性温，有毒，归肝经。具有息风止痉，攻毒散结，通络止痛之功效。本品性味辛温而善走窜，内能息肝风，外能治经络中风，临床可用于治疗多种原因导致的痉挛抽搐，亦可用于治疗破伤风角弓反张、中风手足麻木、口眼歪斜等症，常与全蝎、钩藤、僵蚕等药配合应用。本品又有通络止痛之功，善搜风通络止痛，用于治疗风湿顽痹之骨节疼痛，常配合防风、独活、威灵仙等祛风湿药同用；又可治疗日久不愈的顽固性头痛或偏正头痛，常配合天麻、川芎、僵蚕等药物同用。本品虽有毒性，但可以毒攻毒，能消一切疮疡之毒及疔毒蛇咬伤。

【皮科特能】本品入肝经，通络止痛，临床可用于治疗带状疱疹，配伍清肝泻火之品；疼痛明显或遗留神经痛者，常配伍地龙、土鳖虫等虫类药或活血化瘀之品而增强其通络止痛之功。本品搜风解毒，配伍组成蜈蚣败毒饮（蜈蚣、紫草、土茯苓、乌梢蛇、鬼箭羽、甘草），主要用于治疗银屑病，通过搜风毒、祛热毒、除湿毒、化瘀毒等多种方法使毒邪得去，皮损得消。临床对于慢性、反复发作的皮肤病，大多配伍虫类药，其虽有毒，可达到以毒攻毒之效，虫类药物又能通行经络，中医认为久病入络，经络阻滞致使病情迁延不愈，故可应用本品治疗病程较长的皮肤病。

【外用特能】本品外用攻毒散结，消肿止痛，单味药或组成复方中药，制成不同剂型，运用不同方法将药物作用于皮肤、黏膜、穴位等，常用于治疗疮疡肿毒、瘰疬痰核、带状疱疹、鸡眼、慢性湿疹、下肢溃疡等。

【配伍应用】配伍全蝎、荆芥、防风、羌活、独活，治疗风寒湿型银屑病；配伍黄柏、白鲜皮、海风藤、威灵仙，治疗风湿之邪深入肌腠的慢性瘙痒性皮肤病，如慢性湿疹等。

【剂量要点】小剂量水煎服。本品有毒，用量不宜过大。

【各家论述】《神农本草经》：主鬼疰，蛊毒。啖诸蛇虫鱼毒……温疟，去三虫。

《名医别录》：主治心腹寒热结聚，堕胎，去恶血。

《日华子本草》：治癥癖，蛇毒。

《本草纲目》：治小儿惊痫风搐、脐风口噤，丹毒，秃疮，瘰疬，便毒，痔漏，蛇瘕、蛇瘴、蛇伤。

《医学衷中参西录》：蜈蚣，走窜主力最速，内而脏腑，外而经络，凡气血凝聚之处皆能开之。性有微毒，而转善解毒，凡一切疮疡诸毒皆能消之。其性尤善搜风，内治肝风萌动，癫痫眩晕，抽掣瘈疭，小儿脐风；外治经络中风，口眼歪斜，手足麻木。

【常用方剂】祛风败毒汤、蜈蚣败毒饮、搜风除湿汤等。

全蝎

【一般认识】全蝎味辛，性平，有毒。归肝经。具有息风止痉，攻毒散结，通络止痛之功效。本品与蜈蚣功效相同，常相须为用，增强疗效，起到协同作用。但全蝎性平，治疗多用于频频抽搐，手足震颤者，其通络止痛作用强于蜈蚣，其息风止痉、攻毒散结之力不及蜈蚣；而蜈蚣性偏温，走窜之力最速，长于搜风，息风定痉、攻毒散结作用强于全蝎，用治多偏于角弓反张、痉挛强直者。

【皮科特能】同蜈蚣。

【外用特能】本品外用研末外敷，或配伍蜈蚣、冰片等，制成软膏，用于治疗疮疡肿毒、虫咬性皮炎、瘙痒性皮肤病等。

【配伍应用】配伍荆芥、防风、羌活、独活、威灵仙，治疗银屑病；配伍皂角、皂角刺、白蒺藜，治疗慢性顽固性瘙痒性皮肤病偏于实证者。

【剂量要点】小剂量水煎服。本品有毒，用量不宜过大，但用于风湿顽痹可稍大剂量。

【各家论述】《开宝本草》：疗诸风瘾疹，及中风半身不遂，口眼歪斜，语涩，手足抽掣。

《本草会编》：破伤风宜以全蝎、防风为主。

《本草纲目》：治大人疟疾，耳聋，疝气，诸风疮，女人带下，阴脱。

《玉楸药解》：穿筋透节，逐湿除风。

《本草求真》：外风内客，无不用之。

【常用方剂】祛风败毒饮、全蝎方、全蝎软膏、牵正散等。

白蒺藜

【一般认识】白蒺藜味辛、苦，性微温，有小毒，归肝经。具有平肝解郁，活血祛风，明目，止痒之功效。本品苦降，平肝抑阳，治疗肝阳上亢、头目眩晕等症，常与钩藤、菊花、生白芍等药配伍使用。本品疏肝解郁，用于治疗肝气郁结所致的胸胁疼痛不舒、乳闭不通等症，常配伍疏肝理气之品。本品泻肝火而祛风明目，治疗肝经风热上扰目窍所致的目赤肿痛、多泪多眵等，常与菊花、蔓荆子、决明子、青葙子等药配合使用。

【皮科特能】本品有活血祛风止痒的作用，在皮肤科常用于治疗瘙痒性皮肤病，如荨麻疹、湿疹等，配伍白鲜皮可增强其止痒之功，亦可配伍养血润肤之品。本品入肝经，活血，平肝经之风，有驱白复色的作用，常用于治疗色素脱失性疾病白癜风，可配伍补骨脂、白芷、紫草等。

【外用特能】本品外用有美容的作用，捣烂外敷或研末外涂，治疗疖肿、酒渣鼻、面上瘢痕等。

【配伍应用】配伍黄柏、苦参等，治疗慢性湿疹；配伍蝉蜕、当归，治疗老年皮肤瘙痒症；配伍墨旱莲、何首乌、白芷、紫草，治疗白癜风；配伍当归、黄芪、首乌藤、荆芥、防风，治疗皮肤病日久伤及阴血的血虚风燥证。

【剂量要点】常规剂量水煎服。治疗白癜风剂量宜稍大。

【各家论述】《神农本草经》：主恶血，破癥结积聚，喉痹，乳难。

《名医别录》：主治身体风痒，头痛、咳逆伤肺，肺痿，止烦、下气；小儿头疮，痈肿阴癀，可作摩粉。

《本草再新》：镇肝风，泻肝火，益气化痰，散湿破血，消痈疽，散疮毒。

《本经逢原》：为治风明目要药，风入少阴、厥阴经者为向导。目病为风木之邪，风盛则目病，风去则目明矣。其治痰消痈肿，搜肾脏风气，又须刺者为破敌之先锋。

《本草便读》：善行善破，专入肺、肝，宣肺之滞，疏肝之瘀，故能治风痹目疾，乳痈积聚等症。温苦辛散之品，以祛逐为用，无补药之功也。

【常用方剂】当归饮子、如意黑白散。

（王姗姗）

第十节　收涩药

乌梅

【一般认识】乌梅味酸、涩，性平，归肝、脾、肺、大肠经。具有敛肺，涩肠，生津，安蛔之功效。本品敛肺而止咳，临床用于治疗肺虚久咳不止，痰液稀少或干咳无痰等症，可与半夏、杏仁等药配伍应用。本品又有涩肠止泻作用，用于治疗泻痢日久不止，常与肉豆蔻、诃子、苍术、茯苓等配伍。本品能生津止渴，临床用于治疗气阴两虚的烦热口渴及暑热烦渴，可与天花粉、葛根、麦冬、人参、黄芪等药同用。本品味酸，蛔得酸则伏，故能和胃安蛔，临床可用本品治疗腹痛、呕吐、四肢厥冷的蛔厥病证，常与黄连、黄柏、干姜、细辛、花椒、附子等配伍使用。本品炒炭后能收敛止血，可用治崩漏下血、便血等。

【皮科特能】本品敛阴生津，止痒解毒，去死肌恶肉，临床上在皮肤科常用于治疗过敏性疾病，如荨麻疹、过敏性皮炎、湿疹等，临床药理研究乌梅有抗过敏作用，配伍柴胡等组成过敏煎，为临床常用方剂。本品可以用于治疗色素沉着性疾病，如黑素痣，同时也可用于治疗白癜风等色素脱失性疾病。本品去死肌恶肉，可用于治疗银屑病等红斑鳞屑性疾病，配伍清热解毒之品；也可外用治疗各种疣等。

【外用特能】本品外用可蚀恶肉、消疮毒，捣烂或炒炭研末外敷，用于鸡眼、胼胝、疣、瘢痕、疔疮肿毒等多种皮肤病。用酒精浸泡后制成酊剂，治疗白癜风。

【配伍应用】配伍防风、银柴胡、五味子、甘草，治疗变态反应性皮肤病，如荨麻疹、过敏性紫癜等；配伍细辛、干姜、黄连、黄柏，治疗寒热错杂、上热下寒证的皮肤病。

【剂量要点】常规剂量水煎服。

【各家论述】《神农本草经》：主下气，除热烦满，安心，肢体痛，偏枯不仁，死肌，去青黑痣、恶疾。

《日华子本草》：除劳，治骨蒸，去烦闷，涩肠止痢，消酒毒，治偏枯皮肤麻痹，去黑点，令人得睡。又入建茶、干姜为丸，止休息痢。

《本草纲目》：敛肺涩肠，止久嗽，泻痢，反胃噎膈，蛔厥吐利，消肿，涌痰，杀虫，解鱼毒、马汗毒、硫黄毒。

《本草经疏》：乌梅味酸，能敛浮热，能吸气归原，故主下气，除热烦满及安心也。

《本草求真》：此入肺则收，入肠则涩，入筋与骨则软，入虫则伏，入于死肌、恶肉、恶痣则除，刺入肉中则拔。

【常用方剂】乌梅丸、过敏煎等。

（王姗姗）

第十一节　安神药

夜交藤

【一般认识】夜交藤味甘、微苦，性平，归心、肝经。具有养心安神、祛风通络之功效。本品味甘，具有养心安神的作用，用于治疗阴虚血少所致的失眠，常与合欢皮相须为用；失眠严重，彻夜不眠之阴虚阳亢者，也可与酸枣仁、柏子仁、远志、珍珠母等药同用。本品既有养血作用，还可祛风通经络，用于治疗血虚周身酸痛，及风湿日久之痹痛，可配合桑寄生、当归、熟地黄、鸡血藤、络石藤等同用，本品性善走窜，专予搜风，舒筋活络，治行痹。

【皮科特能】本品养血祛风通络，常配伍其他藤类药物使用，以藤通经入络，搜风止痒，治疗慢性瘙痒性皮肤病，如慢性湿疹、皮肤瘙痒症、慢性荨麻疹等；亦可配伍虫类药治疗病久入络，血脉瘀阻不通之证。皮肤病大多反复发作，病程较长，病久患者精神焦虑、烦躁失眠，情志变化常诱发或加重皮肤病症状，故临床常配伍重镇安神之品，治疗神经功能障碍性皮肤病，如结节性痒疹、神经性皮炎、老年皮肤瘙痒症、带状疱疹后遗神经痛等。

【外用特能】本品外用祛风止痒，煎汤外洗，用于治疗皮肤瘙痒、疥癣等皮肤病。

【配伍应用】配伍威灵仙、石菖蒲、苦参、牛膝，治疗脂溢性皮炎、慢性瘙痒性皮肤病；配伍熟地黄、白芍、当归、黄芪、白蒺藜，治疗皮肤病血虚风燥证；配伍炒白术、猪苓、桑椹、赤石脂，治疗脂溢性脱发；配伍鸡血藤、忍冬藤等藤类药物，治疗慢性瘙痒性皮肤病、血管炎性皮肤病之血虚证。

【剂量要点】常规剂量水煎服。

【各家论述】《本草纲目》：风疮疥癣作痒，煎汤洗浴，甚效。

《本草再新》：补中气，行经络，通血脉，治劳伤。

《本草正义》：夜交藤，濒湖止称茎叶治风疮疥癣，作浴汤甚效。

《饮片新参》：养肝肾，止虚汗，安神催眠。

《安徽药材》：消痈肿、瘰疬和痔疮。

【常用方剂】当归饮子、祛风换肌丸、祛湿健发汤。

（王姗姗）

第四章

流派经典方剂

第一节　散寒除湿系列方

温经燥湿汤

【组成】生黄芪 30g，苍术 15g，徐长卿 20g，佩兰 10g，厚朴 10g，猪苓 15g，泽泻 10g，焦白术 15g，茯苓 15g，草豆蔻 15g，制附子 10g（先煎），炙甘草 10g（先煎）。

【功效】温经散寒，健脾燥湿。

【主治】痤疮（寒湿型）。

【组方特色】"痤"首见于《素问·生气通天论》，其中把"痤"的病机解释为"劳汗当风，寒薄为皶，郁乃痤"，说明痤疮发生的原因是人体汗出而又受到风、寒、湿邪的侵袭，因北方气候寒冷加之患者素体阳虚，气血不足，或在治疗过程中应用过多寒凉药物，日久损伤人体阳气，阳气失于温煦、运化，可致寒湿互结，经络不通，气血运行不畅，瘀阻于面部，则发为痤疮。龙江中医皮科流派医家依据多年的临证经验，将此种证型归纳为寒湿型，自拟经验方"温经燥湿汤"，功在温经散寒燥湿。主要是用于治疗寒湿之体，气血亏少引起的痤疮。从其药味组成来看，重用黄芪以补气利湿，《药鉴》："气薄味甘性温，无毒，升也，阳也。温分肉而实腠理，益元气而补三焦。"苍术祛湿健脾，《本草求真》："专入脾……升阳散郁，发汗除湿。"二药相合，相辅相成，使气血得以升补，脾气得以健运，合而为君；猪苓、泽泻利水渗湿，白术、茯苓健脾燥湿利水，四药相合既可彰健脾制水之效，又可奏输津四布之功为臣药；草豆蔻既可温中燥湿，又能行气健脾，制附子助阳补火，散寒除湿，二者一温一燥，化寒湿，助君药健脾除湿之效，徐长卿祛风化湿，佩兰清热健脾化湿，亦可防温燥生热之弊，厚朴燥湿行气消痰而为佐药；炙甘草可补脾和胃，调和诸药为使药，同时与制附子配伍更有解附子毒性之功。诸药相合，补气与温阳并用，健脾与除湿并举，祛风与散寒同施，使药用直达病灶，温而不化热，燥而不伤阴，寒湿之邪得阳助而不凝滞，人体气机得复，气血运行通畅，则面部之瘀自除。全方用药辛温偏燥，共奏温经散寒，健脾燥湿之功。

【方证要点】本方主要用于寒湿之体，气血亏少之痤疮，多见于先天体质虚寒，后天脾胃虚弱者，对于素体阳热偏盛，湿热上蒸颜面所致之痤疮不宜用。具体方证要点如下。

（1）皮疹色淡或暗，皮损以丘疹、粉刺为主。

（2）多发于口周及下颌。

（3）伴畏寒肢冷，倦怠乏力、便溏，或口干不欲饮。

（4）女子可见带下量多或行经腹痛。

（5）脉沉滑，舌淡苔白或微腻。

【加减变化】龙江中医皮科流派医家临床诊疗强调辨证论治，重视环境因素，注重临床经验，对痤疮治疗有深刻独到的见解，临床上痤疮除风热、湿热、痰瘀之象，结合北方人特有的体质，"寒""湿"之象的痤疮亦较为常见。临证可根据实际情况调整生黄芪用量，少量补气，大量利水；若大便秘结者，加枳壳、瓜蒌可行气化痰消胀、润肠通便；口干口渴者，加麦冬、天花粉可生津润燥止渴；经前烦躁易怒者，加柴胡、香附可理气解郁；痛经明显者，加益母草、艾叶可温经散寒、祛瘀止痛；皮疹较硬者，加浙贝母、清半夏可化痰散结。

【使用禁忌】忌食辛辣油腻甜食以及寒凉之品；保持合理的作息时间，生活有规律，保证充足的睡眠时间；保持大便通畅；禁止以手或其他器具挤压皮损部位，避免炎症扩散。

经典医案　孙某，女，30岁。初诊日期：2010年8月15日。

主诉：颜面红斑、丘疹，部分丘疹上有脓头，伴瘙痒2年余。

现病史：2年前因颜面红斑、丘疹伴瘙痒，曾在某医院就诊，诊断为痤疮，口服克拉霉素分散片，外用克林霉素磷酸酯凝胶，症状明显好转。近1个月无明显诱因颜面部出现散在暗红斑、丘疹、小囊肿，伴痒痛，口服清热解毒类中药20余剂，疗效不佳，平素畏寒肢冷，倦怠乏力、困顿、口干不欲饮、经行腹痛，大便稍溏日一行，遂来我院就诊。

检查：颜面部出现散在暗红斑、丘疹、小囊肿。舌淡，体略胖大，边齿痕，薄白苔。脉沉细。

中医诊断：粉刺。

西医诊断：痤疮。

中医辨证：素体阳虚，误用寒凉药物，损伤脾胃，病久阳气损甚，寒湿内生，日久生痰，寒湿痰互结肌肤。

治法：温经散寒，健脾燥湿。

处方：温经燥湿汤加减。

生黄芪 40g	焦白术 15g	苍术 15g	猪苓 15g
徐长卿 30g	草豆蔻 15g	佩兰 10g	泽泻 15g
白鲜皮 15g	厚朴 15g	茯苓 20g	制附子 10g（先煎）
炙甘草 6g（先煎）			

10剂，水煎服，日1剂，早晚饭后30分钟温服。

二诊：皮疹减轻，部分已消退，瘙痒减轻，便溏日2次，继服上方加炒山药40g，皂角刺15g。10剂，水煎服，日1剂，早晚饭后30分钟温服。

三诊：皮疹皆已消退，痒止，舌淡薄白苔，脉滑。继服上方7剂，水煎服，日1剂，早晚饭后30分钟温服。共治疗2个月左右，面部皮疹皆已消退，痒止，局部皮肤已基本正常。

升阳除湿防风汤

【组成】防风10g，白术15g，苍术15g，青皮10~15g，乌药10g，小茴香10g，吴茱萸5~10g，当归15g，川芎10g，清半夏15g，茯苓15~20g，白芍15g。

【功效】升阳除湿散寒。

【主治】湿疹（寒湿型）。

【组方特色】龙江中医皮科流派医家在临床中尤喜用升阳之法，对于湿疹这一疾病，认为：一是北方地处寒凉之地，阳虚体质较多，且"年过四十，阴气自半"；二是在急性、亚急性期间，常用苦寒燥湿之药伤阳；三是一些特殊部位湿疹如钱币状湿疹、臁疮、外阴湿疹、小腿部湿疹、股部湿疹等皮损表现为增厚浸润，颜色暗红或灰褐色，表面粗糙，常因搔抓而呈苔藓样变，或因抓破而结痂，或渗液不多等均属寒邪为患。龙江中医皮科流派医家在《脾胃论》升阳除湿防风汤（苍术、防风、白术、白茯苓、白芍）的基础上，加青皮、乌药、小茴香、吴茱萸、川芎、半夏，自拟经验方"升阳除湿防风汤"，功在升阳除湿散寒。主要是用于治疗寒湿型湿疹。从其方义来看，其保留原方中苍术、防风、白术、茯苓，正如《医方考》所说："风能胜湿，故用防风；燥能制湿，故用二术；淡能利湿，故用茯苓。"苍术辛温性燥，升清阳而开诸郁，故以为君；防风辛温胜湿而升阳；白术甘温，茯苓甘淡，健脾利湿为佐；白芍酸寒敛阴而和脾为佐，加入青皮、乌药、小茴香、吴茱萸、川芎、清半夏辛温之品，辛能散能行，温可散寒，共奏升阳行气散寒之效，使郁滞之寒邪散而去之，综观全方，升阳除湿散寒，效专而力宏，直中病机要点，实为治病求本之良方。

【方证要点】龙江中医皮科流派医家认为，湿疹的病因虽多与风湿热相关，但不能拘泥于此，有些患者反复发作，正气受损，寒邪不化，寒湿内生，故寒湿之证屡见不鲜，自拟经验方"升阳除湿防风汤"，对寒湿型湿疹最为相宜，用升阳除湿散寒之法，故仅适用于寒湿之证，若风湿热邪浸淫肌肤所致急性湿疹者，不宜应用。具体方证要点如下。

（1）皮损形态以红斑、丘疹、渗液、结痂、肥厚，颜色暗淡为主。

（2）多发于下肢，渗出不多，瘙痒。

（3）缠绵不愈，反复发作。

（4）伴有脘腹冷痛，畏寒肢冷，小便清长，大便稀溏。

（5）脉沉细或细滑，舌淡苔白或微腻。

【加减变化】湿疹初起多为湿热浸淫，日久则伤阴耗血，可由热转寒；或由禀赋不耐，素体阳虚而来，若肾阳虚则温煦失职，阴寒内生，气化无力，水饮自生；或过用寒凉，或嗜食生冷，损伤脾阳，脾阳虚则运化失调，水湿内生。若复感风寒之邪，客于肌肤，为寒所郁，外不宣透，阻滞脉络，寒湿相兼则可为寒湿证，常见冬季复发或加重。且寒、湿皆为阴邪，可以耗损脾肾阳气，易使病程缠绵不愈发展为慢性湿疹。本方针对寒湿型湿疹治疗收效甚佳。其随证加减，若瘙痒者，加地肤子、白鲜皮以祛风止痒；皮肤干燥者，加胡麻仁、白蒺藜以润燥止痒；轻微苔藓样改变者，加白芥子、僵蚕以化痰散结，而重度苔藓样改变者，加夏枯草、土贝母以软坚散结。

【使用禁忌】忌食辛辣刺激发物之品；避风寒，避免过度紧张及疲劳；避免搔抓，以防继发感染；孕妇慎用，儿童与老年人酌情减量。

经典医案 韩某，女，58岁。初诊日期：2010年03月31日。

主诉：全身泛发暗红丘疹，尤以四肢胸背为重，瘙痒剧烈，搔抓可渗滋水7余年。

现病史：湿疹病史7年余，近2年来加重，全身泛发，四肢胸背暗红丘疹，瘙痒，搔抓出血出水，用过多种成分药膏，停药复发瘙痒更甚。现手背足部皆发皮疹，冬重夏轻，遇寒加重，畏寒，手足心不热，大便日1~2次，不成形，遂来我院就诊。检查：四肢胸背暗红丘疹，搔抓可见滋水。脉象：沉细。舌象：舌淡紫，苔薄白。

中医诊断：湿疮。

西医诊断：慢性湿疹。

中医辨证：寒湿内盛。

治法：祛风除湿散寒。

处方：升阳除湿防风汤加减。

防风 10g	乌药 10g	当归 10g	小茴香 10g
川芎 10g	苍术 15g	青皮 15g	焦白术 15g
白芍 15g	半夏 15g	茯苓 20g	白鲜皮 15g
地肤子 20g	吴茱萸 6g	甘草 6g	

7剂，水煎服，日1剂，早晚饭后30分钟温服。

二诊：皮疹皆平，瘙痒亦减，便日2~3次，余无不适。上方加炒山药60g。7剂，水煎服，日1剂，早晚饭后30分钟温服。

三诊：身上零星疹，晨起口苦，便2日一行，余同前。上方去炒山药。7剂，水煎服，日1剂，早晚饭后30分钟温服。

四诊：患者诉阴天下雨或冬季天冷即复发，便日一行。上方加制附子10g（先煎），生姜6片。7剂，水煎服，日1剂，早晚饭后30分钟温服。

五诊：继续好转，下肢皮疹基本消退，便日一行，晨起口微苦。上方制附子改为15g（先煎）。7剂巩固，水煎服。1个月后，患者家属前来告知，患者全身皮疹皆平，无其余不适。

乌头通痹汤

【组成】麻黄5g，桂枝15g，防风15g，苍术15g，蜂房15g，威灵仙20g，全蝎10g，鸡血藤10g，鬼箭羽30g，菝葜30g，络石藤30g，防己6g，制附子10~20g（先煎），雷公藤20g（先煎），炙甘草10g（先煎）。

【功效】散寒除湿，温经通络，化瘀止痛。

【主治】关节病型银屑病（寒湿型）。

【组方特色】龙江中医皮科流派医家，认为银屑病的发病因素虽多以血热、血虚、血瘀为主，但在北方，寒湿型关节型银屑病在银屑病的发病中占有一定的比例。北方地区多寒而潮湿，冬季时间长，患者久居寒湿之地，极易感受寒湿之邪，或者素体正气亏虚，脏腑功能失调，脾肾阳虚内生寒湿。《素问·至真要大论》说"诸寒收引，皆属于肾"，"诸湿肿满，皆属于脾"；而外感寒湿也易损伤人体阳气，而虚寒内生，伤脾而内湿滋生；内有寒湿之邪每易外感寒湿而发病。"邪之所凑，其气必虚"，寒湿痹阻经络，流注关节，气血凝滞，不通则痛，瘀久化热化毒，发于皮肤所致。因寒湿毒邪凝滞为本，故以散寒除湿，温经通络，化瘀止痛为治则，自拟经验方"乌头通痹汤"，方以辛温之品为主，有制川乌温里阳之不足，外可散风寒湿邪毒，制附子温经通络，以逐经络中风寒湿邪而散寒止痛。《本草汇言》谓"通关节之猛药也"，麻黄善开腠理宣透郁阳以散寒，桂枝则善温通经脉以散寒，四药合用温阳散寒止痛为主药；用防风散风除湿，苍术祛风燥湿，菝葜、防己祛风利湿，威灵仙、雷公藤、络石藤祛风除湿通络，取其"风能胜湿"之意，采其"除湿、燥湿、利湿"之效，达祛风除湿，通络止痛之功；用鸡血藤、鬼箭羽活血化瘀，通络止痛，补而不滞，遵"治风先治血"之训；用蜂房、全蝎虫蚁之品，以毒攻毒，并搜剔经络之风以止痒，走窜之性以通络；炙甘草解毒，并调和诸药，通行十二经，引诸药直达病所。诸药并用，达气血和、经络通，寒湿去、痹痛除之良效。

【方证要点】根据关节病型银屑病主要临床表现，认为寒湿之邪阻于肌肤、筋脉之间而致气血不畅、气血凝滞，痹涩不通而成本病，本方主要对寒湿证关节病型银屑病最为相宜。临证中强调，切不可一见到银屑病皮疹发红，就以热毒论治，临证上当细审证，明辨因，以求正治，否则贻误病情。具体方证要点如下。

（1）皮肤出现寻常型银屑病皮疹。

（2）周身关节受累，关节肿胀，疼痛难忍，活动受限，可发生关节变形。

（3）反复发作，迁延不愈，每遇阴雨天或受寒受潮，症状加重。

（4）畏寒肢冷明显，无汗，恶风。

（5）脉沉缓或沉细弱，舌质淡，苔薄或腻。

【加减变化】龙江中医皮科流派医家在治疗该病过程中强调，只要病因病机相同，可异病同治，融会贯通，对于阳气不足，寒湿内阻，经络不通之证可大胆运用大辛大热之药以散寒除湿，温经通络，使邪去而正安。以"实则泻之""虚则补之""寒者热之"为法，辨证施治，守方不移，审证加减，若口黏、脘腹胀满、大便不成形、舌苔腻等脾虚湿盛者，可加炒白术、苍术、半夏、茯苓、厚朴以健脾除湿；若畏寒肢冷，腰腹冷痛等肾阳虚者，可加肉桂、仙茅、淫羊藿以温肾助阳；若关节肿痛，屈伸不利，活动受限者，可加豨莶草、伸筋草、防己、牛膝以祛风湿，通经络，利关节，止痹痛；若恶风重，汗出者，可重用黄芪40~60g以益气固表，加白术、防风以祛风止汗；若瘙痒严重者，可加白蒺藜、乌梢蛇以祛风止痒。

【使用禁忌】忌食辛辣腥发之物；保持情绪稳定，生活规律；孕妇禁用，凡有心、肝、肾器质性病变及白细胞减少者慎服雷公藤；龙江中医皮科流派喜用以川乌、草乌、附子等为代表的乌头类中药，一则是一类兼具强毒性与优药效的"毒效双性"中药，二则地处北疆，为高寒地区，因寒致病者较多，散寒药物的运用颇具心得。其所用药量在2020年《中国药典》规定的10~30g的基础上根据辨证论治、临床实际情况、病情轻重来酌情加减用量。但历代医书皆言有大毒，需尤为注意炮制方法，方可减毒存效。现将具体煎服方法，说明如下，此书中涉及此类药物煎服方法均按其煎服，其他篇章不再赘述。煎药器具以砂锅为好，将药物浸泡至少2小时，药与水的比例为1∶10，炙甘草和蜂蜜同煎，煎煮时间强调久煎，先用武火急煎45~60分钟，再慢火加入他药共煎，一般煎煮2小时左右，考虑不同患者的体质可能对此类药物的敏感性有所不同，建议在服药前可先尝是否口麻舌感，服用时要少许服用，不效再服，每日三服为常规服法，所以服用本方不可多剂一同煎煮，应随时观察用药反应，确保其安全性。在服药期间，应禁食寒凉类之品，以免降低药效，注意不宜长期大剂量服用，以防药物蓄积中毒。雷公藤也应特别注意剂量和煎煮方法，用量一般在10~30g，需用文火久煎1~3小时，与炙甘草共同煎煮，以制其毒性。临床上有一定的毒副作用，应定期随访患者是否存在不良反应，且应3~6个月检查患者的血常规及肝肾功能是否存在异常。

经典医案 宋某，女，32岁。初诊日期：2000年7月12日。

主诉：双手关节肿胀变形，活动受限，伴周身红斑丘疹脱屑6个月余。

现病史：患者于2000年1月，双手指关节肿胀、疼痛，晨起僵直，数天后面部及全身皮肤出现红色斑疹，上覆白色鳞屑，微痒，随之膝关节亦发生疼痛。去某西医院风湿科应用激素、抗生素、甲氨蝶呤等药物治疗，未能有效的控制病情。近日因居室阴冷，起居不慎，病情加重，关节疼痛增剧，双手关节肿胀、变形，不能活动，周身弥漫性皮疹渐融合成片，鳞屑增厚，似蛎壳状，畏寒恶风，手足冰冷，虽值盛夏，却门窗紧闭，棉被裹身，全身无汗，大便3日一行，遂来我院就诊。检查：患者表情痛苦，精神不振，双手关节肿胀冷痛、变形，不能活动，周身弥漫性皮疹渐融合成片，鳞屑增厚，似蛎壳状。舌质淡，苔薄白，脉沉细弱。

西医诊断：银屑病（关节病型）。

中医诊断：白疕。

中医辨证：素体阳虚，居室阴冷，起居不慎，寒湿之邪乘虚而入，外郁闭于肌肤，内痹阻于经络、关节所致。

治法：散寒除湿，温通经络，化瘀止痛。

处方：乌头通痹汤加减。

麻黄10g	桂枝15g	鸡血藤30g	制川乌10g（先煎）
苍术15g	蜂房15g	威灵仙20g	制附子10g（先煎）
全蝎10g	防风10g	鬼箭羽30g	雷公藤20g（先煎）
菝葜30g	防己6g	络石藤30g	炙甘草10g

14剂，水煎服，日1剂，早晚饭后30分钟温服。外用湿润烧伤膏，每日2次涂擦患处。

二诊：服上方14剂后，关节肿痛有所缓解，周身皮疹脱屑有所减轻，伴有瘙痒加白蒺藜20g、乌梢蛇30g以祛风止痒通络止痛。14剂，水煎服，日1剂，早晚饭后30分钟温服。外用同前。

三诊：服上方14剂后，关节肿痛明显减轻，周身皮疹脱屑减轻，出现恶风重，汗出，减麻黄，加黄芪40g、防风10g以益气固表。14剂，水煎服，日1

剂，早晚饭后 30 分钟温服。外用同前。

四诊：服上方 14 剂后，关节肿痛消失，活动良好，周身皮疹明显好转，效不更方，守方不变 14 剂巩固疗效。

健脾除湿饮

【组成】草豆蔻 20g，桂枝 10g，茯苓 15g，薏苡仁 30g，苍术 10g，山药 30g，扁豆 20g，芡实 20g，萆薢 10g，枳壳 10g，黄柏 10g，天花粉 15g。

【功效】温经散寒，健脾除湿。

【主治】掌跖脓疱病（寒湿型）。

【组方特色】多因寒湿困脾，湿邪内阻、脾胃升降失司、气机阻滞、气血搏结、湿毒凝聚所致，故自拟经验方"健脾除湿饮"，功在温经散寒，健脾除湿。主要是用于治疗寒湿型掌跖脓疱病。从其药味组成来看，本方以大量利湿之品为主，兼以少量温阳药，薏苡仁、茯苓二者味甘、淡，甘补淡渗，能利水渗湿，健脾运湿，薏苡仁亦能清热排脓；苍术苦寒，健脾燥湿利水之功，山药补脾益肺，白扁豆、芡实健脾燥湿，其共用可助益气健脾之功，体现顾护脾胃，治病求本；辅桂枝、草豆蔻辛温之品，桂枝温经散寒，并与茯苓相伍，以达温阳化饮，健脾利水之效，草豆蔻燥湿化浊，温中散寒，共达温经散寒，健脾燥湿之效；再投以萆薢利湿去浊，黄柏燥湿解毒排脓，天花粉清热解毒排脓，三药相伍，恐其"寒气化为热，热胜则肉腐，肉腐则为脓"，从而清热解毒排脓；加以枳壳与草豆蔻合以温中行气，旨在行气清除湿邪蕴积之根源。诸药相合，湿祛，寒散，脾健，脓消，疱愈，标本兼顾，收效颇佳。

【方证要点】本方适用于寒湿型掌跖脓疱病。临证要审因论治，考虑地域气候，北方地区，常因外感邪气，居处寒凉之地，寒为阴邪，手足掌心皆在内在下属阴，符合古人同气相求之论。所谓"伤于湿者，下先受之"。或平素寒湿之体，寒湿困脾则脾胃气滞蕴湿，湿蕴日久则生毒，加重寒湿之毒，客于肌肤则易加重病情。具体方证要点如下。

（1）掌跖部出现红斑基本消退，转为暗红色或红褐色。

（2）掌跖部脓疱，偶有新起，结痂，鳞屑减少，瘙痒。

（3）慢性反复发生，缠绵难愈。

（4）伴有体倦肢乏，饮食减少，大便稀溏。

（5）脉沉缓，舌质淡苔白滑。

【加减变化】因寒为阴邪易伤阳气，寒主收引，凝涩血脉、不通则痛。湿为有形之邪，性质黏腻，与寒邪交滞于经络，使关节疼痛沉重、屈伸不利，病情缠绵随证加减，若皮损新发、脓疱较多，自觉灼热感者，可加蒲公英、土茯苓、忍冬藤以清热解毒排脓；掌跖肿胀者，加冬瓜皮、防己、苍术以利水消肿；若手掌为重，加桑枝以通络止痛，足跖重者加牛膝引药下行而达病所；瘙痒明显者，加地肤子、蝉蜕祛风止痒。

【使用禁忌】 忌食生冷辛辣鱼腥海味；预防皮损处外伤，避免搔抓及不良刺激，以免继发感染。孕妇慎用，儿童与老年人酌情减量。

经典医案 李某，女，58 岁。初诊日期：2012 年 9 月 13 日。

主诉：双侧手掌足跖发生红斑，伴脓疱 3 年。

现病史：患者于 3 年前无明显诱因于双侧手掌足跖出现红斑，伴脓疱，后红斑范围逐渐扩大，脓疱增多。曾于当地及外地多家医院就诊，诊以掌跖脓疱病，给予多种中西药（中药汤剂多以清热除湿、解毒凉血为法）内服及外用药物治疗，效果不佳。现患者无明显诱因出现双侧手足掌跖见散在分布、大小不一红斑，其上散在粟粒大小脓疱，伴少量脱屑，畏寒肢冷，大便不成形，遂来我院就诊。检查：患者双侧手足掌跖见散在分布、大小不一红斑，其上散在粟粒大小脓疱，伴少量脱屑。脉象：脉沉。舌象：舌淡，苔白腻。

西医诊断：掌跖脓疱病。

中医诊断：白疕。

中医辨证：寒湿困脾，湿毒蕴阻。

治法：温经健脾，除湿解毒。

处方：健脾除湿饮加减。

草豆蔻 15g	桂枝 10g	茯苓 15g	苍术 15g
薏苡仁 30g	山药 30g	扁豆 20g	芡实 20g
天花粉 15g	萆薢 15g	枳壳 10g	白芍 15g
黄柏 15g			

14 剂，水煎服，日 1 剂，早晚饭后 30 分钟温服。

二诊：患者服药后皮疹有所消退，然仍有少量新发脓疱，察其舌暗，苔白，脉沉。苔腻已化，寒湿已有消退之兆，上方桂枝改为 15g，加当归 10g。14 剂，水煎服，日 1 剂，早晚饭后 30 分钟温服。

三诊：患者皮疹大部分消退，无新发脓疱，伴畏寒，舌暗，苔白微腻，脉沉。去薏苡仁、白芍，加茯苓皮 15g、川芎 6g。14 剂，水煎服，日 1 剂，早晚饭后 30 分钟温服。

四诊：仍以此方加减化裁治疗，2 个月余皮疹完全消退。

（张艳红）

第二节　清热利湿解毒系列

祛湿健发饮

【组成】车前子 15g（包煎），赤石脂 20g（包煎），猪苓 15g，茯苓 15g，泽泻 15g，白术 15g，茵陈 10g，桑叶 15g，山楂 30g，萆薢 25g，桑椹子 30g，白鲜皮 30g，夜交藤 30g，生地黄 15g，熟地黄 15g，川芎 15g。

【功效】祛湿健发，祛风止痒。

【主治】脂溢性脱发（湿热型）。

【组方特色】龙江中医皮科流派医家，临证讲授时往往以草喻发，小草既可因水源干涸，无以充养而凋，亦可因水涝日久，受浸过度而亡，临证湿热上蒸，而使毛发滋养无度而落，故以赵炳南老先生"祛湿健发汤"为基础方，自拟经验方"祛湿健发饮"，功效为祛湿健发，祛风止痒，主要用于湿热熏蒸所致之脂溢性脱发。从其药味组成来看，首入四苓散以利水渗湿，车前子、萆薢健脾利湿，车前子亦有利水不伤阴之用，甘淡渗湿之品相伍，使湿从下而走；生地黄、熟地黄、桑椹子、夜交藤补肾养血，以助生发之源；川芎一味，血中气药，活血行气，引药上行，上至头目，下行血络；辅以赤石脂收敛祛湿，山楂健脾化浊，茵陈清热祛湿，桑叶疏散风热祛脂，四药相配以达祛脂之效；白鲜皮燥湿祛风止痒以疗其标。诸药共奏标本兼施，达湿从下走，发从上生之良效。

【方证要点】本方对湿热型脂溢性脱发最为相宜，临证常分为干性、湿性两类，干性常系血虚风燥，湿性常由湿热熏蒸，发失所养，在治疗过程中应遵循"少脱、不脱、生发"的原则，在不同时期针对不同的侧重点，注重"湿""热""虚"之间的联系与区别，依法选方，才能药到病除。具体方证要点如下。

（1）头顶发稀疏，从两侧鬓角到头顶。

（2）头发油腻光亮、打绺，仍溢油脂。

（3）有糠秕状皮屑，伴瘙痒。

（4）伴有口苦咽干，心烦急躁，纳呆。

（5）脉滑数，舌红苔黄。

【加减变化】本方主要是针对湿热型脂溢性脱发治疗收效甚佳。若头油多，脱发重者，可加侧柏叶、桑叶以凉血生发；若瘙痒重者，加苦参、地肤子、白蒺藜以清热祛湿止痒；若湿盛时去熟地黄，血虚时加熟地黄以补肾养血；若湿热重者，加生山楂、虎杖、荷叶清热利湿祛脂；若口苦口干明显者，加黄芩、栀子、麦冬以清热泻火生津。

【使用禁忌】少食肥甘厚味之品，平素可多食山楂、草莓之类，对控制头发油腻感，颇多裨益；嘱咐患者脂溢性脱发病程缓慢，治疗脱发的阶段是先让其少脱，再到不脱，最后到长发，患者需耐心治疗，减轻思想负担，方能达到事半功倍的效果。

经典医案　杨某，男，27岁。初诊日期：2013年5月5日。

主诉：头部脱发，红色丘疹，伴脱屑、瘙痒1年余。

现病史：患者1年前于头部出现红色丘疹，头部皮脂腺分泌旺盛，油脂较多，头顶毛发日渐稀疏，2~3日洗1次，自行购买二硫化硒、酮康唑洗剂等药物外洗，其稍有改善，但疗效不显著，现患者无明显诱因，头顶毛发稀疏，油腻，有细碎糠皮状脱屑，面部皮肤毛孔粗大，表面油腻伴有瘙痒，心烦急躁，咽干、口苦有味，纳呆乏力，大便秘结，小便短赤，遂来我院就诊。检查：头顶毛发稀疏、油腻，有细碎糠皮状脱屑，面部皮肤毛孔粗大，表面油腻。脉象：滑数。舌象：舌红苔黄腻。

西医诊断：脂溢性脱发。

中医辨证：湿热上蒸所致。

治法：祛湿健发，祛风止痒。

处方：祛湿健发饮加减。

茯苓 30g	泽泻 15g	猪苓 15g	车前子 10g（包煎）
茵陈 30g	桑叶 15g	山楂 30g	赤石脂 20g（先煎）
草薢 25g	桑椹子 30g	白鲜皮 30g	生白术 15g
川芎 15g	夜交藤 30g	生地黄 15g	熟地黄 15g
半夏 20g	生龙骨 40g（先煎）		生牡蛎 40g（先煎）

14剂，水煎服，日1剂，早晚饭后30分钟温服。

外洗方：王不留行 60g　侧柏叶 60g　明矾 30g　苍耳子 30g

　　　　透骨草 60g　苦参 40g　白鲜皮 40g

7剂，用水适量煎煮后待温淋洗头部，1剂用2次，日1次，每次淋洗10~15分钟。

二诊：服上方14剂后，症状稍有改善，油脂分泌减少，但头皮出现散在红色丘疹，舌红苔黄，脉滑数，上方加僵蚕10g，白芷10g，蒲公英30g，14剂，水煎服日1剂，早晚饭后30分钟温服。外洗继续上方7剂，方法同前。

三诊：服上方14剂后症状有所改善，油脂明显减少，脱屑减轻，偶发红色丘疹，口苦，矢气多，手足多汗，入睡尚可，睡眠不实，舌红苔黄，脉滑数，上方加远志10g，胡黄连10g，肉桂3g，车前子改至15g（包煎），14剂水煎服，日1剂，早晚饭后30分钟温服。外洗继续上方7剂，方法同前。

四诊：服上方14剂后，症状明显改善，不油腻，脱屑，上述症状明显减轻，给予祛湿健发饮连续治疗3个月头部及面部出油明显减少，头发脱落减少，新发渐渐长出，效不更方，继用前方3个月，新生头发变粗变黑，恢复从前，观察2个月，效果稳定未复发。

引火归原汤

【组成】熟地黄60g，天冬30g，巴戟天30g，茯苓30g，怀牛膝15g，肉桂5g，砂仁10g（后下），制附子5g（先煎），五味子10g，黄连10g，黄柏15g，炙甘草10g（先煎）。

【功效】清上温下，引火归原。

【主治】口腔扁平苔藓（上热下寒型）。

【组方特色】龙江中医皮科流派医家认为水足则火藏于下，温煦脏腑，统领一身之气化，是为水火既济。若因外感内伤，致水亏于下，则火失其制，古人喻为水浅不养龙，于是离位上奔。肾水不足，火失其制，因火性炎上，可离位上奔，亦可循肾的经络下奔，形成全身上下虚火蔓延。以引火归原之法，取清代陈士铎《辨证录》的引火汤和郑钦安《医理真传》的封髓丹加减化裁，自拟经验方"引火归原汤"，治上热下寒之口腔扁平苔藓，功在清上温下，引火归原，从方药组成来看，重用熟地黄味甘滋润，善大补其肾水，古人谓其"大补五脏真阴"；辅以天冬滋肺肾之阴、五味子滋肾阴敛肺气，助主药大补真水，重滋肺金，金水之相生，水旺以治火；加以黄柏、砂仁、甘草苦甘能化阴，辛甘能化阳；再投以辛温之巴戟天补肾助阳，大热之附子温益肾水，肉桂引火归原，与黄连相伍，寒热并用，交通心肾；用以茯苓导水于下，怀牛膝引药下行，水火既济，交会肾宫，以达清上温下，引火归原之良效。

【方证要点】本方对上热下寒之口腔扁平苔藓最为相宜，治疗过程中，因症审因，求因立法，认为肾为先天之本，内寄命门之火，为水火之脏。肾中水火，共处一宅，水火相抱，阴平阳秘，人身命门之火以潜藏守伏为宜，离其位便成病态。若畏寒肢冷，小腿凉，舌淡红，脉沉细，显露出肾火虚衰之相，肾火虚衰则不能温养肾水，肾水寒极，逼真火浮游于上，水火相离，形成上热下寒之火不归原证。若颊黏膜红，自觉灼热刺痛即是上热的表现。具体方证要点如下。

（1）口腔黏膜损害，损害可见颊黏膜后侧，其次是舌腹侧、舌背、齿龈、腭部及咽喉等。

（2）损害特点为树枝状或网状银白色细纹及小丘疹，对称分布。

（3）可分为网状、斑块状、萎缩、丘疹、糜烂渗出或溃疡和大疱等类型，以网状型最多见。

（4）局部有加黏膜发红，溃疡自觉灼热刺痛等热象，全身伴有畏寒肢冷，舌淡薄白苔，脉沉滑等寒象。

（5）全身伴有手足心热，平素怕热不怕冷，口干多饮，舌尖红等阴虚之象。

【加减变化】引火归原汤酌情加减用于治疗口腔扁平苔藓虚火上冲者，疗效显著。临床中虚火往往表现似实火，必须细心体察，若误以实火，投苦寒之品，必加重病情。龙江中医皮科流派医家临证中善辨虚实，水亏者，以引火汤壮水敛火，导龙归海；水寒者，以引火汤加大附子、肉桂的用量，温脏敛阳，引火归原；若局部有颊黏膜发红，溃疡自觉灼热刺痛等热象，但全身伴有畏寒肢冷，舌淡薄白苔，脉沉滑等寒象，可用引火汤合交泰丸以引火归原；伴有手足心热，平素怕热不怕冷，口干多饮，舌尖红等阴虚之象，可用引火汤加龟甲等大滋肾阴之品。

【使用禁忌】禁辛辣刺激发物之品；孕妇慎用；儿童与老年人酌情减量。方中附子、肉桂均是辛热燥烈之品，阴虚阳亢者忌用，而阴虚火旺，里有实热，有出血倾向者慎用肉桂。

经典医案　王某，女，46 岁。初诊日期：2009 年 07 月 03 日。

主诉：颊黏膜红，白色条状斑块，时有左颊溃疡疼痛 2 年余。

现病史：患者 2 年前因左颊黏膜溃疡疼痛，在哈尔滨医科大学附属第一医院口腔科确诊为口腔扁平苔藓，未进行系统治疗，现因家中有事，情绪抑郁，颊黏膜红，白色条状斑块，左颊溃疡疼痛，自觉灼热刺痛，畏寒肢冷，小腿凉，口干，遂来我院就诊。检查：患者表情痛苦，精神不振，白色条状斑块，左颊溃疡疼痛。舌淡红薄白苔，沉细小滑数。

中医诊断：紫癜风。

西医诊断：口腔扁平苔藓。

中医辨证：上热下寒之火不归原证。

治法：引火归原。

处方：引火归原汤加减。

黄柏 15g	苦参 15g	白术 15g	砂仁 15g（后下）
肉桂 6g	黄连 10g	茯苓 20g	制附子 15g（先煎）
五味子 10g	怀牛膝 10g	天冬 20g	巴戟天 15g

炙甘草 10g（先煎）

7剂，水煎服，日1剂，早晚饭后30分钟温服。

二诊：服上方7剂后，溃疡面缩小，痛减，时有胸闷，舌淡，脉沉细。上方加太子参40g，檀香10g，莪术15g。7剂，水煎服，日1剂，早晚饭后30分钟温服。

三诊：颊黏膜后侧溃疡，漱口时疼痛，口苦无味，大便日一行，舌淡，苔薄白，脉沉滑。上方加熟地黄30g。7剂，水煎服，日1剂，早晚饭后30分钟温服。

四诊：症状减轻，但局部溃疡仍鲜红疼痛。上方加薏苡仁30g，滑石15g（包煎），赤小豆30g，败酱草30g。7剂，水煎服，日1剂，早晚饭后30分钟温服。

五诊：局部疼痛减轻，溃疡面积缩小。上方14剂，水煎服，日1剂，早晚饭后30分钟温服。

六诊：溃疡已消失，但颊黏膜活动时仍感疼痛。上方14剂巩固疗效。共服56剂，症状基本缓解，疗效显著。

解毒除湿汤

【组成】黄芩15g，黄连10g，茵陈15g，苍术20g，白术15g，茯苓15g，厚朴10g，白茅根30g，土茯苓30g，白花蛇舌草30g，重楼15g。

【功效】清热除湿解毒。

【主治】掌跖脓疱病（湿热型）。

【组方特色】掌跖脓疱病是以掌跖部脓疱为主要症状，中医多认为，热盛肉腐则为脓，为气血所化生，"脓者，多湿热之象也"。本病的发生有实亦有虚，实多由素体蕴热，毒邪外感，以致热毒血盛；虚则由饮食不节，损伤脾胃，脾失其运化，湿热内蕴，日久化毒所成。针对以上病机，在治疗上除清热除湿之外，还需顾护脾胃，一可健脾以化湿，二又可防苦寒直折、更伤脾土。此型应从"湿""热""毒"进行辨治，故自拟经验方"解毒除湿汤"，土茯苓专入胃、肝，专疗恶疮痈疽之名药，故方中重用，甘淡渗利善解湿毒，辅以茵陈、苍术、白术、茯苓、厚朴以健脾除湿，以治本病之"湿"；加以苦寒之品，黄芩、黄连清热燥湿，以疗本疾之"热"，白花蛇舌草、重楼清热解毒，以疗本病之"热毒"；同时辅以白茅根清热凉血解毒利尿。本病在治疗过程中重在解湿毒热毒，结合内调"脾"脏，"健脾运湿"之法，使脏腑和、气血畅、诸邪除。

【方证要点】本方用于治疗湿热型掌跖脓疱病。掌跖脓疱病多源于"湿"，一是外感湿邪，另则是脾失其健运以至湿从内生，同时与风、热、毒诱发有关，使其合而所致，在治疗上相互兼顾，合而有之，因此内治以"清法"为主，以"实则泻之""热则寒之"的理论基础，结合"苦寒燥湿""健脾运湿"之法，强调审因立法论治。具体方证要点如下。

（1）脓疱较多，伴红斑、鳞屑、灼热、瘙痒或疼痛。

（2）皮损多见于掌跖部。

（3）周期发作，缠绵难愈，可伴水疱，渗出、糜烂较重。

（4）口苦、渴不欲饮，大便干或黏腻不爽，小便黄。

（5）脉滑数或濡数，舌质红，苔薄黄或腻。

【加减变化】在临床治疗过程中，常用土茯苓以清热解毒除湿、萆薢利湿、苍术燥湿、茯苓渗湿、泽泻导湿并用，使湿之退而有路，或从健脾而化，或从小便而走，或从腠理而出，在治疗渗出性、脓疱性皮肤病的过程中，多重用土茯苓以解毒利湿，收效甚佳，同时常辅以虫类药，如蜈蚣、全蝎取其走窜之性，以毒攻毒；红斑较重者，加赤芍、生地、牡丹皮以清热凉血消斑；若脓疱较多者，加半枝莲、鱼腥草以清热解毒排脓；若脓疱干瘪者，酌减利湿之品，加以润燥止痒之刺蒺藜、白鲜皮；若后期阴伤，加入生地黄、北沙参、麦冬以生津养阴润肤。

【使用禁忌】禁食鱼腥海味、辛辣动风之品；加强营养，注意休息，防止外伤；避免搔抓及不良刺激，以防继发感染；孕妇慎用，儿童与老年人酌情减量；疾病后期恐其除湿而出现阴伤，应酌减利湿之品，加以生津养阴之药。

经典医案　赵某，女，53岁。初诊日期：2013年3月16日。

主诉：掌跖部红斑点，皮下散发脓疱，伴脱屑瘙痒1年余。

现病史：患者1年前无明显诱因，掌跖部出现红色斑点，皮下有小脓疱，色灰白，伴有脱屑，手足微痒，病情时轻时重，周期性发作，未经系统治疗，常自购外用药维持（具体用药不详），10天前掌跖部又出现片状红斑，散在脓疱，伴瘙痒胀痛，平素出汗多，手足心热，大便稀，不成形，日一行，遂来我院就诊。检查：掌跖部出现片状红斑，散在脓疱。舌淡红，苔薄白。沉细数。

西医诊断：掌跖脓疱病。

中医诊断：白疕。

中医辨证：湿热火毒蕴熏肌肤所致。

治法：清热利湿，祛风解毒。

处方：解毒除湿汤加减。

　　　黄芩15g　　　　黄连10g　　　　白茅根30g　　　　白鲜皮15g

茵陈 15g	苍术 20g	土茯苓 30g	川厚朴 10g
白术 15g	茯苓 15g	重楼 15g	白花蛇舌草 30g
蜈蚣 2 条	蛇蜕 10g	炒山药 40g	车前子 15g（包煎）
甘草 5g			

7 剂，水煎服，日 1 剂，早晚饭后 30 分钟温服。

外用三黄止痒散、尿素乳膏，二者 1：3 比例调匀外用，日 2 次。

二诊：服上方 7 剂后，症状稍减，偶有脓疱新发，手足心热，便稀，不成形，有时发黏，上方加黄芪 30g，地骨皮 15g，蜂房 15g，茯苓改至 20g，炒山药改至 20g，7 剂，水煎服，日 1 剂，早晚饭后 30 分钟温服。外用同前。

三诊：皮疹明显消退，未见新发脓疱，大便仍不成形，日一行，上方加秦皮 20g，14 剂，水煎服，日 1 剂，早晚饭后 30 分钟温服。外用同前。

四诊：掌跖部皮疹基本消退，诸症皆除，上方 7 剂，巩固疗效。

散风苦参汤

【组成】苍术 20g，黄柏 15g，生薏苡仁 30g，乌梢蛇 30g，土茯苓 30g，苦参 10g，萆薢 15g，猪苓 15g，泽泻 10g，白鲜皮 20g，金银花 30g，连翘 15g，蒲公英 30g，忍冬藤 30g，甘草 6g。

【功效】清热利湿解毒。

【主治】寻常型银屑病（湿热型）。

【组方特色】寻常型银屑病湿证多表现以下肢皮疹多见，或皮损多肥厚而呈蛎壳状，且病情缠绵顽固迁延不愈，符合湿邪致病特点，临床以利湿清热为治则，故自拟经验方"散风苦参汤"，主治湿热所致寻常型银屑病，从方药组成来看，"散风苦参汤"方中用苍术、黄柏、生薏苡仁，以三妙散之意，达清利湿热之效，尤以下焦之湿热；配伍土茯苓解毒除湿、消肿，《本草正义》曰其"利湿清热，故能入络搜剔湿热之蕴毒"；因湿性下趋，配以淡渗利湿之品，用萆薢、猪苓祛除湿邪，泽泻利水泄湿浊，故而因势利导，使邪有去路；白鲜皮清热解毒燥湿，尤善走皮肤，且可祛风止痒；苦参清热燥湿；吴谦所说"徒清热则湿不退，徒祛湿则热愈炽"，故用金银花、连翘、忍冬藤可清热凉血解毒而祛除热邪，可疏在表之风；蒲公英可清热解毒，又可消痈散结；乌梢蛇甘平，搜剔经络之风兼以解毒止痒，可达局部气血调达则风自灭，且利于除湿；甘草调和诸药。诸药相伍以达清热解毒利湿之功。

【方证要点】本方对湿热型寻常型银屑病最为相宜，临床表现以下肢皮疹多见，且病情迁延不易速去，与湿邪致病特点密切相关。具体方证要点如下。

（1）皮疹呈钱币状、斑片状、皮疹色红或淡，鳞屑黏腻，不易剥离。

（2）皮疹以下肢为重，或发于皮肤皱褶部位。

（3）病程较长，迁延不愈。

（4）伴有头重、胸膈满闷，或伴有腹胀、食少纳呆，手足心热，口腻不渴，尿少色黄，大便溏薄或黏腻不爽。

（5）脉滑数，舌苔黄腻或厚而滑。

【加减变化】湿邪所致的寻常型银屑病可根据不同的体质而有热化、寒化、毒化、燥化之分，若遇火盛或阴虚火旺之体则成湿热之化，而成湿热型银屑病，可用本方加减治疗；反之遇寒盛或水盛之阳虚之体，湿化为寒而成寒湿型银屑病，可用独活寄生汤加减治疗；若湿热郁久不解，可化为湿毒而成脓疱型银屑病，可用土茯苓饮合五味消毒饮或萆薢渗湿汤加减治疗；若脾虚湿盛，湿久化燥，而成干燥角化型银屑病，可用健脾除湿汤加减。总之，临证要注意湿邪特点，考虑气候环境，审因论治，整体把握，方可收效。

【使用禁忌】忌食荤腥海味、辛辣动风之物；忌用热水烫洗；避免物理性、化学性物质和药物的刺激，防止外伤，切忌滥用药物；老年人酌情减量。

经典医案　赵某，男，47岁。初诊日期：2013年06月28日。

主诉：双下肢大片红色地图状斑疹，鳞屑伴瘙痒8个月余。

现病史：患者9年前因吃火锅后而发病，经当地医院诊断为银屑病，给予治疗后痊愈，具体用药不详，现患者8个月前无明显诱因出现双下肢大片红色地图状斑疹、鳞屑，瘙痒不著，夜间或受热则痒，身汗多，手足心热，大便稀不成形，小便调，遂来我院就诊。检查：双下肢大片红色地图状斑疹、鳞屑。舌象：舌淡红苔腻。脉象：脉沉小滑。

西医诊断：寻常型银屑病。

中医诊断：白疕。

中医辨证：素体蕴热，或禀赋不足，脾胃虚弱，失于运化，湿热内生，兼感毒邪，湿热邪毒，蕴积肌肤。

治法：清利湿热，祛风解毒。

处方：散风苦参汤加减。

苍术 20g	黄柏 15g	乌梢蛇 30g	牡丹皮 10g
萆薢 20g	猪苓 15g	土茯苓 30g	金银花 30g
苦参 10g	泽泻 15g	白鲜皮 30g	川牛膝 15g
连翘 15g	白术 15g	丹参 30g	生薏苡仁 30g
甘草 10g			

14 剂水煎服，日 1 剂，早晚饭后 30 分钟温服。

二诊：患者病情有所缓解，双下肢红色斑疹颜色变淡，手足心热，大便不成形，继服前方加白术改为焦白术 15g，炒山药 40g。14 剂，水煎服，日 1 剂，早晚饭后 30 分钟温服。

三诊：症状缓解明显，大便黏腻，手足心热，继服上方加地骨皮 15g，蒲公英 30g。14 剂，水煎服，日 1 剂，早晚饭后 30 分钟温服。

四诊：双下肢基本消退，诸症皆除。

利湿解毒汤

【组成】土茯苓 30~60g，生薏苡仁 30~60g，白鲜皮 30g，苍术 20g，牡丹皮 15g，栀子 15g，蚕沙 15g（包煎），滑石 15g（包煎），通草 15g，车前子 15g（包煎），虎杖 30g，大豆黄卷 10g，雷公藤 20~30g（先煎），甘草 10g（先煎）。

【功效】健脾利湿，清热解毒。

【主治】天疱疮（湿热型）。

【组方特色】本方是选用《霍乱论》中蚕矢汤加减化裁的经验方。功在健脾利湿，清热解毒。主要是用于治疗湿热久蕴，湿毒凝聚所致的天疱疮。从其药味组成来看，方中重用甘淡之品，土茯苓以清热除湿解毒，生薏苡仁健脾渗湿解毒，二药相配达祛除体表皮肤的湿热蕴毒之邪，以治本病之湿；辅以蚕沙、滑石、通草、大豆黄卷、栀子清热解毒利湿之品，与主药相伍取蚕矢汤之意，达清热利湿，解毒降浊之功；辅以除湿之品，车前子甘寒滑利，善利水湿，虎杖苦寒以清热利湿解毒，苍术苦温燥湿健脾，三药相伍共助清热解毒利湿之功；投以白鲜皮清热燥湿止痒，牡丹皮清热凉血解毒，二药相伍达清热解毒之用；又以人体之血脉分行与藤草之盘旋缠绕亦有其相似之处，遂以雷公藤祛风除湿解毒，助其解毒除湿之力，达事半功倍之功，甘草解毒调和诸药。诸药相伍是使热清、湿除、毒解、疱愈之良剂。

【方证要点】本方对湿热型天疱疮最为相宜。《外科大成·卷四·天疱疮》有"天疱疮者，初起白色燎浆水疱，小如芡实，大如棋子，延及遍身，疼痛难忍"，是对天疱疮典型临证特点的描述，为临床提供了依据。天疱疮若见疱壁松弛潮红，皮损较厚或结痂而不易脱落，糜烂面大或湿烂成片的脾虚湿盛者，尚可随证加减使用，具体方证要点如下。

（1）基本损害为水疱、红斑、疱壁薄，易破裂，形成糜烂流汁较多，或结痂。

（2）损害初发于口腔黏膜或皮肤某处，数周内逐渐遍布全身。

（3）凯尔尼格征阳性。

（4）伴有身热心烦，口渴纳呆，疲倦乏力，小便短赤，大便干结。

（5）脉濡数或滑数，舌红苔黄腻。

【加减变化】《医宗金鉴·外科心法要诀》卷七十四："初起小如芡实，大如棋子，燎浆水疱，色赤者为火赤疮；若顶白根赤，名天疱疮。俱延及遍身，焮热疼痛，未破不坚，疱破毒水津烂不臭，上体多生者，属风热盛，宜服解毒泻心汤；下体多生者，属湿热盛，宜服清脾除湿饮。未破者，俱宜蝌蚪拔毒散敷之；已破者，俱宜石珍散撒之，清其湿热，破烂自干，甚效。"本病临床病情常复杂多变，龙江中医皮科流派医家，常以古人为借鉴，临证强调整体辨证，审因论治，以清热解毒利湿为主要治则，常投以土茯苓、生薏苡仁、萆薢、虎杖、赤小豆、蚕沙、雷公藤、积雪草等清热解毒利湿之品，每每以《医宗金鉴》的清脾除湿饮、《温病条辨》的三仁汤、《霍乱论》的蚕矢汤等随证加减治疗，收效甚佳。

【使用禁忌】服此方时禁食辛辣荤腥海味的食物，但应注意营养支持，给予正常的营养需要如高蛋白、低盐饮食；皮损结痂或层层脱落时，可用麻油湿润，轻轻揩之，不宜水洗，要注意预防全身和局部感染；孕妇禁用，儿童与老年人酌情减量。因其煎煮后容易使药液浑浊不易取汁的蚕沙、滑石、车前子，用纱布包裹入煎。

经典医案　王某，男，79 岁。初诊日期：2009 年 07 月 19 日。

主诉：胸背、右侧小腿红斑，并出现水疱、大疱 3 个月余。

现病史：患者前胸、后背、右小腿水疱 3 个月，初发时皮损瘙痒，水疱低张力性，容易破溃而形成糜烂面，消退后留有色素沉着，至某三甲医院经皮肤病理确诊为寻常型天疱疮，使用激素维持治疗，但停激素后又发。现胸背、右侧小腿水疱，疱液澄清，疱壁较薄，容易破溃，尼氏征阳性，糜烂渗出，伴难闻气味，口腔溃疡明显，自述皮疹不断新发，局部自觉痒痛相兼。既往患糖尿病、高血压病史 10 余年，自行用药维持。伴口干，饮食欠佳，大便秘结，2 日一行，小便黄，遂来我院就诊。检查：胸背、右侧小腿水疱，疱液澄清，疱壁较薄，容易破溃，尼氏征阳性，糜烂渗出，伴难闻气味，口腔溃疡明显。舌质红，伴瘀点、瘀斑，苔中腻。脉沉实有力。

中医诊断：火赤疮。

西医诊断：寻常型天疱疮。

中医辨证：心火偏旺，毒热炽盛，脾湿内生，湿热交阻，泛于肌肤。

治法：清热解毒，健脾利湿。

处方：利湿解毒汤加减。

土茯苓 60g	焦白术 15g	天花粉 15g	栀子 15g
赤茯苓 20g	生地黄 15g	白鲜皮 30g	茵陈 15g
泽泻 15g	麦冬 15g	苍术 20g	滑石 15g（包煎）
连翘 15g	黄芩 15g	生薏苡仁 60g	车前子 15g（包煎）

7 剂，水煎服，日 1 剂，早晚饭后 30 分钟温服。

外用三黄止痒散、青蛤散、尿素乳膏，三者以 1∶1∶5 比例混合均匀，每日 1~2 次涂搽患处。

二诊：患者水疱明显减少，右鼻旁颊部有一枚新疹。继服前方加雷公藤 10g（先煎）。7 剂，水煎服，日 1 剂，早晚饭后 30 分钟温服。

三诊：皮损继续好转，口腔溃疡已愈，耳后突发新疹，头皮部较重。继服前方加积雪草 30g，柴胡 15g，升麻 15g，虎杖 30g。7 剂，水煎服，日 1 剂，早晚饭后 30 分钟温服。

四诊：红斑转淡，水疱消失大半，基本无新发，痒痛感缓解。继服前方土茯苓改至 80g、生薏苡仁改至 80g、去升麻、虎杖，加杏仁 10g，白蔻仁 15g，通草 15g，川厚朴 15g，地肤子 30g。服 7 剂，水煎服，日 1 剂，早晚饭后 30 分钟温服。

五诊：水疱已无新起，原有水疱干瘪消失，红斑色淡，饮食及二便调。继服前方土茯苓改至 100g，加海桐皮 30g。服 14 剂巩固。水煎服，日 1 剂，早晚饭后 30 分钟温服。

六诊：患者后背、耳后、头顶又发新疹，瘙痒明显，二便尚可，苔黄腻，脉弦滑。调整处方如下。

土茯苓 60g	积雪草 30g	萹草 30g	萆薢 30g
白鲜皮 15g	茯苓皮 20g	白英 30g	蜈蚣 2 条
地肤子 20g	半枝莲 30g	蝉蜕 15g	秦艽 20g
蒲公英 30g	赤小豆 30g	全蝎 6g	蚕沙 20g（包煎）
甘草 6g（先煎）	雷公藤 30g（先煎）		

7 剂，水煎服，日 1 剂，早晚饭后 30 分钟温服。嘱患者口服复方甘草酸苷片或甘草酸二铵肠溶胶囊等药物，次量按说明执行，中药服后 10 分钟温水送服。

七诊：水疱未见新发，痒感减轻，舌淡紫，上伴瘀点。继服前方加天仙藤 15g，钩藤 15g，夜交藤 15g，鸡血藤 30g，乌梢蛇 15g。14 剂，水煎服，日 1 剂，早晚饭后 30 分钟温服。

八诊：水疱干瘪，红斑消退，未见新疹，自觉症状消失，食眠均佳，偶有乏力，苔腻。继服前方加黄芪 30g，茯苓 15g。14 剂巩固。水煎服，日 1 剂，早晚饭后 30 分钟温服。前后治疗 3 个月余，皮疹未有新发，自觉症状消失。

解毒退斑汤

【组成】土茯苓 60g，苍术 15g，黄柏 15g，薏苡仁 30g，川牛膝 10g，虎杖 30g，白花蛇舌草 30g，白英 30g，菝葜 10g，半枝莲 15g，牡丹皮 15g，赤芍 15g，车前子 15g（包煎），金银花 15g，赤茯苓 15g，泽泻 10g。

【功效】清热利湿，化瘀解毒，散结止痛。

【主治】变应性皮肤血管炎（湿热蕴毒型）。

【组方特色】龙江中医皮肤流派医家临证重用土茯苓以解毒利湿，通利关节，又以"四妙"治下肢之湿热而立法选方。同时考虑本病与一般之皮肤紫癜不同，常湿热蕴结而致其热盛肉腐，伴有糜烂溃疡，甚或坏死之象，以此多将其辨为"毒"邪所致，因此辅以解毒之品加减化裁的经验方"解毒退斑汤"，以清热解毒利湿为主，方中重用土茯苓以解毒利湿、通利关节，赤茯苓、车前子、泽泻以清热利水渗湿，使湿热之邪随水而去；黄柏苦寒，清热泻火，燥湿解毒，可清利皮肤湿热，苍术、薏苡仁以健脾燥湿、祛风除湿，川牛膝以逐瘀通经、通利关节，四药相合取四妙之意清热利湿；投以金银花、白花蛇舌草、虎杖、半枝莲、白英、菝葜疗毒之品，主以清热解毒，辅以清热利湿，散结消肿；辅以牡丹皮、赤芍有清热凉血、散瘀消斑之功，并增强清热之效；诸药相合使湿有出路，毒有法解，热有药清，疱有方除，以达清热利湿解毒之良方。

【方证要点】本方对湿热蕴毒所致变应性皮肤血管炎最为相宜，龙江中医皮科流派医家强调在辨证施治思想的基础上，采取清热利湿、解毒化瘀、散结止痛为治疗原则，结合中医的整体观念，促进结节消退，缓解疼痛，患处愈合。而对于皮损反复发作，伴有色素沉着、萎缩性瘢痕或结节日久，或暗紫红色，溃疡经久不愈者，不适用。具体方证要点如下。

（1）皮损紫癜性斑丘疹、水疱、血疱、结节、多有渗液、溃疡等多种形态。

（2）好发于下肢，呈对称性分布，反复发作，不易好转。

（3）自觉轻度瘙痒、灼热、疼痛。

（4）伴有发热口渴，脘腹胀满，肢酸倦怠，小便黄赤。

（5）脉滑数，舌质红，苔薄黄或黄腻。

【加减变化】龙江中医皮科流派医家在临证治疗本病时，讲究重则利湿，轻者化湿，注重使用祛湿药的层次性，根据患者的不同病情及疾病的相应阶段，做到精选用药，药到病除，随证加减，因人体之血脉分行与藤草之盘旋缠绕亦有其相似之处，故常投以藤类药物通经活络化血化瘀，并可抵制湿邪的重浊黏腻之性，如《饮片新参》中记载鸡血藤："祛瘀血、生新血、流利经脉，治暑痧，风血痹症。"如海风藤、忍冬藤、雷公藤以祛风通络活血，可达事半功倍之效，同时本病多发生在下肢部位，有向下趋势，故常用川牛膝、泽泻引药下行。

【使用禁忌】忌食辛辣刺激荤腥海味之物；避免受寒，防止感冒和上呼吸道感染；嘱其应卧床休息、抬高患肢、避免体力劳动；老年人酌情减量。

经典医案 雷某，男，20岁。初诊日期：2010年12月19日。

主诉：双下肢有瘀点、瘀斑、糜烂伴疼痛感6年余。

现病史：患者无明显诱因双下肢紫癜，伴溃疡及局限性坏死发黑，自觉疼痛6年余。曾在多家三甲级医院诊治，经诊断为变应性皮肤血管炎，用过泼尼松1个月、中药制剂、火把花根片等，但疗效不稳固，反复发作。现双下肢针尖到黄豆大小瘀点、瘀斑，压之不退色，右侧小腿及足部有溃疡糜烂，伴有渗出浮肿，亦可见萎缩性瘢痕，且右足内踝周围有黑色结痂，自述疼痛灼热感，伴倦怠乏力，饮食欠佳，大便秘结，小溲黄赤，遂来我院就诊。检查：双下肢针尖到黄豆大小瘀点、瘀斑，压之不退色，右侧小腿及足部有溃疡糜烂，伴有渗出浮肿，亦可见萎缩性瘢痕，且右足内踝周围有黑色结痂。舌质红，边缘有齿痕，苔黄。脉滑。

西医诊断：变应性皮肤血管炎。

中医诊断：脉痹。

中医辨证：湿热内盛，蕴久化毒，侵犯下焦，瘀血阻络，气血受阻，凝聚肌肤。

治法：清热利湿，活血通络，解毒止痛。

处方：解毒退斑汤加减。

生地黄 15g	土茯苓 60g	苍术 15g	虎杖 30g
鸡血藤 30g	川牛膝 15g	白英 30g	黄柏 15g
半枝莲 15g	牡丹皮 10g	丹参 30g	黄芪 40g
丝瓜络 20g	赤茯苓 20g	蜈蚣 2条	王不留行 15g
天仙藤 15g	忍冬藤 60g	连翘 20g	雷公藤 20g（先煎）
白花蛇舌草 30g	生薏苡仁 30g	通草 15g	赤芍 15g
炙甘草 10g（先煎）			

21剂，水煎服，日1剂，早晚饭后30分钟温服。外用湿润烧伤膏，每日4~5次涂搽患处。

二诊：患者下肢红疹变淡，疼痛减轻，浮肿消。继服前方加玄参20g，当归20g。21剂，水煎服，日1剂，早晚饭后30分钟温服。

三诊：肿消痛止，大部分疮口愈合，仅留三处浅表溃疡，紫癜亦消失，二便调，苔腻。继服前方加藿香15g。14剂水煎服，日1剂，早晚饭后30分钟温服。

四诊：患者疮口全部愈合，痛止，余无不适。继服前方14剂，巩固疗效。

（张艳红）

第三节　祛风除湿散寒系列方

祛风败毒汤

【组成】荆芥10g，防风10g，羌活10g，独活15g，苍术15g，威灵仙15g，白鲜皮15g，乌梢蛇15g，蜈蚣2条，全蝎6g，当归15g，川芎20g，甘草10g。

【功效】祛风解毒，散寒通络。

【主治】寻常型银屑病（风寒型）。

【组方特色】中医讲因时、因地、因人制宜，黑龙江地处北疆，高寒多风，年平均气温在零度以下，日照相对较少，无霜期短，冬季漫长，阴寒肃杀之气多，而阳热生发之气少，本病多冬病夏愈或冬重夏轻，且多由风寒感冒而诱发，龙江中医皮科流派医家针对慢性、复发性、长期缠绵不愈的相对棘手的寻常型银屑病，总结历代先贤治疗银屑病的基础上，结合北方地区的气候特点，经过反复的临床经验而形成。其病因病机和治则源于《医宗金鉴·外科心法要诀》，"白疕之形如疹疥，色白而痒多不快，固由风邪客皮肤，亦有血燥难荣外"，即风盛血燥，认为本病是由风邪稽留在腠理，血分枯燥不能营养皮肤所致，病起服"防风通圣散"，再服"搜风顺气丸"，即祛风润燥止痒。自拟经验方"祛风败毒汤"，功在祛风解毒，散寒通络，主要是用于治疗风寒型寻常型银屑病。从其药味组成来看，荆芥祛风解表，防风祛风胜湿，共为君药；羌活、独活解表散风寒、祛风胜湿，苍术祛风燥湿，威灵仙祛风除湿通络，白鲜皮祛风除湿止痒，驱邪外出，共祛外风，乌蛇为祛风毒之要药而搜风通络，蜈蚣、全蝎以毒攻毒，息风止痒共除内风之臣，诸药相伍，体现龙江中医皮科流派以"风"治疗银屑病的特色；当归、川芎养血活血，和营润燥，有"治风先治血"之旨为佐；甘草解毒和中为使药。全方共奏祛风、散寒、除湿、理血、润燥、通络、止痒之功效。

【方证要点】从长期临床实践中观察到，银屑病患者有冬重夏轻的特点，慢性银屑病反复发作患者阳虚者甚多，阳虚则易感寒湿之邪，《黄帝内经》云"阳化气，阴成形"，银屑病冬季发病，寒区易患，而北方属寒凉之地，故北方患者多寒性之体，同时风为百病之长，寒邪侵犯人体易挟风邪，风寒邪侵犯人体，而致风寒型寻常型银屑病，采用祛风解毒、通络散寒之法。具体方证点如下。

（1）皮疹色淡或暗红，基本无新皮疹出现。

（2）皮疹上覆鳞屑，伴有瘙痒。

（3）多见秋冬发病，或夏轻冬重，反复发作，病史多年。

（4）伴畏寒肢冷，膝下发凉，无汗口不渴。

（5）脉沉细，舌淡苔薄白。

【加减变化】龙江中医皮科流派医家在寻常型银屑病的治疗中运用祛风散寒（化湿）之法，是针对部分风寒证患者而设，适用于北方的高寒地带和属于阳虚寒凝体质的患者，进行辨证施治，随证加减。无汗或少汗者，加麻黄开腠理，透毛窍，宣肌肤之闭滞；脾虚便溏者，加炒山药健脾止泻；畏寒肢冷者，加制附子（先煎）、桂枝温经散寒通阳；瘙痒剧烈者，加白蒺藜、夜交藤止痒；苔藓样改变明显者，加土贝母、夏枯草、僵蚕解毒散结；舌紫血瘀者，加鸡血藤补血行气通络；食后腹胀者，加川厚朴以行气消胀；手足心热者，加牡丹皮、地骨皮凉血清热；大便干者，加火麻仁以润燥通便；咽红咽痛者加山豆根、桔梗利咽止痛。

【使用禁忌】禁辛辣刺激发物之品；注意消除患者恐惧心理；嘱其避风寒调起居，以防外感；不宜用过分刺激复杂的疗法，宜用简单温和之法；孕妇慎用，儿童与老年人酌情减量。

经典医案 宋某，女，22岁。初诊日期：2010年12月06日。

主诉：双肘、膝、头皮红斑丘疹，伴脱屑瘙痒10余年。

现病史：患者10年前因感冒后出现双肘、膝、头皮红斑丘疹，伴脱屑瘙痒，在哈尔滨医科大学附属第一医院诊断为银屑病，并曾在我市多家医院进行诊疗，具体治疗药物不详，疗效不显著，反复发作，时轻时重，多冬重夏轻，近2年无明显诱因加重，双肘、膝、头皮有淡红色斑片丘疹，上覆银白色鳞屑，伴有明显瘙痒，畏寒肢冷，无汗，大便日一行，遂来我院就诊。检查：双肘、膝及头皮有淡红色斑片丘疹，上覆银白色鳞屑。舌淡苔薄白，右边有紫斑。脉沉细。

西医诊断：银屑病。

中医诊断：白疕。

中医辨证：阳虚寒盛，风寒湿邪，阻于肌肤，腠理闭塞，营卫郁滞。

治法：祛风散寒，温阳除湿，通络止痒。

处方：祛风败毒汤加减。

荆芥 10g	防风 10g	羌活 10g	威灵仙 15g
当归 12g	川芎 10g	独活 15g	乌梢蛇 30g
苍术 15g	蜈蚣 2 条	川牛膝 20g	白鲜皮 15g
麻黄 6g	制附子 10g（先煎）		炙甘草 10g（先煎）

7 剂，水煎服，日 1 剂，早晚饭后 30 分钟温服。

二诊：头皮疹消，肘部皮疹已平，膝部皮疹未平，晚饭服药后腹部有胀感，舌淡，薄白苔，脉沉滑。上方加川厚朴 10g，吴茱萸 6g。14 剂，水煎服，日 1 剂，早晚饭后 30 分钟温服。

三诊：腹胀消失，膝部皮疹已平，头皮偶有脱屑，舌淡，薄白苔，脉沉滑。上方制附子改为 15g（先煎）。7 剂，水煎服，日 1 剂，早晚饭后 30 分钟温服。

四诊：前后共服 28 剂中药，皮疹基本扁平，自觉症状消失，基本达到临床治愈。

消癜汤

【组成】蝉蜕 10g，地龙 10g，麻黄 5g，荆芥 6g，细辛 5g（先煎），独活 10g，羌活 6g，丹参 10g，红花 6g，制川乌 5g（先煎），制草乌 5g（先煎），水牛角 10g（先煎），紫草 10g，炙甘草 10g（先煎）。

【功效】祛风、散寒、除湿。

【主治】过敏性紫癜（风寒湿型）。

【组方特色】龙江中医皮科流派医家在临床治疗过敏性紫癜时，强调审因辨证施治，重视北方地域气候特点，临证发现风寒湿邪所致本病并不少见，遂自拟经验方"消癜汤"，功在祛风散寒除湿之效，主要治疗风寒湿型过敏性紫癜，从其药物组成来看，首加入一派辛温之品，麻黄、荆芥、羌活、独活四药相用，达祛风散寒除湿止痛之功，制川乌、制草乌、细辛三药相伍，体祛风除湿，温阳散寒，消肿止痛之效，共达祛风除湿，散寒止痛之功；辅以消斑之药，蝉蜕、地龙息风通络以消斑，丹参、红花活血化瘀以消斑，水牛角、紫草凉血止血以消斑，体现治血消斑贯穿始终，炙甘草调和诸药。综观全方，共奏散风、祛寒、除湿、止血、消疹、化斑之良效。

【方证要点】本方适合过敏性紫癜属于风寒湿型，龙江中医皮科流派医家临证强调望闻问切，诊断时，要仔细询问患者的病史，注重辨证施治，注意询问是否仅见皮肤瘀点瘀斑的单纯型，或有无内脏损害，如伴有呕吐、腹痛、便血等症状的腹型紫癜；或伴有眼睑和下肢水肿、蛋白尿、血尿、管型尿者的肾型紫癜；抑或是伴有关节肿胀、疼痛者的关节型紫癜，临证要加以注意，综合治疗，儿童发病尤应询问是否有扁桃体炎病史，查看扁桃体是否肿大。具体方证要点如下。

（1）针尖或绿豆大小瘀点瘀斑，成淡红色或暗红色，压之不退色。

（2）多发于下肢，特别是小腿伸侧，偶见于上肢和躯干。

（3）多在发病前有上呼吸道感染表现可伴有腹型、肾型、关节型表现。

（4）初起可见恶风发热，伴有面色苍白、肢凉困重。

（5）脉浮或浮缓，舌淡苔白。

【加减变化】本方主要是针对风寒湿型过敏性紫癜治疗收效甚佳。临证强调患者所处北疆寒冷地域，此类患者颇为常见，如用凉血解毒之法而不详加辨证，势必适得其反，故其审因论治，随证加减，若伴咽痛、咽肿者，加牛蒡子、射干以解毒利咽；若关节肿痛者，加海风藤、络石藤以通络消肿止痛；若恶心呕吐者，加黄连、竹茹以清热止呕；若腹痛者，加延胡索、川楝子以行气止痛；若有血尿者，加白茅根、小蓟以利尿止血；若有蛋白尿者，可加金樱子、芡实以益肾固精缩尿。

【使用禁忌】服此方时禁辛辣刺激发物之品，尤其注意诱发药物或食物过敏史；加强护理，避免过劳，预防感冒；孕妇忌用，儿童与老年人酌情减量。

经典医案　郭某，男，12岁。初诊日期：2010年2月1日。

主诉：臀部、下肢出现红色斑点，浮肿，伴微痒2年余。

现病史：2008年下肢无明显诱因出现红色斑点、浮肿，伴微痒，经在本地某医院治疗后皮疹、浮肿消退，近1周再次发病，5天前曾用凉血止血法治疗无效。查血常规：血小板236×10^9/L；红细胞3.99×10^{12}/L；血红蛋白108g/L；中性粒细胞比例42.8%；查尿常规正常。现臀部、下肢针尖大小紫红色斑点，不痒、发烧、腹痛、腹泻、畏寒怕冷，手足凉，倦怠乏力，腰细酸软，扁桃体Ⅱ度肿大，大便日一行，小便频数，遂来我院就诊。检查：臀部、下肢针尖大小紫红色斑点，扁桃体Ⅱ度肿大。舌淡红薄白苔。脉沉细小滑。

中医诊断：葡萄疫。

中医辨证：风寒湿凝滞所致。

西医诊断：过敏性紫癜。

治法：祛风、散寒、除湿。

处方：消癜汤加减。

蝉蜕 10g	地龙 10g	麻黄 5g	细辛 5g（先煎）
荆芥 6g	防风 6g	独活 10g	制川乌 5g（先煎）
羌活 6g	黄芪 20g	当归 6g	制草乌 5g（先煎）
丹参 10g	红花 6g	怀牛膝 6g	炙甘草 5g（先煎）

4剂，水煎服，日1剂，早晚饭后30分钟温服。

二诊：服上方4剂后，患者皮疹减少，下肢紫红色斑点消退，臀部隐约可见数枚淡紫色出血点，倦怠乏力感消失，畏寒减轻，舌淡紫苔薄白腻，脉沉细滑，大便日一行，小便频改善。继服前方加桑螵蛸10g，益智仁10g，金樱子10g，怀山药20g。7剂，水煎服，日1剂，早晚饭后30分钟温服。

三诊：服上方7剂后，皮疹皆消退，纳呆，大便干3~5日一行，小便频症状消失，舌淡紫，苔薄白腻，脉沉细滑，上方去制川乌、制草乌，当归6g~10g，加酒大黄5g，焦三仙各10g，继服7剂，巩固疗效。前后共计治疗1个月左右，皮疹基本消退，症状消失。

（张艳红）

第四节　化瘀解毒系列方

顽荨汤

【组成】桃仁10g，红花10g，秦艽30g，路路通15g，威灵仙15g，乌梅15~20g，干姜10g，丹参15g，生地黄15g，川芎10g，赤芍10g，苦参10g，黄芩15g，当归10g。

【功效】活血养血，通络止痒。

【主治】荨麻疹（血瘀型）。

【组方特色】根据中医理论"久病多瘀""久病入络"，认为"瘀"是慢性荨麻疹基本病理之一，以"桃红四物汤"为借鉴而化裁，自拟经验方"顽荨汤"，功在活血养血，通络止痒。主要用于因皮疹反复发作，经久不愈，气血损耗，"久则血伤入络"所致的慢性荨麻疹。从其药味组成来看，桃仁、红花、川芎、赤芍活血化瘀，瘀去则营血运行流畅，当归、生地黄和血养血，又主以一味丹参，功同四物，活血养血，上药相合，一取"血行风自灭"之意，二有养血和血，使瘀血去而又不伤血；辅以通络止痒之药，秦艽、路路通、威灵仙以祛风湿、通经络、止痒，苦参、黄芩以清热燥湿、祛风止痒，以达络通风祛痒止之用，唯恐风药疏泄太过，耗伤正气，故佐以乌梅寓敛于散，祛邪而不伤正，伍以干姜温中散寒，调和诸药。诸药合用，补血而不滞血，行血而不破血，通络而不瘀血，以达血行风灭，风除痒止之良效。

【方证要点】本方适合慢性荨麻疹属于血瘀证者，清代医家王清任提出"血受寒则凝结成块，血受热则煎熬成块"，血之瘀与虚乃是本病发展的趋势，慢性荨麻疹多由急性荨麻疹迁延而来，临床表现为皮肤瘙痒，风团反复发作，时多时少，或风团阶段性发生，长达数月至数年不愈。具体方证要点如下。

（1）风团遍布全身，时起时消。

（2）伴瘙痒，时有瘙痒难忍，广泛抓痕，皮肤粗糙，色暗红。

（3）反复发作，迁延不愈。

（4）伴有情绪烦躁，口干不欲饮，行经疼痛量多，色紫质黏稠或有血块，大便秘结。

（5）脉沉涩或细弦，舌淡暗红，苔薄白。

【加减变化】慢性荨麻疹病因复杂，宜仔细审证求因，审因论治。龙江中医皮科流派医家认为慢性荨麻疹病程较长，病久入络成瘀，瘀血内阻，耗伤阴血，血虚生风，故在中医辨证论治的基础上，突出血瘀病机，选用活血养血的桃红四物汤为主，随症加减，若兼有寒重者，可加制附子（先煎）以温阳散寒；兼有热郁者，可加牡丹皮、栀子以清热除烦；兼气虚者，加黄芪、党参以益气固表；兼气滞者，加香附、郁金以行气解郁；兼湿热者，加土茯苓、虎杖以清热利湿。

【使用禁忌】禁辛辣刺激发物之品；慢性荨麻疹，久病伤阴伤气，故应避风寒、避劳累，保证充足睡眠；孕妇慎用，老年人酌情减量。

经典医案　刘某，女，30 岁。初诊日期：2013 年 3 月 14 日。

主诉：周身泛发淡红色风疹块，伴瘙痒 2 年余。

现病史：2 年前无明显诱因反复出现荨麻疹，时起时消，反复发作，缠绵不愈，自诉口服抗过敏药、维生素 C、钙剂等治疗，效果不明显，现 2 个月前，皮肤出现瘙痒，继之出现周身泛发红色风团，皮疹时轻时重，此起彼伏，搔抓后迅速融合成片，呈扁平隆起，剧烈瘙痒，夜不能眠，情绪烦躁，遂来我院就诊。检查：周身泛发红色风团，搔抓后迅速融合成片，呈扁平隆起。舌淡暗红，苔薄白。脉细弦。

西医诊断：荨麻疹。

中医诊断：瘾疹。

中医辨证：病久则血伤入络所致。

治法：活血养血，通络止痒。

处方：顽荨汤加减。

桃仁 10g	红花 10g	秦艽 30g	路路通 20g
乌梅 20g	干姜 10g	丹参 15g	威灵仙 15g
川芎 10g	赤芍 10g	苦参 15g	生地黄 15g
黄芩 15g	当归 10g	生龙骨 30g（先煎）	生牡蛎 30g（先煎）

7剂，水煎服，日1剂，早晚饭后30分钟温服。

二诊：服上方7剂后，皮疹全部消退，但时感瘙痒，但搔抓后不再起疹，故上方加白芍10g，夜交藤30g，继服7剂巩固疗效，随诊未复发。

祛白斑汤

【组成】制何首乌10g，墨旱莲15g，刺蒺藜20g，沙苑子30g，紫草10g，丹参15g，白芷15g，苍术15g，防风10g，黄芪30g，白术10g，麻黄6g，羌活10g，桂枝10g，乌梢蛇15g，威灵仙10g，鸡血藤10g，补骨脂20g，乌梅15g，自然铜30g（先煎），黑豆10g。

【功效】补益肝肾，祛风活血，通利经络。

【主治】白癜风（气血失和型）。

【组方特色】白癜风归属中医"白驳风"范畴，其发病与风、热、湿、气、血等均具有密切关系，其中肝肾不足、气血失和、脉络瘀阻是白癜风发病的核心病机，故以"如意黑白散"为借鉴化裁，自拟经验方"祛白斑汤"，功在补益肝肾，祛风活血，通利经络，主要用于气血亏虚，肝肾不足所引起的白癜风。从其药味组成来看，制何首乌、墨旱莲滋补肝肾，益精血；沙苑子补肾助阳、平肝潜阳；刺蒺藜活血、祛风、平肝开郁；紫草入血分，凉血解毒；丹参活血养血，去瘀生新；白芷芳香通窍，散风除湿；苍术除湿发汗，散风疏郁。上药相伍取其"如意黑白散"之意，达祛风活血，补益肝肾之效；辅以通利经络之品，乌梢蛇性走窜，善祛风通经活络、威灵仙性猛善走，能祛风湿通经络、鸡血藤温性以和缓，补血活血通络，三药相合以通经络散瘀阻之功；《诸病源候论》认为本病是风邪搏于皮肤，血气不和所生，佐以风药，麻黄、桂枝以开腠理，散风寒，羌活、防风以祛风散寒，补骨脂以消风祛斑，共使风邪除、气血和，防风亦与黄芪、白术取"玉屏风散"之意，恐其风邪所袭，卫虚不固，津液外泄，用以益气固表止汗，乌梅寓敛于散，祛邪而不伤正，自然铜、黑豆，针对白癜风西医病因而设，取其可有效刺激酪氨酸酶活性，促进黑色素的生成。诸药相伍，使其肝肾益、气血和、经络通、瘀阻畅以达风散斑祛之功。

【方证要点】本方对肝肾不足、气血失和、脉络瘀阻所致白癜风最为相宜。

临证以"如意黑白散"为基础方,随证灵活应用,将散剂适当减量改为汤剂,用于治疗白癜风,收效颇良。具体方证要点如下。

（1）皮损颜色变白或瓷白色,或斑或点,大小不一。

（2）可发生在身体各处,或局限或泛发。

（3）皮肤光滑,无脱屑、无萎缩、无瘙痒。

（4）伴有头晕耳鸣,失眠健忘,腰膝酸软。

（5）脉沉细或细弱,舌质淡红,苔少。

【加减变化】本方主要是针对肝肾不足、气血失和、脉络瘀阻所致白癜风治疗收效甚佳。《诸病源候论》认为本病是风邪搏于皮肤,血气不和所生,指出白癜风的发病与风邪有密切联系,故在治疗本病的过程中应重视祛风药的应用。并且白癜风初期多为外风,日久多生内风,治疗应酌加祛风药用量,如防风、羌活既可祛外风,又能胜湿,乌梢蛇可搜剔内风,通络止痉。重视引经药的运用,使其直达病所以达事半功倍之效。如白斑在头面部加白芷、蔓荆子;颈背部加葛根;耳后或胁肋部加柴胡;腰腹部加川断;上肢加桑枝、姜黄;下肢加牛膝;关节附近加豨莶草;泛发性加威灵仙;进展期加乌梅、五味子。

【使用禁忌】忌辛辣刺激发物之品,不过食富含维生素 C 类水果蔬菜;嘱其避免滥用外涂药物,以免损伤表皮;若皮疹泛发,辨证准确,嘱其坚持治疗,方可获疗效,但皮疹发生四肢末端,比较顽固难治;孕妇慎用,儿童与老年人酌情减量。

经典医案 刘某,女,8 岁。初诊日期:2009 年 7 月 10 日。

主诉:左侧腹股沟处出现白斑 1 年余。

现病史:左侧腹股沟处出现白斑 1 年余,无痛痒,在当地个人诊所诊断为白癜风,服药 1 年（具体成分不详）,未见明显疗效,平素易外感,汗多,手足心热,易怒。现左侧腹股沟处 5.6cm×3.5cm,肛门上方亦有黄豆大小白斑,不痒,大便 2 日一行,小便黄,遂来我院就诊。检查:现左侧腹股沟处 5.6cm×3.5cm,肛门上方亦有黄豆大小白斑。舌红苔薄黄。脉滑细。

西医诊断:白癜风。

中医诊断:白驳风。

中医辨证:气血亏虚,肝肾不足。

治法:祛风活血,除湿清热,补益肝肾。

处方:祛白斑汤加减。

沙苑子 10g	墨旱莲 10g	苍术 10g	白芷 10g
刺蒺藜 15g	川牛膝 10g	丹参 10g	黄芪 20g

制何首乌 5g   土鳖虫 6g   重楼 8g   白术 10g

防风 6g   甘草 6g

14 剂，水煎服，日 1 剂，早晚饭后 30 分钟温服。

二诊：服上方 14 剂后，白斑无明显改变，手足心热，服药后再未感冒，食欲增，大便日一行，小便黄，脉滑细，继服上方加牡丹皮 6g，赤芍 8g，补骨脂 10g。14 剂，水煎服，日 1 剂，早晚饭后 30 分钟温服。

三诊：服上方 14 剂后，腹股沟白斑已有大片色素岛，肛门白斑亦缩小，手足热减，舌淡红，薄白苔，脉沉细，继服上方 14 剂。水煎服，日 1 剂，早晚饭后 30 分钟温服。

四诊：继服上方 14 剂，巩固疗效。

益肾化斑汤

【组成】淫羊藿 15g，菟丝子 15g，巴戟天 15g，白芷 10g，僵蚕 15g，桃仁 10g，红花 10g，熟地黄 15g，当归 15g，白芍 10g，川芎 10g。

【功效】养血活血，益肾化斑。

【主治】黄褐斑（精血亏虚型）。

【组方特色】本方是以《医宗金鉴》的桃红四物汤化裁的经验方，功在养血活血，益肾化斑。古有"无瘀不成斑"的说法，说明斑的形成与血瘀关系密切，肝藏血，主疏泄，其色主青，肾藏精，为精、血、津之源，其色主黑，则肝肾同源，若肾精不能化血、化气，精血亏虚，虚火上炎，颜面不能荣润而酿成褐斑，故主要是用于治疗精血亏虚，瘀血阻滞所致的黄褐斑。从其药味组成来看，淫羊藿辛甘性温，补肾壮阳，温而不燥，补而不峻，助阳而不伤阴，无论阴虚还是阳虚皆可应用；菟丝子辛甘性平，补肾益精，《药性论》中有"久服去面䵟，悦颜色"记载；巴戟天甘润不燥，补肾助阳。三药相配以温肾阳益精血之功。四物汤滋补肝肾，调和营血，调理冲任，使其精血充盈，冲任调畅，桃仁、红花入血分以活血化瘀，逐瘀行血之润剂，取桃红四物汤之意而达养血活血之用。辅以僵蚕、白芷祛风之品，前者《本经》曰"灭黑䵟，令人面色好"，后者"长肌肤，润泽，可作面脂"，二药相合，一可行风祛痒止之效，二可防血虚生风之势。诸药相配共奏补益肾精，养血活血之用，是肾补精充，瘀化斑消之良剂。

【方证要点】本方主要是针对精血亏虚，瘀血阻滞所致的黄褐斑最为相宜，若平素情志抑郁或暴怒，斑多分布在眼外眦至太阳穴处，经前乳胀，经血色暗，舌黯有瘀斑者，以"肝"论治为主；面色晦暗，伴有腰膝酸软、头晕耳鸣者，以"肾"论治为主；若因暴晒而致，且瘙痒重者，因风易袭阳位，多由"风"

邪侵袭所致,以"风"论治为主;亦认为黄褐斑的发生、发展与血瘀气滞息息相关,"气行则血行,气滞则血瘀"对于此种黄褐斑,常以养血活血贯以始终,再审因辨证,整体论治。具体方证要点如下。

(1)面部斑色灰褐或黑褐,对称分布,日晒后加重。

(2)女性多见,好发于前额、面颊、口鼻四周。

(3)伴有畏寒肢冷,头晕耳鸣,腰膝酸软。

(4)伴有经前小腹痛,月经量少,色暗淡,有血块。

(5)脉沉涩或沉细,舌质淡红或黯红,或舌边紫斑,苔薄。

【加减变化】本方主要是针对精血亏虚,瘀血阻滞所致的黄褐斑治疗收效甚佳。月经量少,色暗者,加丹参、益母草、鸡血藤以补血活血消斑,有时丹参用至30g之多,方能显效,《本草纲目》中,丹参既能破宿血,又能补新血,调经脉,其功类四物,但较四物补血力弱,而活血力强,配伍益母草、鸡血藤共达补血活血之效,以防过度活血化瘀伤人正气,故配以补血之力,使得祛瘀而不伤正;褐斑日久色深,且舌质紫黯,有瘀斑者,加配泽兰、土鳖虫、三七粉以达活血通经,祛瘀生新之效;若伴口渴咽干者,加生地黄、赤芍,生地黄偏养阴凉血,赤芍偏凉血活血,二者同用,共致养阴凉血之效。另外对瘀血阻滞所致黄褐斑的治疗常配合外治法,药用山楂片500g粉碎过筛100~200目,用蜂蜜调至糊状,外敷1~2小时,隔日1次,因山楂具有活血化瘀以消斑之功;若同时出现肾精不足所致遗精盗汗,失眠多梦者,前者加金樱子、芡实、莲须以固精止汗,后者加生龙骨、生牡蛎、合欢皮以重镇安神。

【使用禁忌】忌食辛辣油腻之品,应少食含吸光谱的蔬菜;注意精神调节,保持心情愉快;注意防晒;孕妇慎用,儿童与老年人酌情减量;阴虚火旺者不宜使用;妇女经期视情况而定,一般需经后再服;正如《黄帝内经》所言"有故无殒"。龙江中医皮科流派医家常讲,临床上辨证应抓虚实所在、脏腑所及、病邪偏颇,使标除本固,选方用药方面的灵活变化,方可运筹帷幄之中,决胜千里之外。

经典医案 刘某,女,40岁。初诊日期:2013年3月10日。

主诉:面颊部褐黑色斑片1年余。

现病史:患者1年前因暴晒后,颜面部出现褐色斑片,对称分布,未见系统治疗,曾自行口服逍遥丸,外用美白淡斑类化妆品,症状未见明显缓解,现无明显诱因,面颊部褐黑色斑片,颜色变深,面积扩大,面色晦暗,伴有微痒,经前小腹痛,月经量少,色暗淡,时有畏寒肢冷,失眠健忘,大便不实,小便正常,遂来我院就诊。检查:面色晦暗,精神不振,面颊部褐黑色斑片,颜色变深，面积扩大。舌质暗红，少苔。脉沉细。

西医诊断：黄褐斑。

中医诊断：黧黑斑。

中医辨证：精血亏虚，瘀血阻滞所致。

治法：养血活血，益肾化斑。

处方：益肾化斑汤加减。

淫羊藿 15g	菟丝子 15g	僵蚕 15g	桃仁 10g
巴戟天 15g	熟地黄 15g	白芷 15g	红花 10g
益智仁 20g	合欢皮 10g	当归 10g	白芍 10g
枸杞子 15g	川芎 10g		

14剂，水煎服，日1剂，早晚饭后30分钟温服。

二诊：服上方14剂后，颜面颜色有所改善，自诉行经期间痛经减轻，血块减少，余症状同前，上方加入女贞子15g，墨旱莲15g。4剂，水煎服，日1剂，早晚饭后30分钟，温服。

三诊：服上方14剂后，面颊部斑片颜色转淡，面色稍有红润，伴随症状改善明显，舌淡红，苔薄，脉沉数，上方去益智仁、合欢皮，加丹参30g，黄芪30g。14剂水煎服，日1剂，早晚饭后30分钟，温服。

四诊：服上方14剂后，面颊部褐色斑片颜色继续转淡，守上方继服14剂，前后共计治疗2个月左右，基本斑消症除，并嘱注意皮肤保养，防止过多日晒，清淡饮食，保持心情舒畅。

通络镇痛汤

【组成】当归20g，丹参30g，延胡索15~30g，郁金15~30g，白芍30~60g，柴胡10g，制乳香10g，制没药10g，磁石30g（先煎），青黛10g（包煎），甘草10g。

【功效】清除余毒，理气化瘀，通络止痛。

【主治】带状疱疹后遗神经痛（气血瘀滞型）。

【组方特色】龙江中医皮科流派医家临证治疗带状疱疹后遗神经痛时，重视辨证论治，强调整体观念，认为余毒未尽、气阴两虚、肝郁气滞是后遗神经痛之因，而气滞血瘀、脉络阻滞、不通则痛是其果。疼痛症状是其标，气阴两虚之体质是其本，考虑到本病疼痛虽以邪实为主，但本虚亦存，是多种因素而致的虚实夹杂之证，自拟经验方"通络镇痛汤"，以清除余毒，理气化瘀，通络止痛法，用于治疗带状疱疹后遗神经痛本方系张锡纯《医学衷中参西录》中活络效灵丹和张仲景《伤寒杂病论》中芍药甘草汤化裁的经验方，活络效灵丹方中诸药皆入血分，通经活络，主治气血凝滞、内外疮疡，是针对疼痛之病机而设；芍药甘草汤缓急止痛，重用白芍柔肝，既治标又治本；再加延胡索、郁金行气解郁，祛瘀止痛；磁石重镇安神，平肝潜阳；青黛清热凉血，为解毒要药，在方中用以清解余毒，本品尚有较强的抑菌和抗病毒作用；柴胡疏肝解郁，平少阳、厥阴之邪热，又为引经之品，是本方之使药。综合全方之功效，以解毒、活血、化瘀、通络、止痛为主，急则治其标，毒解通络，疼痛自止；养阴益气为辅，兼顾其本，阴复气增，脏腑功能恢复，疾病自愈。此乃虚实同治、标本兼顾之法，故能取效速捷。

【方证要点】本方对带状疱疹后遗神经痛最为适宜，龙江中医皮科流派医家在治疗过程中明理立法，辨病用药均与疾病的发生发展相互融合，突出中医优势与特色。本病的发病部位多在身体一侧，此为肝胆经络循行之地；而皮损的皮色紫暗，疼痛部位固定不移，疼痛性质呈阵发性或持续性刺痛、钝痛，均为瘀血所致疼痛；皮肤灼热、皮色暗红，为血热有瘀；疼痛剧烈，患处拒按，按之痛重，当为实痛；隐痛绵绵，皮色不变，患处喜按，是为虚痛；两胁胀满，脘闷，善太息，多为肝郁气滞；便秘者不是肠胃湿热便是阴虚血少，无水行舟；舌苔或黄或腻、口苦、脉数小滑者，常为余毒未尽；舌光红无苔、口干不欲饮，手足心热或潮热、脉细数者为阴虚血少。具体方证要点如下。

（1）局部疼痛不止，放射到附近部位，疼痛持续数周或数月。

（2）皮疹减轻或消退，常见皮色紫暗。

（3）疼痛部位常固定不移，疼痛性质呈阵发性或持续性刺痛、钝痛，拒按。

（4）伴有小腹坠胀，不思饮食，口苦，口干不欲饮。

（5）脉数小滑或脉细数，舌质紫暗苔薄白或薄黄腻。

【加减变化】本方主要是针对多由余毒未尽，气阴不足，肝郁气滞所致局部气血凝滞，痹阻经络，以致经络挛急而引发的"不通则痛"和局部失养所致的"不荣则痛"的带状疱疹后遗神经痛，在治疗过程中以其为基础方，进行审因辨证加减：余毒未清者，加马齿苋、板蓝根以清热解毒；气虚重者，加黄芪、党参以补气；阴虚重者，加生地黄、玄参、沙参以滋阴；血热甚者，加牡丹皮、紫草以清热凉血；口苦者，加龙胆草以泻肝胆火；便秘者，加酒大黄，或瓜蒌仁、火麻仁以润肠通便；便溏者，加砂仁以健脾止泻；胸闷者，加瓜蒌以行气宽胸；皮肤灼热、皮色暗红加紫草、金银花以清热泻火；疼痛明显者，加全蝎、乌梢蛇以通络止痛；痛在头部加白芷、川芎、菊花、蜈蚣；病发躯干加香附，重用延胡索；病在上肢加桑枝，在下肢加川牛膝，体现临证常辅佐引经药；

同时常重用益气固表之黄芪，无论气虚、阳虚，抑或是血虚、阴虚，均可选用，且用量宜 40~60g，否则疗效不佳；常巧用藤类药通经活络，舒筋止痛如天仙藤、鸡血藤、首乌藤等；活用虫类药，善行入络搜毒止痛，全蝎、蜈蚣、乌梢蛇等；尤其重视止痛药的合理使用，如选延胡索、制乳香、制没药等以活血止痛，蜈蚣、地龙等通络止痛，龙骨、牡蛎等重镇止痛。

【使用禁忌】忌食辛辣肥甘厚味之物，清淡饮食；保持心情舒畅，以免郁而化火，加重病情；禁用热水烫洗，内衣宜柔软，减少摩擦；孕妇禁用，老年人酌情减量。

经典医案 夏某，男，73 岁。初诊日期：2003 年 10 月 17 日。

主诉：左胁肋及胸背部有排列成带状的紫褐色斑片，伴剧烈疼痛 2 个月余。

现病史：2 月前左胁肋部及胸背部患带状疱疹，在当地医院用阿昔洛韦、板蓝根冲剂、维生素 B_1、维生素 B_{12} 等治疗，10 余天后皮损痊愈，但疼痛未减，反而加重，阵发性刺痛，夜间加剧，彻夜难眠，伴手足心热，头昏乏力，气短，心悸，不欲饮食，大便 3 天未解，遂来我院就诊。

检查：形体消瘦，面色萎黄，痛苦病容，呻吟不断，左胁肋及胸背部有排列成带状的紫褐色斑片及脱痂后的色素脱失斑，剧烈疼痛，拒触摸。舌质紫暗，脉沉涩。

西医诊断：带状疱疹后遗神经痛。

中医诊断：蛇串疮。

中医辨证：气血瘀滞，气阴不足。

治法：活血化瘀，益气养阴，通络止痛。

处方：通络镇痛汤加减。

柴胡 15g	郁金 15g	当归 15g	延胡索 30g
紫草 15g	白芍 40g	黄芪 30g	生地黄 15g
党参 20g	全蝎 10g	制乳香 10g	制没药 10g
蜈蚣 2 条	甘草 10g	瓜蒌仁 30g	磁石 30g（先煎）

7 剂，水煎服，日 1 剂，早晚饭后 30 分钟温服。

二诊：服上方 7 剂后，疼痛明显减轻，疼痛间隔延长，夜已能入睡，大便已通，但仍干结。上方加玄参 20g，皂角刺 15g。7 剂，日 1 剂，早晚饭后 30 分钟温服。

三诊：疼痛基本消失，已能安睡，偶有隐痛，继服上方 14 剂，巩固疗效。

芪桂止痛方

【组成】黄芪 30~50g，桂枝 15g，白芍 15g，生姜 10g，大枣 6 枚，白芥子 10g，丝瓜络 10g，桃仁 10g，红花 10g。

【功效】益气温阳，活血化瘀。

【主治】带状疱疹后遗神经痛（阳气亏虚型）。

【组方特色】龙江中医皮科流派医家认为老年人的带状疱疹后遗神经痛时，常考虑久病损伤，年高而命门之火渐衰；或由气虚进一步发展，可致阳气逐渐衰弱；久居寒凉之处，过服寒凉清苦之品，亦可损伤阳气；故阳气亏虚，机体失于温化，鼓动无力，血行不畅，阻滞经络，而致疼痛。审其病因，认为阳气虚弱为本，由虚转实，故自拟经验方"芪桂止痛方"，以益气温阳，活血化瘀为法，主要用于治疗阳气不足，阴虚凝滞的老年人带状疱疹后遗神经痛，本方由《金匮要略》中"黄芪桂枝五物汤"化裁的经验方。方中重用黄芪，甘温补气，补于在表之卫气，行于腠理之间以畅血行，从而气血相生相行，气帅血行，气和血和；桂枝和营通阳，温经通脉，白芍养血和营而通脉，二药与黄芪相伍，能促进气血运行，活瘀通脉；生姜辛温，大枣甘温，姜枣调和营卫气血，且生姜一则强桂枝温阳之功，又助桂枝散表之用；桃仁、红花并入血分以活血化瘀之效；丝瓜络通络止痛化痰，白芥子通络止痛散结，善祛经络之痰，二药共奏通络止痛化痰之用。全方旨在温阳益气，活血通络，使气血调、脉络通，气血同行，则痹阻自通，疼痛自止。

【方证要点】本方适用于阳气不足，阴虚凝滞的老年人带状疱疹后遗神经痛。在治疗上侧重于内有阳气之不足，外存凝滞之征象，立法之意，重在引阳，以达振奋阳气，温通经脉止痛之功。具体方证要点如下。

（1）皮疹减轻或消退后，局部有疼痛感，疼痛持续数周或数月。

（2）疼痛特点得温则减。

（3）伴有面色苍白，畏寒肢冷，手足凉，口干口黏不欲饮或喜热饮，伴有小便清长、尿少无力，大便稀薄。

（4）舌质淡或暗，苔薄白或白腻，脉沉涩。

【加减变化】龙江中医皮科流派医家强调治疗老年人带状疱疹后遗神经痛，以补法为主，扶正固本，正复则邪去，疼痛自止。故常重用黄芪，不管老年人的带状疱疹是阴虚、阳虚、气虚、血虚，生黄芪是首要的，而且剂量要足，初起就应 40~60g，量少难以起效，若辨证准确，临证常加至 120g，收效甚好。其次，善用虫类药，力专走窜，以全蝎、土鳖虫、地龙、蜈蚣通经活络止痛。并且，巧用藤类药，以天仙藤通络止痛，鸡血藤养血活血通络，夜交藤镇静安神通络，忍冬藤可清热通络，辅以引经之品，如痛在胸胁，属少阳经走行，常投以柴胡引药达病所。

【使用禁忌】忌食辛辣寒凉之品；调情志，避风寒，慎起居；老年人患者宜酌情减量。

经典医案 李某，女，68 岁。初诊日期：2017 年 8 月 13 日。

主诉：左胸背部带状疱疹，伴疼痛 3 年余。

现病史：3 年前在左胸背部患带状疱疹，待水疱消退，结痂后 2 个月余，仍疼痛至今。左胸背部留有色素沉着，时有疼痛且剧烈，活动时更甚，得温痛减，痒痛相兼，平素畏寒肢冷，手足凉，便溏，日 3~4 行，口干不欲饮，饮食尚可，睡眠欠佳。遂来我院就诊。检查：形体消瘦，痛苦病容，呻吟不断，左胸背部留有色素沉着。舌质紫暗，薄白苔。脉沉涩。

西医诊断：带状疱疹后遗神经痛。

中医诊断：蛇串疮。

中医辨证：阳气不足，气血失和，瘀阻经络。

治法：益气温阳，通络止痛。

处方：芪桂止痛汤加减。

黄芪 40g	党参 20g	桂枝 10g	白芍 10g
柴胡 10g	当归 10g	延胡索 10g	丝瓜络 15g
全蝎 10g	蜈蚣 2 条	鸡血藤 30g	夜交藤 15g
川芎 10g	红花 10g	生姜 10g	细辛 3g（先煎）
大枣 6 枚	制附子 10g（先煎）		炙甘草 10g（先煎）

7 剂，水煎服，日 1 剂，早晚饭后 30 分钟温服。

二诊：服上方 7 剂后，疼痛减轻，睡眠有所改善，无畏寒，肢冷有所减轻，便日一行，仍溏。上方加茯苓 15g，苍术 15g，乳香 10g，没药 10g。14 剂，日 1 剂，早晚饭后 30 分钟温服。

三诊：疼痛基本消失，无肢凉，二便调，继服上方 7 剂，巩固疗效。

散结化斑汤

【组成】全蝎 10g，蜈蚣 2 条，地龙 10g，土鳖虫 10g，威灵仙 10g，忍冬藤 30~60g，丹参 30g，鬼箭羽 30g，蒲公英 15g，黄芪 30g，荆芥 10g，防风 10g，生薏米 30g，川牛膝 15g，萆薢 10g。

【功效】解毒除湿，活血化瘀，通络止痛。

【主治】结节性红斑（血瘀型）。

【组方特色】结节性红斑者，结节紫红如瓜攀藤，质硬不溃，称为瓜藤缠，其《医宗金鉴·外科心法要诀》将本病附于"湿毒流注"条下，其病机多见湿热下注或寒湿凝聚，阻塞经络，以致气血瘀滞腿胫，结节丛生，临证认为本病毒不解则斑不散，瘀不除则结不消，以理立法，遵法循方，方定择药，其毒瘀络阻，气滞血凝所致红斑、结节绕胫而生，故自拟经验方"散结化斑汤"，功在解毒除湿，活血化瘀，通络止痛，主要是用于治疗瘀阻络塞，气滞血瘀所致的结节性红斑。从其药味组成来看，蜈蚣、全蝎味辛，能攻毒散结，消肿止痛，通经活络；地龙、土鳖虫苦寒，地龙通行经络止痛，土鳖虫则活血破瘀、消肿止痛。四虫相配，强其走窜之性，共化瘀通络，除湿散结之用。重用忍冬藤通利关节，清热解毒，通络疏风；辅以蒲公英清热解毒，消肿散结；威灵仙祛风湿，通络散瘀止痛，三药相伍以达清热解毒，通络散结止痛之效。加入活血化瘀止痛之丹参、鬼箭羽，以增强通经活络治血脉之功。荆芥、防风以解表散寒，祛风胜湿；薏苡仁利水渗湿，消肿止痛；萆薢祛风除湿，通络止痛；牛膝活血散瘀，又引药下行，五药相合，使寒散、风祛、湿出、肿消、痛止。再加一味黄芪取其能益气生血而托毒外出，又能推动血运，促进瘀血活化。诸药合用可使余毒得除，瘀血得祛，脉脉得通，结节得消之良效。

【方证要点】本方用于毒瘀络阻，气滞血凝所致结节性红斑。龙江中医皮科流派医家治疗疑难性皮肤病，常"司外揣内"，辨其阴阳，求其虚实，注重内外结合，上下同治，临证总结瓜藤缠以"不融合""不破溃""不萎缩""不化脓""不留痕迹"的"五不"为诊断原则。具体方证要点如下。

（1）散在性皮下结节，大小不等，多见紫红色。

（2）好发于小腿伸侧，也可发生于大腿或上肢。

（3）境界清楚，皮肤紧张，自觉疼痛，压之更甚。

（4）伴有咽痛，关节疼痛，食欲不振等。

（5）舌质淡暗，脉沉缓或涩。

【加减变化】龙江中医皮科流派医家临证经验丰富，临床用药见解独特，对于结节性红斑的治疗，从"毒""瘀"等方面入手，通络以藤类药，为"取类比象"之意，使局部毒蕴通达疏散，辨证风湿偏重者用天仙藤、海风藤，偏虚者用首乌藤、鸡血藤，偏热者用青风藤、络石藤，常重用忍冬藤以达疏散通络、通利四肢之效，将其贯穿结节性红斑治疗始终，收效显著；用虫类药以得搜风走窜，通络定痛之功，如全蝎配蜈蚣，土鳖虫配水蛭，相须相使，以毒攻毒，剔毒透络，直中患处，力强效专，用于治疗瘀象已成、血管炎性较重时的结节性红斑收效良好；巧用对药三棱、莪术活血破瘀，散结消坚；用白花蛇舌草、蒲公英、半枝莲等凉血解毒，清热消炎。此外，注重"温法"在本病中的应用，《素问·五运行大论》中曰"北方生寒"，北方乃极寒之地，北方人易感寒邪，是为寒实；又因地域饮食特色及风俗习惯致北方人喜食甚至贪食生冷，食冷过多过久，易伤脾胃，久之则耗伤阳气，阳气不足则内生寒，即虚则生寒，体内寒湿重还极易造成经络不通，此为虚寒。临床非常注重"温法"在"寒证"皮肤病中的应用，并重视外邪的致病特点。

【使用禁忌】勿食辛辣发物之品；避风寒，防潮湿，注意保暖，以防复发；急性发作期，应卧床休息，抬高患肢，以减轻小腿水肿；如若结节久则不散，需加以软坚散结之品，但用量不可过重，以免伤正。

经典医案 郑某，女，22岁。初诊日期：2013年5月24日。

主诉：双小腿淡红斑，结节，压痛半月余。

现病史：患者15天前，双小腿出现淡红斑、结节，伴关节肿痛，局部压痛明显，于某医院诊断为结节性红斑，具体用药不详，效果不显，现双小腿伸侧散在淡红斑，结节，质硬，边界清楚，散在孤立，未见融合，局部压痛，身不畏寒，手足凉，行经乳胀腹痛，大便不成形，日一行，遂来我院就诊。检查：双小腿伸侧散在淡红斑、结节、质硬，边界清楚，散在孤立，未见融合，局部压痛。舌苔薄白腻。脉沉涩。

西医诊断：结节性红斑。

中医诊断：瓜藤缠。

中医辨证：湿毒阻滞经络，气血瘀滞所致。

治法：解毒除湿，活血化瘀，通络止痛。

处方：散结化斑汤加减。

全蝎10g	蜈蚣2条	威灵仙15g	忍冬藤60g
地龙10g	丹参30g	土鳖虫10g	鬼箭羽30g
荆芥10g	防风10g	蒲公英30g	生薏米30g
黄芪30g	萆薢10g	川牛膝15g	炒山药30g

14剂，水煎服，日1剂，早晚饭后30分钟温服。

二诊：服上方14剂后，症状减轻，结节渐消，大便稀溏，上方炒山药改至60g，炒白术30g。14剂，煎服，日1剂，早晚饭后30分钟温服。

三诊：症状基本消失，诸症皆消，继服前方7剂，巩固疗效。

（张艳红）

第五节　滋阴润燥系列

滋阴润燥汤

【组成】熟地黄30g，生地黄30g，麦冬15g，天冬15，肉苁蓉20g，知母10g，黄柏10g，当归10g，芍药15g，玄参20g，天花粉15g，秦艽20g，枸杞子15g，山药30g，山茱萸20g。

【功效】滋阴降火，生津润燥。

【主治】皮肤干燥综合征属于阴虚津亏证。

【组方特色】本方是以《医方考》中知柏地黄丸合《温病条辨》的增液汤加减化裁的经验方，功在滋阴降火，生津润燥，主要是用于治疗阴虚津亏型皮肤干燥综合征。本病多入秋发作，秋性属燥，外燥引动，内燥相应，内外相合。因此临床风火之证皆为燥源之因，其根据中医"同治"之理，以"燥者润之"为法，常以滋阴生津之润剂进行对症治疗。从其药味组成来看，熟地黄、山茱萸、山药三者重滋补阴精，枸杞子可增强滋补肝肾之功；玄参甘咸性寒，滋阴润燥，壮水制火；生地黄、麦冬、天冬益肺养阴，壮水生金，与玄参配伍加强滋阴润燥之力；天花粉润燥生津止渴，肉苁蓉滑肠润燥，配伍当归养血通便，因肺和大肠相表里，润肠则有利于润肺；其中天冬，润燥滋阴、降火清肺之要药，配伍二地、知母、黄柏可滋养肾阴，清降虚火；阴虚可以发热，热邪亦可伤阴，二者相互为用，若不根除则造成恶性循环，因此除以滋阴养血之品治阴虚外，遂投以一味秦艽以清内火，退虚热，一味芍药清热养血敛阴，二者相合清虚热敛阴血。诸药相伍，滋阴以降火，生津以润燥是治疗阴虚津亏型皮肤干燥综合征之良剂。

【方证要点】本病多因燥邪所致，燥邪亦分内外，外者犯于肌腠，皮肤干燥，脱屑瘙痒，内者侵袭脏腑，津液乏源，营卫失和；而外燥易伴风，内燥常生火，风燥相应，瘙痒无度，鳞屑纷飞，火热内生，更煎津液，阻塞经络。临证应审因施治，具体方证要点如下。

（1）两目干燥，唇、口、咽干。

（2）皮肤干燥，口渴少痰。

（3）伴有五心烦热，头晕耳鸣，腰细酸软，夜尿频数。

（4）可伴有皮肤黏膜的损害，严重可伴有系统性损害。

（5）脉细数，舌光无苔或少苔。

【加减变化】中医若见大便干燥，便后乏力较重者，重用当归，加胡麻仁、枳壳以养阴润燥通便；神疲乏力较重者，加人参、首乌藤以养阴益气通络；瘙痒剧烈者，加白蒺藜、乌梢蛇、僵蚕以散风润燥止痒；皮肤肥厚脱屑较重者，加丹参、鸡血藤、墨旱莲、黄精以活血养阴润燥。

【使用禁忌】忌过食辛辣香燥之物；保持所居环境湿度适宜；注意口腔卫生及干燥性角结膜炎的预防护理；若合结缔组织病或恶性肿瘤者应先给予相应治疗；所服药物恐刚烈燥热之品。

经典医案　谭某，女，21岁，初诊日期：2007年09月19日。

主诉：口干、眼干、鼻干，渴而欲饮，关节疼痛，伴发热37.4℃，已数日。

现病史：患者自述口干、舌干近10年，今年6月份因肺炎在某三甲医院住院，经查ENA系列示ANA 1：3200、抗SS-A（++）、抗SS-B（++）、抗Ro-52抗体（+）、ESR 113mm/h、类风湿因子1770.00IU/ml、C-反应蛋白24.9mg/L、IgA 4.58g/L、IgG 41.2g/L、IgE 219IU/ml，遂转入哈尔滨医科大学附属医院风湿科，诊断为干燥综合征，给予糖皮质激素、免疫抑制剂治疗，病情好转出院。现患者口唇、嘴角干裂，自述手足心热，无汗，饮食欠佳，偶有吞咽困难，大便秘结，小便少，月经量亦少，遂来我院就诊。检查：口唇、嘴角干裂。舌光无苔。脉细数。

中医诊断：燥痹。

西医诊断：干燥综合征。

中医辨证：禀赋不足，气血亏虚，阴津虚损，内而脏腑，外达肤腠，失于润养。

治法：养血清热，滋阴润燥。

处方：滋阴润燥汤加减。

生地黄 30g	山萸肉 20g	玄参 20g	石斛 30g
女贞子 20g	墨旱莲 30g	天冬 15g	麦冬 15g
牡丹皮 15g	半枝莲 30g	赤芍 15g	紫草 30g
天花粉 15g	胡麻仁 30g	葛根 20g	玉竹 15g
瓜蒌 30g	黄芪 40g	当归 15g	甘草 10g

14剂，水煎服，日1剂，早晚饭后30分钟温服。

二诊：皮肤干燥，略有瘙痒，口干症状减轻，发热减，眼部干涩，大便干。继服前方加荆芥15g，防风15g，杭菊花20g，酸枣仁15g，柏子仁15g。14剂，水煎服，日1剂，早晚饭后30分钟温服。

三诊：口干、眼干症状缓解，皮肤略干，出汗较少，饮食尚可。继服前方加杏仁 10g。14 剂，水煎服，日 1 剂，早晚饭后 30 分钟温服。

四诊：患者诸症减轻，恢复良好。继服前方 14 剂，巩固疗效。

（张艳红）

附 院内制剂——全蝎膏

龙江中医皮科流派的特色制剂种类繁多，如内服有苦参祛风丸、蜈蚣托毒丸等，外用有托瘀散、三黄散、消瘀膏、全蝎膏等，经多年临床应用取得疗效不可小觑，这些院内特色制剂为保障龙江人民的身体健康发挥了很大的作用。而其中全蝎膏是最有代表性为镇院之宝，本书系统全面的介绍全蝎膏的应用。

全蝎膏具有活血化瘀、解毒消肿、疏风止痒、去腐生肌之效。从西医学角度认为，其具有抗菌、抗炎、抗病毒、止痛止痒、促进皮肤代谢的作用。

【组成】原始组成及比例：全尾蝎子 21 个，蜈蚣 3 条，冰片 6g。

现在组成及比例：全尾全蝎 63 个，蜈蚣 9 条，冰片 20g，凡士林 1kg。

【功效】活血化瘀，解毒消肿，疏风止痒，去腐生肌。

【方解】全蝎，性辛味平，有毒，归于肝经，外用可有解毒散结、通络止痛之功效。现代药理学研究表明，全蝎具有抑菌、镇痛等作用。蜈蚣，性温，味辛，有毒，归肝经，亦具有攻毒、散结、止痛之功效。现代药理学研究表明，蜈蚣水浸液对皮肤真菌、结核杆菌有抑制作用，并能促进人体的新陈代谢。冰片，性微寒、味辛苦，归心、脾、肺经。有散郁热火毒、辛香走窜、通经透肉、搜风开窍、杀虫止痛止痒、去溃疡腐臭之功效。现代药理学研究表明，冰片能抑制大肠埃希菌、金黄色葡萄球菌的生长，并具有抗炎、抗病毒、镇痛的功效。

【制法】将凡士林熔化，入全蝎、蜈蚣煎熬，至冒出白烟。即将蜈蚣、全蝎炸至焦枯，过滤去渣，待温后，再入研细的冰片，搅拌均匀，冷后成膏。

【适应证】

1. 指征要点

红、肿、热、痛、痒、燥、裂。

2. 疾病范畴

（1）皮肤病　神经性皮炎、皮肤淀粉样变，足癣合并感染、静止期银屑病、接触性皮炎（渗液不多者）、荨麻疹、变应性血管炎、皲裂症、虫咬性皮炎、红斑狼疮、肛周湿疹。

（2）疮疡病　手足部疔疮、压疮、窦道，肢端动脉痉挛症的溃疡期，糖尿病坏疽，小腿慢性溃疡，淋巴结核之溃疡期。

（3）周围血管疾病　血栓闭塞性脉管炎、动脉硬化闭塞症。

（4）其他外科疾病　毒蛇咬伤、烧伤、冻疮。

【使用方法】

（1）应用于皮肤病如　足癣合并感染、接触性皮炎、荨麻疹、虫咬性皮炎等，可局部外涂，每日2~3次。神经性皮炎、皲裂症等皮损肥厚干燥者，可将全蝎膏配合封包疗法，每日2次，封包时间以10~15分钟为宜。

（2）应用于溃疡、坏疽疾病如：糖尿病坏疽、小腿慢性溃疡、淋巴结核之溃疡期，将全蝎膏摊在消毒纱布上，外敷于皮损部位，每日换药1次。

（3）应用于周围血管性疾病如　血栓闭塞性脉管炎、动脉硬化闭塞症，局部外涂，每日2~3次。

（4）应用于其他外科疾病如　毒蛇咬伤、烧伤、冻疮等，局部外涂，依据具体病情，适当调整使用次数。

【禁忌证】

（1）因为全蝎膏属于油膏，为避免箍脓，所以渗出较多、红肿较重的皮肤病如，急性湿疹、银屑病（红皮病型）或激素依赖性皮炎等，应慎用或禁用。

（2）任何药物均可刺激皮肤引起过敏性皮炎，应用此膏时要嘱患者先小范围、小剂量、低浓度试涂，如无过敏反应，再逐渐大面积外涂。

（3）因为全蝎膏中含有冰片、蜈蚣等成分，孕妇及备孕妇女应禁用。

（邢国庆）

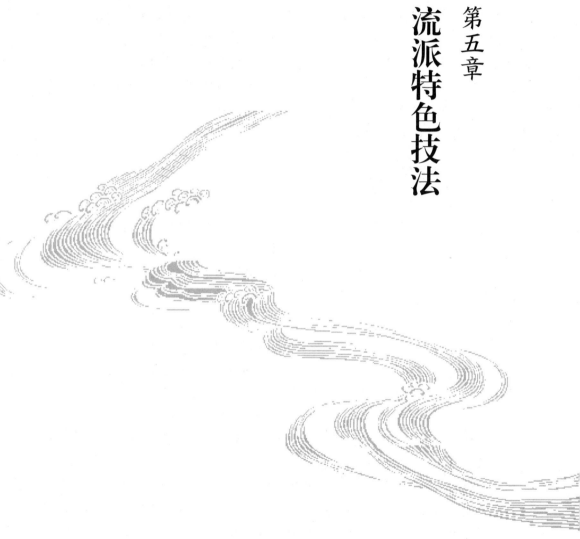

第五章

流派特色技法

第一节　诊断技术

黑龙江地区所处纬度较高，冬季长，气温低，寒温季节转变迅速，偏寒多风，而且本地区民众性情豪爽，好饮酒食肉，进食蔬菜、水果相对较少，而且习惯食用熏酱腌制之品，如酸菜、咸菜等。龙江中医皮科流派不断摸索总结，认识到龙江地区风土刚燥，寒湿偏重，民众体壮多痰湿，所发皮肤疾病谱有一定的地域性特征。加之民众防病治病，养生保健意识相对薄弱，客观上也造成了疾病的复杂性，单个患者常见多种疾病并存，其兼症多，所以要求医者准确辨证。针对龙江地区特点，龙江中医皮科流派在诊疗皮肤疾病上既遵照传统辨病辨证原则，又具有自身的特点。

一、四诊要领

（一）望诊

首先面对患者要望局部，是否有红肿、化脓、溃疡和皮损分布的部位、数目、大小、颜色、形状、边界等情况。若见肿势突于皮毛、肌肉之间，根盘收束，肌肤焮红要观察是否有脓液及脓液淡薄或稠厚等情况；若有糜烂或溃疡要观察是否有分泌物及分泌物的色泽形态等情况，见溃疡色泽红润，疮面脓液稠厚黄白，则腐肉易脱，新肉易生，疮口易敛，多为阳证溃疡；而溃疡色泽灰暗，疮面脓液清稀，或时流血水，则腐肉难脱，新肉难生，疮口难敛。通过望局部对疾病做出初步判断。其次还应望全身，包括舌苔、舌质和精神状态等情况。古人云"望而知之谓之神"，故从望精神状态、皮肤色泽、舌象等方面可辨别疾病属性。观察患者就诊时的精神面貌及行走步态，还要注意观察其皮肤颜色，最后观察舌质苔色。以此对疾病的性质和轻重缓急做出进一步判断。

望诊时首先应注意皮肤病的典型皮损特征，如荨麻疹见形态、大小不一的风团；湿疹见多形损害，呈对称分布倾向、多有渗出、瘙痒，反复发作；传染性软疣见半球形丘疹，中央有脐窝，蜡样光泽；寻常型银屑病见银白色鳞屑、薄膜、点状出血。其次观察皮损形色可反应不同致病因素，如荨麻疹中的风团，色红则多属热，色紫红则多属血热，暗红则多属血瘀，色白则多属风寒。若皮肤见结节，色不变呈肤色者多为寒湿痰聚所致；皮肤见苔藓样变，色浅者多为血虚风燥或肝肾不足，色暗红者多为气血瘀滞或痰湿阻滞所致；皮肤见水疱，色白者多为水湿，水疱密集，疱液饱满，周围有红晕者多为湿热所致。

（二）闻诊

闻诊包括听声音和嗅气味两方面，首先听声音可反映人体气血盛衰的程度。在与患者沟通过程中，听闻其言语声音的强弱，可反映正气盛衰和邪气性质。如有时听皮肤病的患者声音高亢，说话急躁，语速快，判别患者多性情急躁，所患疾病往往与瘙痒性皮肤病有关；若语气低微呻吟，心情烦躁易怒，往往与疼痛性疾病有关，比如带状疱疹疼痛所致。其次嗅气味，主要是嗅皮肤病患者各种分泌物的特殊气味。如天疱疮患者有污臭的鱼腥味；头癣中的黄癣有鼠尿味；尖锐湿疣有刺鼻的臭味；此外还有脚湿气的酸臭味及狐臭的汗臭味等，以上特殊气味都有利于皮肤疾病的诊断。

闻诊时注意嗅某些皮肤疾病分泌的特殊气味，排除外界环境因素，其次在听患者声音时，要保证患者就诊时处于平静状态，其语音强弱及语速快慢与望、问、切三诊结合辨证。

（三）问诊

首先要抓住主症进行询问，以及兼症、舌、脉等逐步深入，从整体出发、多项辨证、分清缓急、分析标本，包括发病的原因、发病的时间、复发的诱因，了解各个症状的发生、发展、变化及与脏腑的联系。龙江中医皮科流派首先询问患者的主要症状和感觉，接着询问是否感觉怕冷或怕热，依据寒热情况辨别患者病邪性质和自身机体的阴阳盛衰。其次询问有无汗出情况及汗出多少，汗能反映人体阴阳和表里两方面变化。然后询问二便的颜色、便量的多少及大便干稀程度等情况，若见便干一症，还要进一步询问大便形状，初便、后便的干稀，大便量少食少，量多伤食，这些方面的变化提示患者一身的寒热虚实演化。再问饮食情况，以了解患者的脾胃功能盛衰，并对疾病的预后情况做初步判别。此外还要问患者是否有口干、口苦情况，以此辨寒热。最后询问有无家族史、过敏史以及其他诱因和发病病程等情况，以此判别本次疾病症状是否与之相关。女性患者要问经带胎产情况，如女性痤疮、黄褐斑患者都要问月经情况，因月经与冲任有关，若有要怀孕或已经怀孕患者用药宜谨慎。通过详细问诊以便辨证施治、科学用药。

皮肤病问诊时注意询问瘙痒、疼痛等自觉症状，首先多询问瘙痒的发作时间，如急性湿疮、急性瘾疹等多突然起病；慢性湿疮、慢性瘾疹及牛皮癣等多缓慢发作。其次询问瘙痒程度，如糜烂型脚湿气多瘙痒剧烈；虫咬性皮炎多自觉奇痒，灼热红肿；疥疮多夜间剧痒，遇热尤盛。然后询问季节变化与瘙痒的关系，如神经性皮炎瘙痒多夏季加剧、冬天缓解，银屑病则多冬季加重、夏季减轻。然而询问有无接触史尤为重要，如疥疮有接触传染疥虫史；虫咬性皮炎有被虫类叮咬或虫体毒毛史；药毒发病前有用药史；接触性皮炎有明显接触某物质的病史。除以上问诊点外，如遇老年患者瘙痒还应注意询问有无糖尿病病史。问疼痛情况时注意不同疾病的疼痛性质，如蛇串疮患者疼痛多出现在一侧腰肋部，不超过正中线，灼热刺痛，痛如火燎；掌跖疣多发于掌跖，有明显压痛，用手挤压则加剧；瓜藤缠的疼痛常出现在两小腿伸侧。

银屑病患者应详细查问患者病史及既往服药情况，包括起病前有无呼吸道感染、饮食不节、外伤、精神情绪紧张等诱发因素，一方面可以全面了解患者病情，另一方面可通过分析其他医生治疗不效的原因，避免重蹈覆辙；此外，许多现代药物会造成一些假象或不良反应的产生，需要分清证候真假，辨证处理。如有些银屑病静止期患者长期服用维 A 酸后的口干舌燥症状，往往掩盖了其脾虚湿蕴之证候。有些患者服用甲氨蝶呤后出现呕吐、纳差、胃部不适等脾胃系统症状，需要在临证处方时同时给予调治。

（四）切诊

在皮肤病诊治过程中，经望、闻、问诊获得主要辨证资料，定为某种疾病。通过按压患者双手寸、关、尺三部，知其浮、沉、迟、数、滑、涩、弦、细等不同脉象，以辨别疾病的寒、热、虚、实情况。切诊还包括局部触诊，主要触诊局部皮损的温度、压痛、润燥、硬度以及有无凹陷等情况，如雷诺病多触及指端冰凉；丹毒多触其局部红肿热痛；神经纤维瘤多触之有囊性感；结节性红斑触之有压痛；鱼鳞病触其局部干燥。再如紫癜需要按压皮损是否退色，以判断是红斑或瘀斑，硬皮病需要通过触摸其皮损萎缩、局部皮肤软硬程度及皮温作为依据。

按脉时患者宜心情平静、呼吸均匀、全身放松、主动配合，注意解除压迫被诊手臂的物件，如手表、挎包、扣紧的袖口等。患者取端坐位或仰卧位，手臂放平与心脏近于同一水平，直腕，手心向上，将腕关节背部放置脉枕上。医生诊脉须集中注意力，呼吸自然均匀，依据自身一呼一吸的时间计算患者脉搏的次数。按脉力度应有举按寻的变化，轻取为举，重取为按，不轻不重为寻，操作时间，每侧不少于 1 分钟，双手以 3 分钟左右为宜，仔细辨别指下的脉象。触诊应注意局部皮损的软硬度、温度、边界及附近淋巴结等情况。如辨是否成脓时注意，按之牢硬未有脓，按之半软半硬已成脓，大软方是脓成。而《疡医大全》云："用手按之，手起而即复者有脓，手起而不即复者为无脓。"说明触脓时注重软硬手感度。辨斑与疹时应注意，斑是指皮肤黏膜出现深红色或青紫色片状斑块，抚之不碍手，压之不退色，皮温多不高；疹是皮肤出现高于皮肤的红色或紫红色、粟粒状疹点，抚之碍手，压之退色，皮温多高。辨结节与肿块时注意，结节的直径多小于2cm，多呈圆形、卵圆形、扁圆形；肿块直径多大于2cm，多呈扁平、圆球、索条状及不规则的形态特征。良性结节或肿块触诊活动度好，质地软，无压痛；而恶性结节或肿块则相反。

二、专病四诊举隅

1. 湿疹四诊要点

局部皮疹望诊：观察皮疹是否对称，有无丘疹、红斑、糜烂。

全身症状问诊：询问瘙痒、诱因、用药情况、饮食、二便情况。

切诊：滑数。

2. 痤疮四诊要点

局部皮疹望诊：观察皮疹为毛囊炎性丘疹、脓疱、潮红、囊肿。

全身症状问诊：询问瘙痒在月经前是否加重，与辛辣饮食是否有关，大便情况，以及青春后期吃的食物中是否含有激素，包括用激素养殖的鸡鸭鹅，是否用性激素等。

3. 银屑病四诊要点

局部皮疹望诊：观察皮疹为点状、片状、红色斑丘疹，上有多层鳞屑、基底潮红、束状发、指甲顶针样改变；急性期：薄膜现象、点状出血、同形反应。

全身症状问诊：询问有无明显季节性变化，例如冬重夏轻；是否因感冒后诱发扁桃体炎、咽炎的病史；以及有无家族病史。

4. 脱发四诊要点

局部皮疹望诊：观察若整个头部毛发全部秃掉多为全秃；若有眉毛、毳毛、腋毛亦秃多为普秃。

全身症状问诊：询问有头晕眼花乏力症状多为血虚；伴有腰膝酸软、耳鸣症状多为肾虚。

5. 脂溢性脱发四诊要点

局部皮疹望诊：观察头顶发稀疏，从两侧鬓角到头顶；发纤细、软、脱落、枯槁；头皮油腻光亮、打绺，仍溢油脂。或有灰白色皮屑如糠秕。

全身症状问诊：询问是否头皮伴有瘙痒，痒若虫行症状；平素头发是否多油脂分泌。

6. 风瘙痒四诊要点

局部皮疹望诊：观察无原发皮损；搔抓起继发性皮损，但部分荨麻疹搔抓有条索状隆起，皮肤划痕征阳性者除外。

全身症状问诊：询问瘙痒情况；及局限性发于外阴、肛门、鼻孔、耳道、舌、眼等处或全身性泛发；有无季节性如多发于秋末冬初，也可发生夏季。

7. 荨麻疹四诊要点

局部皮疹望诊：观察皮疹为水肿性风团，时隐时现，皮肤瘙痒，搔抓起水肿性风团，重者游风即血管神经性水肿；若皮肤划痕征阳性即人工荨麻疹。

全身症状问诊：询问瘙痒情况；全身可有发热，可无发热，恶心呕吐，呼吸困难。

综上所述，龙江中医皮科流派注重整体观念，认识到人体的上、下、内、外是个有机整体，局部病变和全身病变可相互影响，同时还应注意到望、闻、问、切四诊，将它们有机地结合起来，即"四诊合参"，全面系统地了解病情，精准辨证。各流派医家在诊病的诊断技术上各尽不同，辨证思路多种多样，遂将龙江中医皮科流派特色诊法整理如上，以飨同道。

（邢国庆）

第二节　治疗技术

一、火针疗法

火针疗法是用特制的针具经加热、烧红后，采用一定手法，刺入身体的腧穴或部位，并快速退出以祛除疾病的一种针刺方法。龙江中医皮科流派运用火针治疗皮肤病取得疗效显著。

（一）火针作用

（1）温壮阳气　火针通过其借助的火力，直接温补脾肾及命门的阳气、补益肺心宗气，激发经气、卫气的作用。

（2）生肌敛疮　火针的温热之性，可以激发人体的阳气，鼓舞"主肌肉"的脾脏的功能，从而促进新肉组织化生、生长。

（3）散寒除湿　火针具有疏散外寒、驱散内寒，温化痰湿的作用。既可开泻腠理，使外感的寒湿之邪从表而出，又可直接温助人体内在阳气，驱散内寒。

（4）祛风止痒　火针具有疏散外风、息灭内风，行血止痒的作用。

（5）祛瘀除腐排脓　火针具有祛除瘀血、排除脓肿、祛除腐肉的作用。

（6）散结消肿　火针具有消散癥瘕、积聚、痞块，祛除肿胀的作用。

（7）止痛缓急除麻木　火针具有开通经脉，消除或缓解疼痛的作用。

（8）清热泻火解毒　火针具有引气和发散之功，温通之性强而力量集中，能直达肌肤筋肉，因而可使火热毒邪外散，引热外达，清热解毒。

（二）操作步骤

一般的诊室条件即可，但需要注意避风和保护好患者的隐私，如果有空气流动会导致烧针的火焰不稳定，影响针刺效果。

操作人员穿戴整洁佩戴口罩至床旁核对患者信息。做好解释，取得患者配合。协助患者取舒适体位，暴露治疗部位，施术者手部消毒，然后用 0.5% 碘伏消毒患者皮损局部。

（1）器具　治疗盘、不同规格的针具若干、0.5% 碘伏、棉签、免洗手消毒液、烧针工具（酒精灯）、打火机等。

（2）持针　一般以拇、食、中三指呈握笔姿势持针，掌心对向怀中，与胸保持一定距离。掌腕要僵直，肘尖略抬，使肘臂悬空，以肘为轴，顺势就劲，垂直而下，力度自然。

（3）烧针　医者左手持酒精灯，点火后靠近所需针刺部位，右手以握笔式持针，针尖及针体前部与火焰呈锐角在外焰上加热，并可微微移动针体，加热自针身到针尖，以通红为度。

（4）进针　针体烧红后，迅速准确的刺入针刺部位，进针角度以垂直刺入为多，进针深度由针刺部位、病情性质、体质差异等多方面因素决定。

（5）出针　针刺后迅速出针，不留针。此过程中应密切观察患者生命体征变化，预防晕针、滞针、断针等各种意外的发生。

（6）针刺后应用无菌干棉球按压片刻，防止针孔有渗血，避免针孔感染。

（7）操作完毕，清理用物，归还原处。

（三）技术要领

1.持针要点

首先，手指皆需确实地压在针柄上稳固的持着。用力宜适中，用力太大则针易折，用力太小则针易脱手；其次，手掌心不需绷得太紧，适度并足以灵活运针即可。最后，持针时手掌背圆弧且上竖的样子（不需硬将手臂托圆，适度足以让手指灵活即可）。

2. 针刺部位

为了最大限度地发挥火针疗法的特色，提高治疗效果，针刺部位的选择应遵循"以痛为腧"的取穴原则，火针疗法临床治疗皮肤病主要以阿是穴为主，即皮损部位，将火针针刺点选择在局部病灶或病灶周围。

3. 针刺角度

直刺为主，斜刺为辅，如在针刺囊肿、腧穴、阳性点等多采用直刺，垂直刺入，垂直出针。针刺病灶时除直刺外，可以辅以斜刺，斜刺的角度在 60° 以上，不宜平刺。

4. 针刺深度

火针刺入的深浅，要依据机体个体差异不同而定，如肌肉的丰薄、血管神经潜伏的位置、病灶的深浅，要求既能达到病灶，又不伤皮肉为佳。细针多深进，粗针多浅入，粗细火针的这种变化，一是为了使所带热量相当，二是依据针眼开口所需而有所差异。

5. 针刺距离

针刺距离的大小是相对而言，若病灶较大时，密刺或散刺的针距都应较大；相反，病灶较小时，密刺或散刺的针距都应较小。从临床实际来看，大致定为 1cm 以上为散刺，1cm 以下为密刺。火针针刺对人体肌肤有一个微烫伤的过程，出针后，针眼周围会有一红晕，可以以红晕为间距进行针刺。

6. 针刺程度

以患者能耐受为主要原则。在火针施术过程中应根据患者病情，皮损的性质、部位及患者的耐受程度不同而定。若青年体壮、皮损肥厚、位于躯干四肢且耐受性较好的患者宜强刺激；年老羸弱，皮损位于面部、乳房、外阴等薄嫩部位时宜轻刺激。

7. 烧针温度

针具材质不同，烧至通红时温度不一样，波动于 500~1200℃之间，但不论何种材质，操作时必须烧至通红方可进针。

8. 施术时间

治疗间隔上视病情及患者的体质而定。正常情况下，使用较细直径的针具，火针针孔恢复 24 小时后，就可进行下一次的治疗。如果使用较粗直径的针具，就应加长治疗间隔，以便针孔的恢复。如果针刺部位水肿，针孔有渗出物或是出血，针孔的恢复就会缓慢得多，针刺的间隔就会更长，甚至 1 周只治疗 1~2 次。

（四）适应证及操作方法

1. 粉刺

操作要点：依据皮损部位，嘱患者取坐位或卧位，局部行常规消毒，暴露皮疹区域，白头、黑头粉刺选用细针点刺法。火针烧至通红浅刺随即出针，之后用棉签将白头、黑头粉刺挤出；若有丘疹、脓疱处垂直刺入，有落空感即出针，用棉签挤压脓头周边，使脓血排尽；若皮损为结节坚硬者，在其中心和周围多处点刺，不挤压；若为囊肿，以刺破囊壁有落空感为度，之后用棉签轻轻挤净囊内物。

疗程：3~5 日治疗 1 次，3~5 次为一个疗程。

2. 带状疱疹

操作要点：依据皮损部位，嘱患者取坐位或卧位，局部行常规消毒，充分暴露疱疹区，若皮损鲜红，簇集丘疹、水疱，疱壁紧张选用细针点刺法。将细火针烧至通红，在疱疹饱满处迅速刺入，随即出针。针体直入直出，针刺至水疱基底部为度，并用干棉签擦去疱液，分次分批烧针刺疱，直至将成簇水疱全部刺破；若皮疹消退，局部疼痛且放射到附近部位，则在疼痛部位固定处选用密刺法，疼痛不固定者选用围刺法和穴位点刺法，在皮损处迅速刺入皮下，随即出针。

疗程：隔日治疗 1 次，3~5 次为一个疗程。

3. 疣

操作要点：依据皮损部位，患者取舒适体位，局部行常规消毒，充分暴露皮损，寻常疣或跖疣选用中粗针密刺法。针体烧至通红，迅速刺入，随即出针，针体垂直，以针尖刚透过皮损基底为宜。针刺跖疣后用干棉签擦拭掉疣体表面焦痂，在新鲜创面上再次点刺，以患者不能耐受为度；扁平疣用点刺法和密刺法，将烧至发红的针尖，迅速刺入疣体，深达基底，每个疣体 2~3 针，至疣体完全脱落。

疗程：3~5 日治疗 1 次，连续 3~5 次。

4. 白癜风

操作要点：依据病损部位，患者取舒适体位，局部行常规消毒，充分暴露白斑区，若白斑为圆形或椭圆形选用毫针围刺和散刺法。持火针烧至通红，迅速刺入，随即出针，针体垂直，深度 1~1.5mm 为宜，先在白斑边缘点刺，然后在白斑中以 3~5mm 距离点刺；若白斑局限一处或泛发多处，选用毫针或多头火针围刺，点刺针数视皮损大小而定；若白斑呈地图形或斑片状，选用毫针密刺，以浅刺、轻刺为宜，直至白斑区密布针眼，点刺后局部皮肤潮红为佳。

疗程：3~4 日治疗 1 次，10 次为一个疗程。

5. 湿疹

操作要点：依据病损部位，患者取坐位或卧位，局部行常规消毒，充分暴露皮损，若皮疹以红色丘疹、斑疹和斑丘疹为主，选用细火针或毫火针点刺法。将火针烧至通红，迅速刺入皮损部位，直入直出，丘疹、丘疱疹以破皮渗出为度，红斑渗出者以刺至皮损基底部为度；若皮损肥厚、粗糙、干燥，选用细火针或中粗火针密刺，针尖烧红，迅速刺入斑块处，深度以不超过皮损基底部为宜。

疗程：1 周治疗 2 次，3~5 次为一个疗程。

6. 皮肤瘙痒症

操作要点：依据病损部位，患者取坐位或卧位，局部行常规消毒，充分暴露皮损，瘙痒明显处选用细针或毫针散刺法。火针烧至通红或发白，垂直快速点刺瘙痒处中央，疾进疾出，浅刺为宜，出针后用干棉球迅速按压针眼。

疗程：3 日治疗 1 次，3~5 次为一个疗程。

7. 神经性皮炎

操作要点：依据病损部位，患者取坐位或卧位，局部行常规消毒，充分暴露皮损，若皮损较轻仅呈丘疹样选用中粗火针点刺法；若皮损呈苔藓样变且瘙痒顽固剧烈者选用中粗火针密刺法，将针尖烧至通红，快速垂直点刺皮损，随即出针，以刺至皮损基底部为宜。

疗程：分批次治疗，3 日治疗 1 次，3~5 次为一个疗程。

8. 结节性痒疹

操作要点：依据病损部位，患者取坐位或卧位，局部行常规消毒，充分暴露皮损，皮损为结节，表面略粗糙，瘙痒剧烈选用中粗火针点刺和围刺法。中粗火针烧至通红，快速刺入皮损，随即迅速出针，每一个结节于中点处点刺，结节较大者可在此基础上在其上下左右各围刺 1 针，针刺至皮损基底部为宜。

疗程：隔日治疗 1 次，3~5 次为一个疗程。

9. 银屑病

操作要点：依据病损部位，患者取坐位或卧位，局部行常规消毒，充分暴露皮损，若皮损肥厚浸润呈皮革状、斑块状，覆盖鳞屑较厚选用中粗火针围刺法。将火针烧至发红迅速刺入皮损部位，根据病变范围，将针刺间距设为 0.5cm 左右，由病变外缘向中心进行围刺，深度不宜超过皮损基底部；若静止期银屑病的皮损不扩大，无新发皮疹，部分呈钱币状或大片融合，表面鳞屑少，则选用细火针或中粗火针散刺法和围刺法，针身烧红垂直刺入至皮损基底部，疾进疾出。

疗程：3日治疗1次，3~5为一个疗程。

（五）注意事项

首先，施术者应诊断明确后选择不同的腧穴，施术前要做好患者思想工作，解除思想顾虑，消除紧张心理，取得患者配合，采取舒适体位，充分暴露治疗部位，然后方可进行治疗。使用火针时，必须细心慎重，动作敏捷、准确，即"红、准、快"三个环节。其次，患者注意配合施术者操作，避免过度紧张，避免饱餐后或空腹时进行。最后，若施针后针孔发红，或瘙痒不适为正常反应，数天后可自行消失，不需要特殊处理；注意不能搔抓；火针治疗后24小时内不要沾水，保护针孔，以免感染。

（六）禁忌证

（1）精神过于紧张、过饥、过饱、过劳、晕血者，以及醉酒者禁用。

（2）患有糖尿病，严重高血压、冠心病、精神障碍及凝血机制障碍者禁用。

（3）伴有发热病症者，不宜用火针。夏季"切忌妄行火针于两脚内及足"。

（4）面部应用火针需慎重，临床除治疗面部痣和扁平疣外，一般面部不用火针。

（5）对于大血管、主要神经分布部位、内脏以及主要的器官处禁用。

（6）孕产妇、婴幼儿禁用。

（七）意外情况处理

（1）疼痛　一般轻微的疼痛无需特殊干预，疼痛可很快消失，可继续治疗；如果疼痛明显难忍，可暂停火针治疗，给予止痛处理，比如局部冷敷、外用表面麻醉剂，必要时口服止痛药物治疗。

（2）感染　轻微的红肿疼痛可不予特殊处理，待其再行消退，如果症状较严重，可使用火针局部针刺，酌情使用抗生素以抗感染治疗。

（3）出血、血肿　安抚患者紧张情绪；微量的出血或小的血肿，局部小块青紫时，一般不必处理，可自行消退；若局部疼痛肿胀明显，可先做冷敷，待血止后再做热敷或在局部轻轻揉按，以促进局部瘀血消散吸收。

（4）晕针　出现晕针后扶患者仰卧位，头低脚高，注意保暖，可给予温开水或糖水，休息片刻可恢复正常，症状严重者行吸氧并按照休克的抢救程序进行抢救。

（5）滞针　言语安抚患者情绪，嘱其放松，或者在针刺部位周围行拍打或针刺，以放松痉挛的肌肉以利于针体拔出，不可强行捻转针体。

（6）弯针、断针　嘱患者不要紧张乱动。若出现弯针现象，及时更换针具，出现断针现象，如果残端部分针身尚露于体外，可立即用手指或镊子取出；如果残端与皮肤持平，可按压针孔两旁，使断针暴露于体外，用镊子取出。

（7）烫伤　轻微的烫伤，无水疱时，可对伤处进行降温处理，若烫伤严重，局部起水疱，除降温外，需及时局部消毒，然后用无菌注射器刺破水疱边缘，涂烫伤膏后局部包扎。

二、至阳穴埋针法治疗带状疱疹疼痛

带状疱疹是临床常见病、多发病，以皮疹和神经痛为特征，其中疼痛最为痛苦，严重影响患者的生活质量。有资料表明，带状疱疹的发病率在1.4%~4.8%之间，近年有增加的趋势，其中绝大多数患者伴有剧烈的神经痛，而其中10%的患者可发生带状疱疹后遗神经痛，尤其60岁以上的老年患者后遗神经痛的发病率高达50%~75%。

水痘－带状疱疹病毒引起神经根的损伤后，周围神经元的自发放电，阈值降低，对刺激呈超常反应。同时中枢神经系统感受伤害的通路发生重要变化，传入神经阻滞，这些改变导致中枢神经系统疼痛信号传递神经元的活动性异常增高，导致疼痛的发生。中医对此病的认识无论在急性期还是慢性期都存在一个总的发病机制，即气血凝滞、经络阻塞。急性期多由于情志不畅，肝气郁结，郁而化火，加之脾湿内蕴，湿热内生，兼感外邪，湿热蕴阻肌肤而致气血失和，气血运行不畅而发疱疹和疼痛。慢性期多年老之体或久病气弱阴虚，加之余毒未清，致肝的疏泄功能减退，肝气郁结，气滞血瘀，瘀血滞留不化，脉络不通，不通则痛。

（一）至阳穴定位

至阳穴位于后正中线，第七胸椎棘突下凹陷处，相当于第5胸脊神经所支配的区域。上腹与下胸与胸5脊髓节段相联系。其穴下为皮肤、皮下组织、棘上韧带、棘间韧带。浅层主要布有第七胸神经后支的内侧皮支和伴行的动、静脉。深层有棘突间的椎外（后）静脉丛，第七胸神经后支的分支和第七肋间后动、静脉背侧支的分支或属支。

（二）至阳穴埋针法功效

至阳穴位于督脉上，且为督脉经的要穴。督脉经总督诸阳，本穴靠近于心，心为阳中之阳，且至阳穴为督脉经阳气隆盛之处。具有利胆退黄、宽胸利膈之功效，主治胸胁胀痛、脊强、腰背疼痛、黄疸、胆囊炎、胆道蛔虫症、胃肠炎、肋间神经痛等。带状疱疹的发生多与情志所伤密切相关。当在至阳穴埋针并按时拍打该穴位产生一种持续性的刺激后，使督脉和脊髓节段有关神经产生一种独特的刺激感应，加强了中枢神经内痛觉调节系统与痛觉冲动的相互作用，对痛觉信号加以控制，从而产生了阵痛效应。从中医学角度讲，刺激可激发和振奋心阳，心阳盛，心气足，则血脉得以宣通，阴血充盈，气滞血瘀得以缓解；又因该穴位于血会膈俞，也有和畅血脉之功，气血运行舒畅，从而提高痛阈，则疼痛消除。

（三）操作步骤

（1）器具　元利针，针身长 50mm，针柄长 35mm，直径 0.8mm、针尖圆滑。0.5% 碘伏、75% 乙醇棉球、棉签、免洗手消毒液等。

（2）取穴　至阳穴，第七胸锥棘突下。

（3）操作方法　一般的诊室、病房条件即可，但需要注意严格无菌操作，另外就是要保护好患者的隐私。操作医者双手应先用医用洗手液清洗干净，再用 75% 乙醇棉球擦拭，或者用免洗手消毒液消毒，针刺部位定位后，用 75% 的乙醇棉签或者碘伏棉球在针刺部位消毒。针刺时令患者端坐，双手放于腹前，露出背部，于后正中线，第七胸椎棘突下凹陷处（约与肩胛骨下角相平）取至阳穴，做常规消毒，而施术者以左手提起至阳穴皮肤，右手持针，针尖向下，针体于脊柱呈现 15° 角向下平刺刺入皮下，而后于脊柱平行向下送针至针柄处止，针柄用少许棉花包住，再用胶布将针柄固定以防滑出，留针 7 天取出。留针期间在患者非睡眠的状态下，每隔 2~3 小时用手掌以患者能耐受的适当力量拍击埋针处 10~20 余次，增强刺激量，直到取出针为止。

（四）技术要领

（1）选穴宜准确。

（2）进针角度要合乎规范　进针时针身先与皮肤呈 15° 角，针身刺入 1cm后，再与脊柱平行向下送针，送至针身距针柄约 2mm 处。

（3）进针要稳、准，进针后不施手法，不提插、不捻转。

（4）固定时注意两点，一是用少许消毒棉球将根处包住，再用消毒棉球将针柄包住，以防摩擦皮肤；二是粘贴橡皮膏的方向是顺着针身进入的方向以便固定牢靠。

（5）留针期间注意拍打埋针处，拍打力度要适宜，在患者非睡眠的状态下，每隔 2~3 小时用手掌以患者能耐受的适当力量拍击埋针处 10~20 余次，保持适当刺激量，直到取出针为止。

（6）出针时，用力柔和，不可过猛，首先轻轻捻转针具，用干棉球按住针孔，慢慢把针拔出，施针处再用 0.5% 碘伏进行消毒。

（五）适应证

带状疱疹疼痛患者，符合中医肝经郁热辨证者。

（六）禁忌证

（1）至阳穴处有皮损者。

（2）合并严重心脑血管疾病或肝、肾、造血系统等疾病及精神病患者。

（3）妊娠期妇女。

（4）糖尿病患者。

（5）皮肤对橡皮膏严重过敏者。

（七）注意事项

（1）本方法不妨碍对带状疱疹原发病所进行的其他治疗方法。

（2）操作前要严格检查针具质量。针尖宜用坚硬钝物磨圆滑，不可太尖、不可有毛刺；针身不能弯曲；针柄不可松动。

（3）埋针后固定宜牢固。因该法不影响患者正常活动，以免因卧床翻身举臂等活动而使针体滑出。

（4）埋针期间，针处不可着水，以免感染。夏季汗出较多，埋针时间可适当缩短。如针眼处出现瘙痒、疼痛或贴橡皮膏处的皮肤出现明显瘙痒等敏感现象可将针拔出，并应及时处理。

（八）不良反应的预防及其处理方法

（1）晕针　针前做好解释工作，解除恐惧心理。若出现晕针先兆要及早处理，立即停止针刺，将针取出。使患者平卧，头部放低，松开衣带，注意保暖，轻者仰卧片刻，给饮温开水或糖水后即可恢复正常。重者在上述处理的基础上，可刺人中、内关、足三里等。若仍不省人事，呼吸细微，脉细弱者，可考虑配合其他治疗或采用急救措施。

（2）弯针　进针手法宜熟练，指力适度，不可过速及过猛。出现弯针后，便停止继续进针。对轻度弯曲可按一般拔针法将针慢慢退出；若针身弯曲较大，应注意弯曲的方向，顺着弯曲的方向将针退出，不可急拔猛抽，以防断针。

（3）断针　施针前认真检查针具，针刺时及时处理弯针现象。出现断针医者态度保持冷静，并嘱患者不要惊慌，及时将露于皮肤之外的针体用镊子钳出。若折断针身与皮肤相平或稍低，而尚可见到针身者，可用左手拇、食两指在针旁按压皮肤，使残端露出皮外，遂用镊子钳出；若折断部分全部没入皮下，须外科手术取出。

（4）感染　埋针处若感染，应立即将针取出。每日给予局部0.5%碘伏涂擦，每日2次。

（5）过敏　对橡皮膏过敏的患者应立即取下橡皮膏及针具，局部给予皮炎平外擦，对于出现局部水疱者应对症处置。

三、神阙穴拔罐法治疗慢性荨麻疹

荨麻疹的临床特点以发无定处的风团和剧烈的瘙痒为主。若侵犯消化道黏膜可出现恶心呕吐、腹痛腹泻等症状，严重者还可发生呼吸困难或引发过敏性休克。慢性荨麻疹是指风团每天发作或间歇发作，持续时间大于6周，是皮肤科的常见病和多发病之一，0.5%~5%的人患有慢性荨麻疹，且发病率逐年递增。缠绵日久的病程、反复发作的皮损，严重影响患者正常的工作和生活。

慢性荨麻疹的病因主要有食物、药物及物理刺激或慢性疾病、精神紧张及自身免疫等有关。西医学认为慢性荨麻疹的发病机制主要是肥大细胞和嗜碱性粒细胞活化脱颗粒，释放具有炎症活性的化学介质如组胺、细胞因子、5-羟色胺等，引起血管扩张和通透性增加，导致真皮水肿。中医学认为，慢性荨麻疹的病因病机多因禀赋不耐，或饮食不节、七情内伤，复感风邪等。而久病气血亏虚，正气不足，抗邪无力，外邪易侵袭肌表，营卫失和而发病。

（一）神阙穴定位

神阙穴在针灸穴中是结构最为特殊，定位最明确的穴位。恰好位于人体横轴和纵轴交点的中心位置即脐部，连接任、督、带脉，与冲脉相交会。脐部表皮角质层最薄，皮肤内含有丰富的血管神经，脐下浅层布有第六肋间神经前支的内侧支，无脂肪组织，有丰富的腹膜静脉网，敏感度高，有良好的感受功能和传导功能。

（二）神阙穴拔罐功效

神阙穴为经络之总枢，统属全身经络，联系五脏六腑，具有温阳救逆、健脾补肾、祛风除湿、温经通络、调摄冲任、扶正祛邪功效。慢性荨麻疹多与气血失和相关。拔火罐具有机械性刺激和温热的治疗作用，并且火罐的负压吸附作用可以刺激穴位局部的毛细血管充血、破裂出血，从而使红细胞溶血后产生的四种类组胺物质进入血液循环，进而增强器官组织的活力，提高机体的免疫力和抗病能力。同时物理性的温热刺激和机械刺激可经皮肤感受器和血管感受器传入中枢神经系统，其调节兴奋与抑制过程使之趋于平衡，加强对身体其他部分的调节，促进机体恢复原有的功能，使疾病好转。从中医学角度讲，神阙穴所处的特殊部位以及其内连脏腑外通肢节，通过穴位－皮部－络脉－经脉－脏腑的关系，传达治疗信息，发挥祛风止痒，调整脏腑阴阳、经络气血，从而达到治疗荨麻疹的目的。

（三）操作步骤

（1）器具 中小型号玻璃罐具、止血钳或镊子、0.5% 碘伏、75% 乙醇棉球、95% 乙醇棉球、棉签、免洗手消毒液等。

（2）取穴 神阙穴，位于脐窝正中。

（3）操作方法 一般的诊室、病房条件即可，但需要注意严格无菌操作，另外就是要保护好患者的隐私。操作医者双手应先用医用洗手液清洗干净，再用 75% 乙醇棉球擦拭，或者用免洗手消毒液消毒。嘱患者取仰卧位，施术者根据其形体、年龄不同选取不同型号的玻璃罐具，然后用止血钳或镊子夹酒精棉球 1 个，点燃后放罐内绕 1~3 圈后，将火迅速退出，顺势将罐扣在施术穴位上，留罐 10 分钟后拔下火罐，以神阙穴皮肤潮红为度（若患者不能耐受，可稍微放出少量气体）。治疗 5 日，休息 2 日，7 日为一个疗程，连续治疗 4 个疗程。

（四）技术要领

（1）施术前应耐心向患者告知神阙穴拔罐的操作过程，效果及可能出现的情况，消除患者紧张、恐惧的心理。

（2）操作过程中，施术者应注意棉球不应吸收过多的酒精，以免滴落灼伤患者的皮肤；火苗燃烧时，避免烧到罐口，防止烫伤皮肤。

（3）选穴宜准确，拔罐要稳、准、快。

（4）拔罐过程中随时观察火罐吸附情况和皮肤颜色。

（5）拔下火罐时右手扶住罐体，左手以拇指或食指从罐口旁边按压一下，待空气进入罐内即可将罐取下，切勿强拉。

（6）操作后协助患者整理衣着。

（五）适应证

适用于慢性荨麻疹患者，符合中医气血亏虚辨证者。

（六）禁忌证

（1）神阙穴处有皮损者。

（2）合并严重心脑血管疾病，肝、肾、造血系统等疾病、精神病患者。

（3）妊娠期妇女。

（4）糖尿病患者。

（5）有严重皮肤过敏者。

（七）注意事项

（1）操作前要严格检查罐具。罐体宜完整无破损、无炸裂痕迹，罐口边缘宜光滑。

（2）留罐时间不宜过长，施罐力度不宜过大。

（3）罐体宜牢固，患者保持仰卧位，不宜随意活动，防止罐体松动。

（4）穴位拔罐后避免接触水，如出现轻微瘙痒、青紫，可不必处理。

（八）不良反应的预防及其处理方法

若发生晕罐，要立刻起罐，给予患者平卧，饮服温水或温糖水，按压人中穴等必要应急处理。

四、大椎穴点刺放血拔罐法治疗痤疮

痤疮一种累及毛囊皮脂腺的慢性炎症性皮肤病，是皮肤科常见的皮肤病，皮损损害为粉刺、炎性丘疹、脓疱、结节、囊肿等，好发于皮脂溢出的部位如面颊部、额部、胸背部。本病任何年龄均可发病，但青少发病率较高，发病率为70%~87%，严重影响了青少年的心理健康。

痤疮发病的诱因比较复杂，西医学认为主要与内分泌功能失调、毛囊皮脂腺导管角化异常、痤疮杆菌及免疫学等有关。内分泌失调，雄激素增高导致毛孔堵塞，雄激素中的睾酮在酶的作用下，与相应受体结合，皮脂腺分泌旺盛堵塞在皮脂腺腺管中，细菌大量繁殖，严重者可发生感染形成重度痤疮。免疫组化认为基底层的角质形成细胞和毛囊角质细胞异常分化，能使皮脂中的亚油酸降低，使角质形成细胞变更加致密，形成粉刺。中医认为粉刺致病因素与素体阳热偏盛，肺经蕴热，复受风邪，熏蒸面部而发；饮食不洁，过食辛辣肥甘厚味食物，湿热蕴结，上至面部；脾失运化，湿浊内停，久而化热，热灼津液，湿热瘀痰凝聚肌肤有关。

（一）大椎穴定位

大椎穴位于人体的后背正中线，在第七颈椎棘突下的凹陷处，穴位结构层次依次为皮肤、皮下组织、棘上韧带和棘间韧带，第八颈神经后支的内侧支及棘突间的皮下静脉丛在其浅层分布，棘突间的椎外（后）静脉丛、第八颈神经后支的分支及颈横动脉在其深层分布。

（二）大椎穴刺络放血拔罐法功效

大椎穴位于督脉之上为诸阳之会，内调本经之气，外走三阳而调六阳经之气，并通过六阳与六阴表里关系，调节六阴经之经气。该穴具有振奋阳气、强身健体、通阳解表、疏风散寒、退热镇静等作用，临床上多用于热病、咳嗽、气喘、感冒、畏寒、疟疾、诸虚劳损、神志疾病等。痤疮多与热邪相关，刺络放血可以清热祛毒、消肿止痛、疏通经络、行气活血、调节脏腑；拔罐疗法可以祛风清热、解毒消肿、活血止痛等作用。当在大椎穴叩刺放血拔罐时，由于血液的排出和局部的温热作用，可促进局部血液循环，改善网状内皮系统的吞噬作用，调节免疫功能利于炎症消散。负压和刺络产生的机械刺激通反射途径传到中枢神经系统，发挥其对神经的调节作用，针刺还能抑制皮脂腺的发育和皮脂的分泌，使其功能正常。中医认为大椎穴处放血可达泻阳明经热邪、活血化瘀、调节气机之功效，大椎亦有退热之功效，能祛风邪散肺热，调节脏腑，使机体阴阳平衡，为治疗痤疮的根本。

（三）操作步骤

一般的诊室、病房条件即可，但需要注意严格无菌操作，保护好患者的隐私。操作医者双手应先用医用洗手液清洗干净，再用75%乙醇棉球擦拭，或者用免洗手消毒液消毒。1ml注射器、中号玻璃罐具、止血钳或镊子、0.5%碘伏、75%乙醇棉球、95%乙醇棉球、棉签、免洗洗手消毒液等。

（1）取穴　大椎穴，位于后正中线上，第七颈椎棘突下凹陷中。

（2）操作方法　患者取俯卧位，双手自然置于身体两侧，充分暴露上背部，医者戴一次性医用手套，先用碘伏常规消毒，用1ml注射器以腕力中等强度对准大椎穴点刺数下，深度3~5mm，以皮肤微微渗血为度，然后以闪火法，用中号玻璃罐扣在渗血区，留罐10~15分钟后将火罐拔下，用医用纱布避开针孔将局部血污擦去，然后局部按压止血，再次在针孔处进行常规消毒。每次治疗时应避开前次针孔，间隔2~3日治疗1次，5次为一个疗程。

（四）技术要领

（1）施术前应耐心向患者告知操作过程，效果及可能出现的情况，消除患者紧张、恐惧的心理。

（2）操作过程中，施术者应注意棉球不应吸收过多的酒精，以免滴落灼伤患者的皮肤；火苗燃烧时，注意避免烧到罐口，防止烫伤皮肤。

（3）选穴宜准确，针刺要稳、准、快，力度及深度适中。

（4）起罐时右手扶住罐体，左手以拇指或食指从罐口旁边按压一下，待空气进入罐内即可将罐取下，切勿强拉。

（5）操作后协助患者整理衣着。

（五）适应证

痤疮患者，符合中医肺经风热辨证者。

（六）禁忌证

（1）大椎穴处有皮损者。

（2）合并严重心脑血管疾病，肝、肾、造血系统等疾病、精神病患者。

（3）妊娠期妇女。

（4）糖尿病患者。

（5）有严重皮肤过敏者。

（七）注意事项

（1）操作前要严格检查罐具质量。罐体宜完整无破损、无炸裂痕迹，罐口边缘宜光滑。

（2）操作前后穴位严格消毒。

（3）针刺前不宜空腹，治疗后休息数分钟。

（4）针刺部位治疗后针孔24小时内避免接触水。

（5）穴位拔罐后，如出现轻微瘙痒、青紫，可不必处理。

（八）不良反应的预防及其处理方法

若发生晕罐、晕针，要立刻起罐，停止针刺，给予患者平卧，饮服温水或温糖水，按压人中穴等必要应急处理。

（邢国庆）

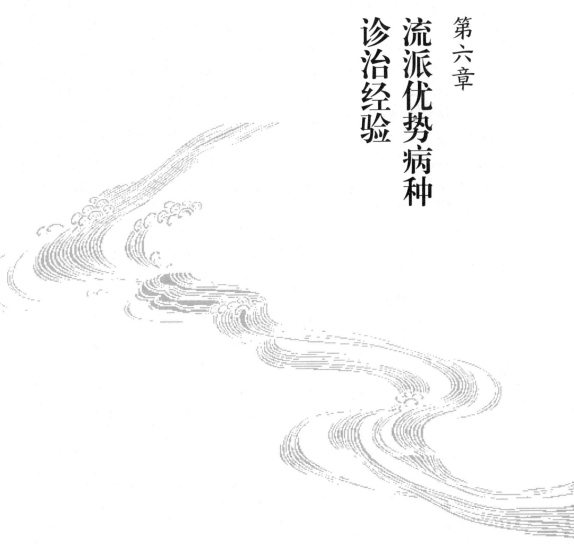

第六章

流派优势病种
诊治经验

第一节　带状疱疹

带状疱疹（herpes zostrer，HZ）是由水痘－带状疱疹病毒引起的以神经炎症、皮肤疱疹为特征的病毒性皮肤病。表现为簇集性小水疱，水疱一般发于躯干或肢体的一侧，可伴有不同程度的疼痛，严重影响患者的生活质量。多发于春秋季节，多见于成年人，发病无性别差异。

本病首见于隋·巢元方《诸病源候论》："甑带疮者，绕腰生。此亦风湿搏血气所生，状如甑带，因以为名。"中医古籍称本病为"蛇串疮""缠腰火丹""蜘蛛疮""甑带疮""火带疮""蛇丹""蛇窠疮"等。中医学认为，本病多由情志内伤，肝气郁结，久而化火，外溢皮肤而发；或饮食劳倦，脾失健运，湿邪内生，复感毒邪，致湿热火毒蕴积肌肤而成；年老体弱者，常因气血阴阳之不足，复因湿热火毒所伤，致使气血凝滞，经络瘀阻不通，以致疼痛剧烈，病程迁延而发为带状疱疹后神经痛。

本病多由于情志失调等诱因而发病。肝主疏泄，喜条达，恶抑郁，情绪不畅，肝气郁结，气机失常，久郁而化火妄动，发于经络之间，蕴而成毒。临床表现为胸胁作胀，皮肤胀满紧绷感，水疱周边带有红晕，伴掣痛，肝经所循，沿大腿内侧，环绕阴部，至小腹，夹胃旁边，络于胆；向上通过膈肌，分布胁肋部，沿气管之后，向上进入颏颥（喉、头部），连接目系。以上几个临床常见的发病部位如大腿内侧、阴部、胸胁、眼侧等均是由肝经所循、所主，故从肝论治，主以调达气机，疏通经络。脾属土，居中以灌四傍，脾胃虚弱，运化水湿功能减弱，运化无力则水饮聚集于中焦成湿，久郁化火熏蒸人体肌表。临床表现为粟粒至绿豆大小的疱疹，累累如串珠，伴随疼痛，主以清热泻火，健脾化湿为主。因患者年老体弱，气血瘀滞所诱发的带状疱疹为临床常见的一种类型，且此类患者易留有带状疱疹后遗神经痛，一方面，气、血、阴、阳之虚，而致肌肤脉络失于荣养，不荣则痛；另一方面，因虚致瘀，气血运行不畅，不通则痛。临床表现疼痛缠绵日久，水疱干瘪，伴随一派虚象，多见于老年人，治疗上多注重补气、血、阴、阳之虚，辅以活血化瘀之法。

（一）问诊路径

（1）流行病学　发病前期是否有感染或情绪刺激等情况。皮损严重者，要注意重点询问是否有糖尿病、血液病、肿瘤和自身免疫性疾病病史。

（2）皮损情况　皮疹的位置，皮疹是否呈带状分布，发生在身体一侧，不超过体正中线，应与单纯疱疹相鉴别；皮疹以丘疹、红斑或者水疱为主，皮疹区的形态是否有明显的边界，是否有异物接触史，应与接触性皮炎相鉴别。

（3）局部自觉症状　疼痛的部位，多发生在颜面部、胁肋部、腰骶部等，要与相关部位疾病相鉴别，如发生在左胁肋部的疼痛应与肋间神经痛、心血管疾病等相鉴别；疼痛轻重情况，衣物摩擦或接触是否疼痛加重；疼痛性质，如灼痛、走窜痛、持续痛，或者固定痛等；皮肤热与不热；局部是否喜按。

（4）全身情况　是否有前驱症状，周身不适、乏力及食欲不振等，可伴有低热；是否情绪不畅，喜寒喜热，手足凉热，有无口干口苦，饮食、睡眠及二便情况。

（二）辨证思路

根据患者年龄，身体状况，以及自觉症状来辨别阴阳，而后通过病情发展的不同阶段再辨寒热、虚实，初期多实证，中期有虚有实，或虚实夹杂，后期往往以虚为主，实者攻之，虚者补之。实证可分为火毒、湿毒和气滞三型；虚证可分为气虚络瘀、血虚络瘀、阴虚络瘀、阳虚络瘀四型。在病因辨证上，强调内因致病，亦即"内虚致病"的观点，"内虚"既是疾病发生的根本原因，又是疾病发生发展的结果。在疾病的发展过程中，还可因邪致虚，病邪对人体脏腑、气血的伤害，正邪相争的结果都可致人体正气不足，因此才有正虚邪恋，疾病缠绵不愈，发为带状疱疹后遗神经痛。因此治疗上祛邪不忘扶正，或扶正祛邪，正胜邪退，疾病才能痊愈。在脏腑辨证上，归结于心、肝、脾三脏，心火旺则血热，热灼于肤，故痛重；脾气虚则湿不运，水聚于腠理，故水疱多；肝受病既影响于心，又影响于脾，如肝郁化火，火与心气相连，风火相煽，故皮肤掀红，痛如火燎；肝旺侮脾，脾湿内困，蕴而化热化毒，湿毒流窜于肝胆经脉循行之区，故见丘疱疹、水疱、糜烂、渗出等皮损。因此，立法应以疏肝、泻火、理脾为主，特别是泻火一法，以往从肝胆实火出发，每有良效。

以王玉玺教授为代表的龙江中医皮肤科流派采用内外治相结合疗法治疗本病，常采用中医辨证论治在缩短病程、减轻疼痛、预防后遗神经疼痛三大环节均具有一定优势。实证则清热利湿解毒、理气活血止痛；虚证则补气血之虚，调和阴阳，活血通络止痛。带状疱疹后遗神经痛是临床治疗难点，应及早正确辨证施治，并配合外治、火针综合治疗，效果显著。重症及特殊类型应配合西药治疗。

（三）治疗方案

1. 内治

（1）肝经郁热型

症状：皮损鲜红，成簇小水疱，疱壁紧张，沿某一周围神经节段单侧分布，伴灼热刺痛感。口苦咽干，烦躁易怒，大便干，小便黄。舌质红，舌苔薄黄或黄厚，脉弦滑数。

辨证：肝经郁热，热灼于肌肤。

治法：清肝泻火，解毒止痛。

处方：龙胆草 20g　　柴胡 15g　　栀子 15g　　黄芩 15g

　　　板蓝根 15g　　木通 10g　　川芎 10g　　枳壳 10g

　　　陈皮 10g　　　香附 10g　　延胡索 15g　　川楝子 10g

　　　生地黄 15g　　当归 15g　　甘草 6g　　　车前子 10g（包煎）

加减：舌光少苔加生地、麦冬、玉竹、玄参、沙参；心烦眠差加莲子芯、黄连、肉桂、酸枣仁；发热者加水牛角粉、绿豆、金银花；口苦咽干者加麦冬、桔梗；大便秘结者，加炒枳壳、酒大黄（后下）；发于头面部者，加菊花、桑叶。

分析：此型多见于本病的急性期。情志不畅，肝经郁热，日久化火成毒，火毒之邪灼于肌肤、经络，故选用龙胆泻肝汤。龙胆草善泻肝胆实火，并能清下焦之湿热为君；黄芩、栀子、柴胡、板蓝根苦寒泻火；车前子、木通清利湿热，使湿热从小便而解；川楝子、延胡索、川芎、香附、陈皮行气活血止痛；肝为藏血之脏，肝经有热则易伤阴血，故佐以生地、当归养血益阴；甘草调和诸药为使。全方配合，共奏泻肝胆实火，清肝经湿热，行气活血止痛之功。

（2）脾虚湿蕴型

症状：皮损颜色较淡，疱壁松弛，易于破溃、糜烂，可有渗液，疼痛或轻或重。渴不欲饮，纳呆腹胀，大便时溏。舌质淡或淡胖，舌苔白或白腻，脉沉缓或滑。

辨证：脾失健运，湿蕴化火。

治法：健脾利湿，解毒止痛。

处方：苍术 20g　　　厚朴 20g　　　白术 15g　　赤茯苓 15g

　　　陈皮 15g　　　猪苓 15g　　　泽泻 15g　　栀子 10g

　　　滑石 10g（包煎）　车前子 15g（包煎）　木通 10g　　甘草 6g

加减：发于下肢者，加牛膝、黄柏等利湿解毒，引药下行；水疱大而多者，加土茯苓、萆薢、车前草等渗湿解毒；有血疱者，可加大蓟、小蓟等凉血祛瘀止痛；不思饮食、腹胀便溏、脾虚症状突出者，加党参、山药、砂仁等。

分析：此型多见于本病的亚急性期。脾失健运，湿邪内生，蕴湿化热，湿热火毒蕴结于肌肤而成则见皮肤水疱，可有渗液；脾脏虚衰，水湿不布，故渴不喜饮；脾虚运化失职则见纳呆腹胀，大便稀溏，舌质淡或淡胖，舌苔白或白腻，脉沉缓或滑均为脾虚之象。方中苍术、茯苓、厚朴、陈皮健脾除湿；车前子、泽泻、滑石渗利水湿，使水湿之邪从小便而走；木通、栀子清利湿热；甘草清热解毒。诸药合用，则脾健湿除，诸证得解。

（3）气血瘀滞型

症状：皮疹减轻或消退后局部疼痛不止，放射到附近部位，坐卧不安，甚或夜间加重，重者可持续数月或更长时间。胸胁脘腹胀闷，或有痞块、时聚时散。舌质紫暗或有瘀斑，苔白或黄，脉弦涩或弦细。

辨证：肝气郁结，气滞血瘀。

治法：清除余毒，理气化瘀，通络止痛。

处方：当归20g   丹参30g   延胡索15~30g   制没药10g
　　　郁金15~30g   白芍30~60g   柴胡10g   制乳香10g
　　　甘草10g   瓜蒌皮10g   青黛10g（包煎）   磁石30g（先煎）

加减：心烦眠差者，加山栀子、酸枣仁；热毒未尽者，加栀子、连翘、板蓝根；疼痛日久且剧烈者，加全蝎、蜈蚣、乌梢蛇；年老体虚者加黄芪、党参。

分析：本证多见于后遗神经痛期。为诸邪侵袭身体日久，导致气阴两虚，余毒未尽，经络阻塞不通，以致疼痛剧烈，病程迁延，故选通络镇痛汤加减以清除余毒，理气化瘀，通络止痛。本方由活络效灵丹与芍药甘草汤化裁而来，方中柴胡疏肝解郁；瓜蒌皮可行气、理气、疏肝，助柴胡以解肝经之郁滞；当归养血活血；郁金、乳香、没药行气止痛；丹参、延胡索行气以止痛；磁石重镇安神，平肝潜阳；青黛清热凉血，清解余毒；芍药、甘草养血柔肝，缓急止痛；甘草调和诸药，共奏疏肝行气、活血之功。

（4）气虚络瘀型

症状：气虚者疼痛，动则尤甚。面色苍白或淡黄，神疲乏力，气短懒言，声音低微，自汗，大便溏薄。舌质淡嫩，脉虚弱。

辨证：气虚则运血无力，血行缓慢，气血凝结阻于经络，而致"不通则痛"。

治法：补气活血通络。

处方：黄芪60g   党参20g   当归12g   川芎10g

赤芍 12g　　　　白术 15g　　　　延胡索 20g　　　　川楝子 10g

桃仁 10g　　　　红花 10g　　　　陈皮 10g　　　　郁金 10g

五灵脂 10g（包煎）

加减：疼痛剧烈加乳香、没药；麻木明显加地龙。

分析：此证多见于带状疱疹后遗神经痛期。为因虚致实，非独用活血化瘀或益气补虚之所宜，故当以补气为主，活血通络为辅，予"补阳还五汤"加减。补阳还五汤，原方出自《医林改错·下卷·瘫痿论》，是补气、活血、通络、去瘀的经典方剂，方中重用黄芪，甘温大补元气，与党参相合，二者使气旺以促血行，瘀去络通；当归尾活血通络而不伤血；赤芍、川芎、桃仁、红花、五灵脂助当归尾活血祛瘀；川楝子、延胡索行气止痛；地龙通经活络，力专善走，并引诸药力达络中。合而用之，则气旺、瘀消、络通，诸证可愈。

（5）阴虚湿瘀型

症状：阴虚者疼痛常为隐痛，夜间较重。形体消瘦，皮肤干燥可有少量脱屑，盗汗，心烦易怒，手足心热，口苦、咽干，小便短黄，大便秘结。舌质红少津或少苔，脉细数。

辨证：阴血不足，湿瘀阻滞。

治法：酸甘化阴，除湿散瘀。

处方：白芍 30g　　　　玄参 15g　　　　麦冬 10g　　　　生地黄 15g

熟地黄 15g　　　　天冬 10g　　　　当归 12g　　　　鸡血藤 20g

没药 10g　　　　桃仁 10g　　　　红花 10g　　　　秦艽 15g

地龙 10g　　　　甘草 10g

加减：发于头面加川芎、蜈蚣，发于胸胁加柴胡、郁金，发于上肢加姜黄，发于下肢加牛膝，发于躯干加延胡索，大便干结加酒大黄，便溏加怀山药、砂仁（后下）。

分析：此型多见后遗神经痛期。方用芍药甘草汤加减，芍药甘草汤具有酸甘化阴，柔筋缓急之效，方中芍药养血敛阴，柔肝止痛，甘草甘缓补中，二药配伍，酸甘化阴，调和肝脾，有柔筋止痛之效，如此则阴液得复，筋脉得养，疼痛自除；并常辅当归、鸡血藤、没药、桃仁、红花诸药，活血散瘀；玄参、麦冬、生地、熟地滋阴养血清热；秦艽，祛湿止痛；地龙，祛湿搜风通络止痛。标本并治，湿阴同疗。

（6）阳虚络瘀型

症状：阳虚者疼痛特点为得温则减。面色㿠白或虚浮，畏寒肢冷，手足凉，口干口黏不欲饮，或喜热饮，小便清长或尿少不利，大便稀薄。舌体胖大质紫暗，苔白滑，脉沉滑或沉迟无力。

辨证：阳气亏虚，机体失于温化，鼓动无力，血行不畅，瘀血等邪气阻滞于经络。

治法：益气通阳，和营行痹。

处方：黄芪 40g　　党参 20g　　桂枝 10g　　芍药 10g
　　　生姜 6 枚　　大枣 6 片　　延胡索 30g　当归 12g
　　　鸡血藤 15g　川芎 15g　　红花 10g　　桃仁 10g
　　　全蝎 10g　　甘草 6g　　制附子 10g（先煎）细辛 3g（先煎）

加减：余毒未清者，加败酱草以解毒祛瘀；胁肋部疼痛明显者，加瓜蒌、川楝子，以通络止痛；痰浊阻络加白芥子；寒湿夹风之头痛加川乌 6g，苍术 10g。

分析：此型多见后遗神经痛期。以黄芪桂枝五物汤加减，黄芪桂枝五物汤临床上治疗阳气不足、阴血凝滞之血痹，具有振奋阳气，温通经脉，调畅营卫之功。龙江中医皮肤科流派医家认为本病本证的病机与其血痹的病机具有异曲同工之妙。方中黄芪甘温益气，生姜助桂枝通阳行痹，芍药和营理血，生姜、大枣调和营卫。《金匮要略新论注》亦曰本方"立法之意，重在引阳"。附子、细辛温阳散寒；延胡索通络止痛；当归、鸡血藤养血和血；川芎行气活血；桃仁、红花活血化瘀通络；全蝎祛络中之瘀；甘草调和诸药。诸药相合，温、补、通、调并用，共奏益气通阳，和营行痹之效。

2. 外治

（1）水疱未破者，二味拔毒散，颠倒散等外搽。

（2）水疱已破、渗液少者，青黛散、二味拔毒散麻油调敷。

（3）水疱已破、渗液多者，甘草 30g、马齿苋 30g、黄连 10g，水煎取汁冷湿敷；或用复方黄柏液冷湿敷，每日 2 次，每次 10~15 分钟。

3. 非药物疗法

（1）火针疗法　患者采取舒适体位（如仰卧、俯卧、侧卧等），用碘伏或 75% 乙醇消毒局部（皮肤有渗出糜烂者不用）。急性期：以点刺水疱、红斑为主，用棉签清理疱液，针刺宜浅、不宜过深，刺破表皮即可，根据皮疹情况，2~3 日 1 次。水疱消退及后遗神经痛阶段：快速局部散刺疼痛部位，针刺可较前者稍深，如疼痛未明显缓解，可 2~3 日后在未点刺疼痛部位继续施针。

（2）至阳穴埋针法　取至阳穴（位于第七胸锥棘突下）；患者取坐位，操作者嘱患者双手放于腹前，露出背部，于后正中线，第七胸椎棘突下凹陷处取至阳穴，做常规消毒，术者一手提起至阳穴皮肤，另一手持针，呈现 15° 角向下平刺刺入皮下，平行于脊柱向下送针至针柄处止，针柄用少许棉花包住，再用胶布将针柄固定以防滑出，留针 7 天取出。留针期间在患者非睡眠的状态下，每隔 2~3 小时用手掌以患者能耐受的适当力量拍击埋针处 10~20 次，增强刺激量，直到取出针为止。

（3）围针疗法　沿疱疹或疼痛分布带边缘每隔 3cm 取一针刺点，捻转得气后，留针 30 分钟，每日 1 次，连刺 7 日。

（4）物理治疗　威伐光局部照射，可缓解疼痛，促进水疱干瘪、吸收。

（四）典型案例

病案 1　患者，李某，女，68 岁，2017 年 8 月 13 日初诊。

病史：患者 3 年前在左胸背部患带状疱疹，待水疱消退，结痂后 2 个月余，仍疼痛至今。左胸背部留有色素沉着，时有疼痛且剧烈，活动时更甚，得温痛减，痒痛相兼，平素畏寒肢冷，手足凉，便溏，日行 3~4 次，口干口黏不欲饮，饮食尚可，睡眠欠佳，舌质紫暗，薄白苔，脉沉滑。

中医诊断：蛇串疮。

西医诊断：带状疱疹（后遗神经痛阶段）。

辨证：阳气不足，气血失和，瘀阻经络。

治法：温经和血，通痹止痛。

处方：黄芪 40g　　党参 20g　　桂枝 10g　　芍药 10g
　　　生姜 6 片　　大枣 6 片　　柴胡 10g　　延胡索 30g
　　　当归 12g　　鸡血藤 15g　　川芎 15g　　红花 10g
　　　蜈蚣 2 条　　全蝎 10g　　甘草 6g　　夜交藤 15g
　　　丝瓜络 15g　　制附子 10g（先煎）　　　　细辛 3g（先煎）

7 剂，水煎服，每日 1 剂，早晚饭后 30 分钟温服。配合火针治疗，每周 1 次。

二诊：患者服药后，疼痛减轻，睡眠有所改善，无畏寒，肢凉有所减轻，便日行 1 次，仍溏。继服前方加茯苓 15g，苍术 15g，乳香 10g，没药 10g，14 剂，水煎服，每日 1 剂，早晚饭后 30 分钟温服。火针治疗如前。

三诊：症状基本消失，无肢凉，二便调，继服前方 7 剂，巩固疗效。后对患者进行随访，自诉无疼痛。停火针治疗。

案例点评：该患者为老年女性，年高命门之火渐衰，阳气虚弱，肢体失于温煦，不能抵御阴寒之气，故有畏寒肢冷、手足凉；脾阳虚衰，脾失健运则见便溏；阳虚水湿不化则口干口黏不欲饮，舌质紫暗，脉沉滑等皆为阳虚之象。

此为阳虚运血无力，阻滞于经络，不通则痛，又阳气虚衰，脾胃运化功能减退，气血生化乏源，或瘀血阻塞脉络，新血不生，而致气血虚弱的不荣则痛，其总的病机为阳气不足，气血失和，瘀阻经络。治疗上用黄芪桂枝五物汤温经和血，通痹止痛，龙江中医皮肤科流派医家认为气能统血，气行则血行，气和血亦和，气血充足，则阴阳调和，所以无论气虚、血虚、阴虚、阳虚，均将补气放在首位，擅用黄芪，用量至少40g；又合以桃红四物汤养血活血，补中寓行，补而不滞；因痛在胸胁，属少阳经走行，故用柴胡引诸药直达病位；全蝎、蜈蚣虫类药，擅长搜剔络中瘀浊，使血不凝着，散结通络止痛；配伍川芎、红花、丝瓜络行气活血，化瘀通络；辅以防风、夜交藤可祛风止痒止痛；鸡血藤养血活血止痛；附子、细辛，温经解表，表里兼治，其中细辛又可助附子温里，鼓动肾中真阳之气。配以火针，点刺、散刺局部，借火助阳，借助火热之性，热行则血行，气血运行通畅，以去"不通则痛"之因，达到行气活血止痛之效。二诊因便仍溏，加茯苓、苍术以健脾利湿，乳香、没药更增其行气止痛之力。如此诸药合用，调和阴阳，周通气血，共成温阳散寒，化瘀止痛之功，"虚"之症改善，其疼痛自解。

病案2 患者，程某，男，42岁，2018年7月13日初诊。

病史：患者自诉1周前因家中琐事，心情忧郁，5天前在左胁肋部患出现红色丘疹，继而出现成簇水疱，沿身体一侧分布，未超过正中线，伴局部灼热、疼痛且剧烈。自行外用阿昔洛韦乳膏，效果不显。平素急躁易怒，眼干眼涩，口苦咽干，大便干，2日一行，小便黄；舌质红，舌苔黄厚，脉弦滑数。

西医诊断：带状疱疹。

中医诊断：蛇串疮。

辨证：肝经郁热，热灼于肌肤。

治法：清肝泻火，解毒止痛。

处方：龙胆草20g　　柴胡15g　　　栀子15g　　　黄芩15g
　　　板蓝根15g　　木通10g　　　川芎10g　　　金银花30g
　　　当归尾10g　　陈皮10g　　　芍药10g　　　皂角刺20g
　　　川楝子10g　　天花粉15g　　乳香10g　　　没药10g
　　　甘草6g　　　　车前子10g（包煎）

7剂，水煎服，每日1剂，早晚饭后30分钟温服。口服甲钴胺片，每次1片，日3次。配合火针治疗，每周1次。

二诊：患者服药后，水疱干瘪，疼痛有所减轻，诸证有所缓解，睡眠欠佳，便2日一行，仍干。继服前方加莲子心20g，酸枣仁20g，延胡索20g，酒大黄

6g。7剂，水煎服，每日1剂，早晚饭后30分钟温服。火针治疗如前。

三诊：睡眠尚可，疼痛大减，大便正常。继服前方减酒大黄，7剂，巩固疗效。停火针治疗。后对患者进行随访，自诉无疼痛。

案例点评：此患者一派热象，情志不畅，肝经郁热，日久化火成毒，火毒之邪灼于肌肤、经络。"无邪不有毒，热从毒化，变从毒起，瘀从毒结"，当邪气亢盛或邪气蕴结不解，蓄积过久皆可成毒。毒邪具有顽固、火热等特性，临床多以热毒为主，"疼痛不消，毒邪不尽"，用药以先重后缓为原则，祛邪以防伤正。方用龙胆泻肝汤合仙方活命饮加减，龙胆草善泻肝胆实火，并能清下焦之湿热；黄芩、栀子、柴胡、板蓝根苦寒泻火；车前子、木通清利湿热，使湿热从小便而解；金银花清热解毒，且有发散之性，给邪以出路，邪从表而走；川楝子、皂角刺、陈皮、乳香、没药行气活血止痛；肝为藏血之脏，肝经有热则易伤阴血，故患者有口干、眼干、眼涩之症，佐以天花粉养阴生津，当归养血益阴；甘草调和诸药。全方配合，共奏泻肝胆实火、清肝经湿热、行气活血止痛之功。本病急性期配合火针，火性属阳，阳可升散，开泻畅达，而火针疗法有引气和发散之功，温通之性强而力量集中，能直达肌肤筋肉，因而可使火热毒邪外散，引热外达，清热解毒，即有"以热引热""火郁发之"之意。二诊，仍伴有疼痛，睡眠欠佳，便干。为余毒未尽，热扰心神，遂配延胡索加大止痛力度；酸枣仁养心安神；莲子心清心安神；酒军泻火通便。三诊，诸证皆减，故继服前方，巩固疗效，停火针治疗。

（五）临证经验

龙江中医皮肤科流派医家治疗本病，活血化瘀通络之法贯穿始终。初期以清热利湿解毒为主，兼以活血化瘀；后期以活血通络止痛为主，兼以清热解毒；如体虚者，以扶正祛邪与活血通络止痛并用。龙江中医皮肤科流派常用当归、川芎、丹参、赤芍等活血化瘀之品以破络中之瘀，在疾病的不同时期各有侧重。对于初期的带状疱疹，祛邪的同时兼以活血化瘀，以防疾病入里传变；后期以活血化瘀为主兼以清余邪，预防其发展为带状疱疹后遗神经痛。对于带状疱疹后遗神经痛的治疗，亦是难点，龙江中医皮肤科流派医家通过八纲辨证，标本同治，虚实兼顾，除用活血化瘀的药物外，考虑到虚症所致的疼痛，对患者的气、血、阴、阳的调节和虚实转换各有其注重，辨其根本，用药适证。重用黄芪，巧用虫类药，辅以藤类药，善用引经之药，临床效果非同一般。在内治的同时，又配以外治火针疗法等，以达到内治外治相结合，针药并用，治疗乃全面兼顾，在缩短病程、减轻疼痛、预防后遗神经疼痛三大方面，均具有一定的优势。

（六）零金碎玉

龙江中医皮肤科流派医家，在治疗本病及其后遗神经痛阶段遣方用药有其独特的一面，现将其介绍如下。

1. 重用黄芪

龙江中医皮肤科流派认为，本病治疗以黄芪为首选之药，黄芪具有益气固表之功，乃"补气诸药之最"。因气为血帅，气行则血行，气和血亦和，阴阳转化，互相为生，无论气虚、阳虚，抑或是血虚、阴虚，均可选用黄芪，且用量宜 40~60g。

2. 巧用藤类药

藤类药物大多具有通经活络、舒筋止痛之功。《本草汇言》云："凡藤蔓之属，皆可通经入络。"龙江中医皮肤科流派认为不论清热还是养血或镇肝的藤类药物，都有通络止痛作用。如天仙藤行气活血止痛、鸡血藤养血活血止痛、首乌藤镇静止痒止痛、络石藤祛风除湿止痛、忍冬藤清热解毒止痛、丝瓜络解毒消肿通络等，临床可辨证运用。

3. 灵活应用虫类药

虫类善行，可入络搜毒，《临证指南医案》所谓"輒仗蠕动之物，松透病根"。虫类药物除"以毒攻毒"之效外，还取其走窜通络止痛之功。如全蝎、蜈蚣攻毒散结通络止痛，乌梢蛇祛风通络止痉，土鳖虫逐瘀破积通络，蜂房祛风止痒止痛，地龙通络定惊止痛等。

4. 合理选择止痛药

龙江中医皮肤科流派治疗带状疱疹后遗神经痛常将药物根据功能主治及止痛类别分为四类：第一类为活血止痛药，常用郁金、延胡索、乳香、没药、川楝子等；第二类为通络止痛药，常用蜈蚣、全蝎、土鳖虫、地龙等；第三类为重镇止痛药，常用龙骨、牡蛎、磁石等；第四类为毒麻类止痛药，如罂粟等。

5. 辅佐引经之药

辅佐引经药：①头面部加白芷、川芎、细辛、藁本；②颈肩部加羌活、葛根；③胸胁部加柴胡、川楝子、延胡索、郁金；④腹部加厚朴、乌药、川楝子、小茴香；⑤腰部加杜仲、续断；⑥上肢加片姜黄、桑枝、羌活；⑦下肢加牛膝、独活、防己。

6. 全蝎、蜈蚣

（1）单味功用　全蝎味辛性平，有毒，主入肝经，具有息风止痉、攻毒散结、通络止痛的功效，性善走窜，既能平肝息风，又可搜风通络。张锡纯言："蝎，其性虽毒，转善解毒，消除一切疮疡，其力相得益彰也。"蜈蚣，味辛性温，有毒，归肝经，性走窜，通达内外，搜风定搐力强，与全蝎均为息风要药，《医学衷中参西录》中论："蜈蚣走窜之力最速，内而脏腑，外而经络，凡气血凝聚之处，皆能开之；性有微毒，而能解毒，凡一切疮疡诸毒皆能消之……"

（2）伍用经验　全蝎、蜈蚣，走窜力胜，擅入络脉，搜邪剔络，无血者走气，有血者走血，灵动迅速，擅长搜剔络中瘀浊，使血不凝滞，气可宣通，经络通畅，且祛邪而不伤正，内通脏腑，外达经络。此二药相伍，常用于久病或疼痛较剧者。

（七）专病专方

用于治疗胸胁部带状疱疹后遗神经痛属于经络闭阻的血瘀证。血府逐瘀汤：本方出自《医林改错》，为理血剂，具有活血化瘀，行气止痛之功效。由桃仁、红花、当归、生地黄、牛膝、川芎、桔梗、赤芍、枳壳、甘草、柴胡组成。方中桃仁破血行滞而润燥，红花活血祛瘀以止痛，共为君药。赤芍、川芎助君药活血祛瘀；牛膝活血通经，祛瘀止痛，引血下行，共为臣药。生地、当归养血益阴，清热活血；桔梗、枳壳，一升一降，宽胸行气；柴胡疏肝解郁，升达清阳，与桔梗、枳壳同用，尤善理气行滞，使气行则血行，以上均为佐药。桔梗并能载药上行，兼有使药之用；甘草调和诸药，亦为使药。合而用之，使血活瘀化气行，则诸症可愈，为治胸中血瘀证之良方。一为活血与行气相伍，既行血分瘀滞，又解气分郁结；二是祛瘀与养血同施，则活血而无耗血之虑，行气又无伤阴之弊；三为升降兼顾，既能升达清阳，又可降泄下行，使气血和调。

（柏青松）

第二节　扁平疣

扁平疣（Verruca planae）是一种由人类乳头瘤病毒感染引起的以皮肤表面出现赘生物为主要特征的病毒性皮肤病。典型皮损为表面光滑的针头至扁豆大小的扁平丘疹，呈黄褐色或正常皮肤颜色，散在分布或簇集成群，数目较多，多数密集，偶可沿抓痕排列成条状。好发于面部和手背，一般无自觉症状，成批发生时略有痒感，若瘙痒突然加重且皮损数量突然增多，则不久即会脱落。好发于青年人，尤其以青春期前后的女性较为多见。

扁平疣属于疣的一种，早在《灵枢·经脉》就有"虚则生疣"的记载，中医称之为"扁瘊""千日疮""枯筋箭""晦气疮"等。中医学认为本病主要致病因素为风、热、虚、瘀，在内主责之于肝，与肺、肾相关，情志不畅或怒动肝火，致使气机不畅，瘀血内生，郁于肌表；在外多因复感风热毒邪，风热血燥或素体营卫不和，与肺胃郁热搏结，内外相合，发为本病。

本病或因肝气郁结，明·薛己《外科枢要》指出："疣属肝胆少阳经，风热血燥，或怒动肝火，或肝客淫气所致。"患者情志不遂，肝气郁结，久而化火，或脾失健运，湿热内结，或肺胃郁热，复感风热毒邪，凝结肌肤，则可见皮损色淡红，身热，小便黄，大便不爽；或风热之邪侵袭，热客于肌表，郁久化热，气血凝滞则皮疹黄褐或暗红，可有烦热，舌黯红。

（一）辨证思路

扁平疣发病或因外感风热毒邪，或因情志不畅，肝郁化火，或因气血不和，肺胃郁热，多以"热"贯穿始终，故应始终以清热解毒为治疗大法。本病病位在肝，明·陈实功《外科正宗》则指出："枯筋箭，乃忧郁伤肝，肝无荣养，以致筋气外发。"肝客淫气或怒动肝火，皆可引起本病的发生发展，因此临证时多佐以疏肝理气之品。瘀血是本病的主要病理产物，肝失条达，气机不畅，日久成瘀，气血瘀滞，或风热血燥，血流不畅，瘀血内生，因此应遵循标本同治的原则，以清热解毒为治疗大法，加用行气活血化瘀之品。

（二）治疗方案

1. 内治

（1）风热蕴结型

症状：皮损色淡红，数量较多，可有轻度瘙痒，好发于额部、双颊部，伴口干不欲饮，身热，小便黄，大便不爽。舌红苔薄白或薄黄，脉浮数或弦。

辨证：风热蕴结，凝结肌肤。

治法：疏风清热，解毒散结。

处方：马齿苋 30g   败酱草 15g   紫草 20g   蜂房 15g
      大青叶 15g   生薏苡仁 30g   木贼 25g   香附 10g
      土茯苓 30g   僵蚕 15g   乌梅 15g   贯众 15g
      甘草 10g   磁石 30g（先煎）

加减：风热犯表者加荆芥、防风；肝经火旺者加柴胡、郁金；便溏者加怀山药；瘙痒者加苦参、白鲜皮、地肤子。

分析：风为阳邪，易袭阳位，故本病多发于颜面部、上肢；内热妄行，故见身热，小便黄，大便不爽。方中马齿苋清热解毒、凉血消肿；败酱草、蜂房清热解毒祛瘀；紫草凉血活血；大青叶清热解毒；生薏苡仁利湿；木贼、香附清热行气利湿；土茯苓、贯众、乌梅解毒杀虫；僵蚕祛风止痒；磁石重镇安神。

（2）热瘀互结型

症状：皮损较硬，大小不一，呈暗红或黄褐色，病程较长，可伴烦热，舌质紫暗，脉沉缓或沉弦。

辨证：热毒凝滞，血脉瘀阻。

治法：清热散结，活血化瘀。

处方：当归 10g　　　白芍 10g　　　川芎 10g　　　生地黄 10g
　　　桃仁 6g　　　鸡血藤 6g　　　赤芍 10g　　　牡丹皮 12g

加减：病久者加生牡蛎。

分析：风热之邪侵袭，热客于肌表，风毒久留，郁久化热，气血凝滞则皮疹黄褐或暗红，可有烦热，舌黯红。方中生地黄清热泻火，凉血生津，亦增补血之效；当归补血和血，调经止痛；白芍养血柔肝；川芎行气以助行血，血行畅则肌肤得以滋养；桃仁、鸡血藤活血祛瘀；丹皮、赤白芍清血中之热，减轻热邪对血液的煎灼，使热去瘀化。诸药合用，共奏清热散结，活血化瘀之功。

2. 外治法

用棉签蘸取口服中药的第三淋熬药汤擦洗疣体，以发红发热，似欲出血为度，每日 1 次。

3. 非药物疗法

（1）火针疗法　选用毫针在酒精灯上烧至发白，迅速垂直点刺疣体顶端，疣体小者点刺 1 次即可，疣体大者需反复点刺 2~3 次，并用消毒棉签拭去疣体，一般 1 周左右自行脱落，若未完全去除，可再行火针治疗。

（2）艾灸疗法　疣目少者可用艾炷着疣体上灸之，每日 1 次，每次 3 壮，至脱落为止。

（三）典型案例

王某，女，49 岁，2018 年 8 月 21 日初诊。

病史：3 个月前无明显诱因出现颜面部扁平丘疹，近 1 周皮损明显增多。现患者双颊部散在淡红色扁平丘疹，表面光滑，大小不一，无自觉症状。平素畏热，善急易怒，小便正常，大便干，1~2 日一行，舌红苔薄黄，脉弦数。

中医诊断：扁瘊。

西医诊断：扁平疣。

辨证：风热蕴结，凝结肌肤。

治法：疏风清热，解毒散结。

处方：马齿苋 15g　　紫草 15g　　蜂房 15g　　香附 10g

板蓝根 15g　　柴胡 15g　　木贼 10g　　郁金 15g

大青叶 30g　　生薏苡仁 15g　　甘草 10g

14 剂，水煎服，每日 1 剂，早晚饭后 30 分钟温服。

二诊：服上方 14 剂后，患者面部皮损未增，抚之稍平，舌红苔薄黄，小便黄，大便干，1~2 日一行。上方加桔梗 10g，升麻 10g。

三诊：服上方 14 剂后，患者面部皮损渐平，颜色变淡，范围缩小，微痒，舌淡红，苔薄黄，二便正常。予原方加地肤子 15g，苦参 15g，黄柏 10g，续服 14 剂巩固治疗。随访颜面部皮损颜色明显消退，恢复良好。

案例点评：患者中年女性，平素情志不畅，肝气郁结，郁而化火则舌红，脉弦数；复外感风邪，风为阳邪，易袭阳位，则皮损主要分布于双颊部；风邪于热毒蕴结肌肤，内外合邪，则见淡红色扁平丘疹，近日增多。方用马齿苋合剂加减。方中马齿苋清热解毒，凉血消肿；板蓝根、大青叶清热解毒；紫草凉血解毒；香附、木贼为香木水洗剂中之要药，木贼草利湿清热，香附行气解郁；生薏苡仁利湿；蜂房清热解毒祛瘀；柴胡、郁金疏肝解郁，清心凉血；甘草调和诸药。且现代药理学研究证实马齿苋、板蓝根、大青叶、香附、木贼及大剂量生薏苡仁具有抗病毒作用。

一诊后患者皮损未增，抚之稍平，舌红苔薄黄，二诊加入升麻清热解毒，桔梗清肺热，二者合用载药上行，使药力直达病所。三诊患者皮损渐平，颜色变淡，范围缩小，微痒，加入苦参清热燥湿、地肤子清热祛风止痒、黄柏清热泻火，三者亦有止痒、抗病毒的功效。后患者面部扁平疣未发展，皮损消退明显，颜色变淡，抚之变平，疗效佳。

（四）临证经验

中医药治疗扁平疣多从"风""热""瘀""虚"四个方面进行论治，以正气不足为本、风热毒邪为标、情志不畅为引，标本同治、随证加减。龙江中医皮肤科医家认为本病或因外感风邪，或情志过极而致肝郁化火，或气血不和，肺胃郁热，以"热者寒之"为主要治疗原则，以清热解毒为治疗大法进行治疗，但在临床上仍需分辨病位在肝、在脾或在肺，并分而论之。情志因素往往成为本病发病的诱因，肝失疏泄，肝脉郁结，久而凝结成瘀，或郁而化火，血燥凝聚成疣，在治疗上多佐疏肝理气之品如柴胡、香附等；肝失条达，气滞血瘀或风热血燥，煎熬血液，血流不畅，瘀血内生，临床在清热解毒的同时，加用牡丹皮、虎杖等活血化瘀之品及川芎、香附等行气以助行血。在治疗过程整体审查、四诊合参，因时、因地、因人进行药物加减，方可获得良好的疗效。

（五）零金碎玉

善用具有抗病毒作用的中药。马齿苋、土茯苓、大青叶、板蓝根、生薏苡仁、木贼、香附等中药，多具有清热利湿，解毒杀虫之功，现代药理学研究亦证实其具有抗病毒作用，口服后用棉签蘸取第三淋熬药汤擦洗患处，内外共效，对于扁平疣以热为主者疗效较佳。

（六）专病专方

麻杏苡甘汤加减：麻黄、杏仁、生薏苡仁、甘草、桂枝、白芍、生姜、大枣。取麻黄、杏仁宣肺解表；桂枝、白芍调和营卫；生薏苡仁健脾除湿，且现代研究具有除疣功效；甘草调和诸药。全方调和营卫，标本兼治，祛邪而不伤正，对扁平疣有较好的疗效。

（七）问诊路径

（1）了解发病的诱因，如外伤史、接触史等。

（2）询问疾病首先发生的部位及发病时间，近期皮损是否增多，是否有自体接种的现象，是否已就医或用药。

（3）局部自觉症状　是否瘙痒，瘙痒轻重情况，近期瘙痒是否加重。

（4）全身情况　是否畏寒或畏热，有汗或无汗，是否口干、口苦，饮食睡眠及二便情况，女性还应询问胎产月经情况。

（林丽）

第三节　湿疹

湿疹（Eczema）是由多种因素引起的过敏性炎症反应，因皮损总有渗液、糜烂、结痂而得名。本病皮损对称、剧烈瘙痒、反复发病，有演变为慢性倾向。男女老幼皆可发病，但以先天禀赋不耐为多，无明显季节性。

中医病名"湿疮"，古时称为"浸淫疮"。《医宗金鉴·外科心法要诀》曰："此证初生如疥，瘙痒无时，蔓延不止，抓津黄水，浸淫成片。"《诸病源候论·浸淫疮候》曰："浸淫疮是心家有风热，发于肌肤。初生甚小，先痒后痛而成疮，汁出，侵溃肌肉；浸淫渐阔，乃遍体。……以其渐渐增长，因名浸淫也。"若以丘疹为主者，称为血风疮或粟疮；发于耳部者，称为旋耳疮；发于手足部者，称病疮；发于阴囊部者，称肾囊风；发于脐部者，称脐疮；发于肘膝弯曲部者，称四弯风。

本病分急性期与慢性期，古文献分别称之为"湿癣""干癣"，《诸病源候论·疮病诸候》曰"湿癣者，亦有匡郭，如虫行，浸淫，赤，湿痒，搔之多汁成疮。是其风毒气浅，湿多风少，故为湿癣也"；"干癣，但有匡郭，皮枯索，痒，搔之白屑出是也。皆是风湿邪气，客于腠理，复值寒湿，与血气相搏所生。若其风毒气多，湿气少，故风沉入深，故无汁，为干癣也"。湿疹急性期，炎症明显，易渗出，以丘疹、疱疹为主。慢性期易反复发作，以苔藓样变为主。

关于病因病机，《医宗金鉴·外科心法要诀》云："浸淫疮……由心火、脾湿受风而成。"又云："血风疮……此证由肝、脾二经湿热，津受风邪，袭于皮肤，郁于肺经，致遍身生疮。形如粟米，瘙痒无度，抓破时，津脂水水浸淫成片，令人烦躁、口渴、瘙痒，日轻夜甚"。现代中医认为，本病总由禀赋不耐，风、湿、热阻于肌肤所致；或因过食辛辣酒腥动风之品，伤及脾胃，致脾失健运，湿热内生，复外感风湿热之邪，内外邪气相互搏结，浸淫肌肤而发；或因素体虚弱，脾为湿困，肌肤失养或因湿热蕴久，耗伤阴血，化燥生风而致血虚风燥，发为本病。

本病病情缠绵，时轻时重，可因及时诊治趋向好转或痊愈，也可因外来刺激而致急性发作。

（一）辨证思路

本病发生的外因以湿、热、火为主。夏秋季节郁闷熏蒸，最适于湿热合邪，如天气炎热，气候潮湿，或近水湿之气、久居湿地，均可构成致病因素，侵袭肌肤。内因以脏器病变为主。禀赋素虚，或饮食劳倦，或忧愁不解，或木气太过，皆可致脾土阴伤，脾不运化，湿邪内生，泛溢肌肤，发为脾虚湿盛型；或五志过极、劳心过度，心阳相对偏亢而生火，即有脾湿，复因心火，湿热搏结，熏蒸肌肤，发为湿热蕴肤型；湿为阴邪，患病日久，耗血伤津，致阴血亏虚，生风生燥，肌肤甲错，发为血虚风燥型；主阴之脏为肾，肝肾同寄相火，其系上属心火，君火一动，相火随之，造成阳常有余而生火，阴常不足生内热，热火相加，发为阴虚内热型。

本病病因不能拘泥于"风""湿""热"三邪，龙江中医皮肤科流派医家认为，"寒"邪也是本病不可忽略的致病因素。若素体阳虚，温煦失职，阴寒内生，气化无力，水饮自生；或过用寒凉，嗜食生冷，损伤脾阳，运化失调，水湿内生；或复感风寒，客于肌肤，为寒所郁，外不宣透，阻滞脉络，寒湿相兼，均可发为寒湿阻滞型。

（二）治疗方案

1. 内治

（1）湿热蕴肤型

症状：起病急，病程短。皮肤潮红，灼热，有丘疱疹，边界弥漫，瘙痒剧烈，抓破渗液流汁，伴心烦，口干口苦，大便干，小便短赤。舌红，苔薄白或黄，脉滑或数。

辨证：肝胆火旺，湿热蕴肤。

治法：清热利湿，祛风止痒。

处方：龙胆草 10g　　柴胡 15g　　　黄芩 15g　　　茵陈 10g
　　　草薢 30g　　　泽泻 15g　　　栀子 15g　　　当归 10g
　　　白鲜皮 30g　　金银花 30g　　生地黄 20g　　连翘 15g
　　　甘草 10g　　　车前子 15g（包煎）

加减：以水疱为主，抓破后渗出多者加土茯苓、薏苡仁；皮损以丘疹结节为主者加乌梢蛇；瘙痒重者加地肤子、苦参、蝉蜕。

分析：此型相当于急性期。急性期以湿热为主，病情发展迅速，故皮损潮红、灼热，瘙痒无休。方中龙胆草、黄芩、栀子、茵陈泻火解毒，清热燥湿；车前子、泽泻、草薢清热利湿；生地黄、当归凉血养阴润燥；柴胡疏肝引经，与黄芩合力加强清热；金银花、连翘清热解毒；白鲜皮清热止痒；甘草和缓护胃，调和诸药。全方清热燥湿以祛邪，养阴生血以护正。

（2）脾虚湿盛型

症状：皮疹色淡红或不红，水疱不多但溃水浸淫，瘙痒严重，伴胃纳不香，饮食减少，面色萎黄，便溏溲少，舌淡胖，苔白腻，脉缓或濡滑。

辨证：湿邪困脾，脾虚湿蕴。

治法：健脾和胃，利湿止痒。

处方：茯苓 10g　　　苍术 15g　　　白术 10g　　　泽泻 10g
　　　猪苓 10g　　　厚朴 15g　　　陈皮 8g　　　　地肤子 15g
　　　白鲜皮 15g　　甘草 6g　　　　滑石 20g（包煎）

加减：胸闷不舒者加枳壳；纳差者加焦三仙；脾胃虚弱者加陈皮、苍术等；气短乏力、肢体困重者加黄芪、山药、砂仁、薏苡仁等；急性发作时加赤芍、牡丹皮、丹参、紫草等。

分析：此型相当于亚急性期。诸湿肿满皆属于脾，方中茯苓、苍术、白术健脾益气燥湿；泽泻、猪苓健脾利水渗湿；滑石、甘草清热利湿；厚朴、陈皮理气健脾，燥湿化痰；地肤子、白鲜皮可清热利湿止痒。诸药合用，共奏健脾和胃，燥湿止痒之功。

（3）血虚风燥型

症状：病程日久，反复发作。皮损色暗或色素沉着，或皮肤肥厚粗糙，剧痒难忍，伴有口干不欲饮，纳差，腹胀，舌淡，苔薄白，脉沉细。

辨证：久病气滞血瘀，血虚生风生燥。

治法：养血活血，祛风润燥。

处方：黄芪 30g　　　当归 15g　　　川芎 10g　　　白芍 20g
　　　　　生地黄 30g　　薏苡仁 30g　　苍术 15g　　　丹参 20g
　　　　　何首乌 20g　　荆芥 15g　　　防风 15g　　　刺蒺藜 15g
　　　　　甘草 15g

加减：皮损干燥粗糙起鳞屑者加胡麻仁；皮损肥厚严重者加鸡血藤、地龙、乌梢蛇；痒重时加白鲜皮、地肤子、苦参；脾胃不和者加陈皮、山药等；患病日久，丘疹明显，顽固难愈者加蜈蚣、全蝎、地龙。

分析：此型相当于慢性湿疹。黄芪、当归、川芎、生地黄补气养血活血；丹参、何首乌、白芍活血通经，养血润燥。诸药合用，意在欲去其风，先活其血。薏苡仁、苍术健脾除湿；刺蒺藜、防风、荆芥祛风止痒；甘草调和诸药。本方遵循"治风先治血"之法，使气血调和，诸症可愈。

（4）阴虚内热型

症状：发病较缓。皮肤潮红有丘疹，瘙痒，抓后渗出少或无，可见鳞屑，伴口干，便干，乏力。舌红少津，少苔，脉细数。

辨证：湿热伤及阴血，湿邪迁延不愈。

治法：滋阴养血，除湿止痒。

处方：生地黄 30g　　玄参 15g　　　当归 15g　　　丹参 20g
　　　　　茯苓 20g　　　泽泻 15g　　　苍术 10g　　　白术 10g
　　　　　陈皮 15g　　　土茯苓 30g　　甘草 15g

加减：口渴咽干者加麦冬、石斛；血热重者加赤芍、丹皮、紫草等；痒重者加白鲜皮、地肤子、苦参；手足心热者加地骨皮、牡丹皮。

分析：此型相当于慢性期。生地黄、玄参滋阴凉血，清热解毒；当归、丹参养血活血，兼以清热；茯苓、泽泻淡渗利湿而无伤阴之弊；苍术、白术、陈皮除湿，顾护脾胃；土茯苓清热解毒利湿；甘草调和诸药。本证型湿热并存，但以湿为主，湿为阴邪，日久耗伤阴液，全方健脾除湿，滋养阴液，虚热自除。

（5）寒湿阻滞型

症状：全身泛发，红疹，血痂，搔抓出血或出水，冬重夏轻，伴畏寒，怕冷，肢体发懒，头重如裹，小便清长，大便不成形。舌淡紫，苔薄白，脉沉细。

辨证：阳虚受风，寒湿相兼。

治法：散寒除湿，祛风止痒。

处方：防风 10g　　乌药 10g　　小茴香 10g　　当归 10g
　　　川芎 10g　　苍术 15g　　炒白术 15g　　青皮 10
　　　白芍 15g　　半夏 15g　　茯苓 20g　　吴茱萸 6g
　　　甘草 6g

加减：伴有恶风寒、无汗等表寒症状者加桂枝；畏寒、水肿等阳虚重者加制附子、生姜等；皮肤干燥者加胡麻仁、刺蒺藜；轻微苔藓样改变者加白芥子、僵蚕；重度苔藓样改变者加夏枯草、土贝母。

分析：此型相当于慢性湿疹，多见于北方高寒地区或素体阳虚体质者。方中青皮、乌药、小茴香、吴茱萸辛温散寒；苍术、炒白术、茯苓健脾除湿；半夏辛散温燥，善祛脾胃湿痰；防风祛风胜湿而升阳；当归、川芎、白芍养血活血，寓"血行风自灭"之义；甘草调和诸药。全方共奏升阳健脾，除水湿、散风寒之效，使寒湿得去，诸症得解。

2. 外治

（1）中药湿敷　龙胆草、生甘草各 30g，瘙痒顽固者再加马齿苋 30g，水煎，冷湿敷，每日 2~3 次，每次 15~20 分钟。应用于急性湿疹渗出较多时期，可清热解毒，利湿止痒。

（2）中药外搽　八宝五胆药墨，研成"墨汁"，外用适量，每日 2~3 次。应用于急性期湿疹皮损稍有好转、渗出稍有减轻之时。收涩止痒，修护皮肤。《理瀹骈文》曰："外治之理即内治之理，外治之药亦即内治之药，所异者法耳。医理药性无二，而法则神奇变幻。"龙江中医皮肤科流派依此理法，外用此药，不仅温和无刺激，且临床疗效显著，性价比高。

（3）中药外搽　青黛散，水调成糊状，外用适量，每日 2~3 次，可解毒消肿，止痒收敛。

（4）中药外搽　三黄止痒散，水调成糊状，外用适量，每日 2~3 次，可清热解毒，除湿止痒。

（5）中药外搽　全蝎膏，外用适量，每日 2~3 次。可解毒润燥，消肿止痒，用于唇部或肛周等黏膜处湿疹病变有良效。

需注意的是，若外用药物后皮肤出现红肿灼热，丘疹增多、瘙痒加重时，则为过敏现象，应停用或换用药物治疗。若皮损过于干燥敏感，或后期症状基本缓解时，则先以内治为主，可配合医用保湿剂和缓治疗，如凡士林、芦荟胶，或医用保湿产品等，润养修复皮肤屏障。

3. 非药物疗法

（1）火针治疗　用火烧红针体后，灼刺人体一定的腧穴或部位，有效缓解瘙痒，促进皮肤修复。火针治疗具有双向调节作用，可广泛应用于各型湿疹患者。用于湿、热、火致病者，可清热泻火，解毒散结；用于风、寒致病者，可散寒除湿、祛风止痒；应用于禀赋不足，素体阳虚者，可温壮阳气。

（2）针罐疗法　适用于慢性湿疹皮损肥厚者。先以梅花针局部叩刺皮疹部位，微微渗血为度，在叩刺部位行走罐疗法，隔日1次或每周2次。

（3）敷脐疗法　根据患者体质，调配不同的中药粉碎成末，放在脐中（神阙穴），上面用胶布或纱布等覆盖固定。每次取适量填脐，外用纱布、绷带等固定，隔日换药。

（三）典型案例

袁某，女，30岁，2018年11月20日初诊。

病史：患者2年前因工作长期熬夜，情绪持续紧张，突然出现双侧耳部红斑、丘疱疹，抓破渗液明显，伴剧烈瘙痒，夜间尤甚。患者未予重视，自行口服枸地氯雷他定片，2年内反复发作，缓解期皮损以红斑、丘疹、瘙痒为主，上覆细碎鳞屑。3天前因食海鲜复发，现双耳部周围及外耳道皮肤粗糙，红斑、丘疹、水疱，渗出严重，瘙痒剧烈，耳部附近淋巴结轻微肿痛。晨起口苦，口干，月经周期提前，经量多，颜色深红，轻微经前腹痛，腰酸。因瘙痒致睡眠欠佳。大便偏干，2日一行，小便正常。舌质暗红，苔薄白，脉沉细。

中医诊断：湿疮。

西医诊断：湿疹（急性期）。

辨证：湿热蕴肤型。

治法：清热除湿，祛风止痒。

处方：

龙胆草 10g	通草 10g	苦参 20g	薏苡仁 30g
白鲜皮 30g	苍耳子 6g	玄参 15g	牡丹皮 10g
赤芍 15g	生地黄 15g	乌梢蛇 20g	蝉蜕 10g
白蒺藜 30g	蜈蚣 2条	荆芥 10g	当归 15g

茯苓 20g　　　　甘草 6g　　　　车前子 15g（包煎）　薄荷 5g（后下）

14 剂，水煎服，每日 1 剂，早晚饭后 30 分钟温服。

同时外用龙胆草 15g，生甘草 15g，马齿苋 15g，水煎冷湿敷，日 2 次。

二诊：自述服前方 14 剂后，耳部渗出症状明显改善，结黄痂，红斑色淡，丘疹部分消退，瘙痒减轻，睡眠改善，舌色淡红，苔薄白，脉沉细。辨证不变，效不更方，原方去通草，继续服用 14 剂，外用八宝五胆药墨，研墨汁外涂。

三诊：上方 14 剂后，红斑丘疹几乎消退，结痂脱落，无渗出，几乎不觉瘙痒，睡眠佳，心情舒畅，继续 7 剂，巩固疗效。

案例点评：该患发于耳部，肝胆经循行于耳部。肝经火盛，肝火上炎，上攻于耳，遂发病。辨治当从肝胆论治，治宜清泻肝胆实火。方用龙胆泻肝汤加之清热化湿药。方中龙胆草、车前子、通草、清热利湿；牡丹皮、赤芍、当归、生地清热凉血消斑；苦参、白鲜皮清热止痒；乌梢蛇、白蒺藜、蝉蜕、荆芥清热祛风止痒；薄荷、苍耳子入肝经达耳部，引药上耳；茯苓、薏苡仁健脾化湿，顾护脾胃且茯苓有安神之效；因患者病程长，顽固不愈，加蜈蚣通络散结止痒；甘草调药和中。诸药合用，共奏清泻肝胆经湿热、凉血消斑之效。因患者处于急性期，水疱、渗出较重，故用龙胆草、生甘草煎汤冷湿敷，清热解毒，收湿止痒，且现代药理研究，冷湿敷对缓解炎症、缩短渗出时间有良效。二诊渗出缓解，瘙痒、失眠等症状好转，通草苦寒，滑利功能强大，又有小毒，去之以防久用伤阴之弊，故去通草。因渗出缓解，故外用改研八宝五胆药墨成汁，收涩止痒，修护皮肤。三诊皮损基本消退，瘙痒症状明显改善，继续上方 7 剂，巩固疗效。

（四）临证经验

1. 北方湿疹的特殊辨证

北方地处寒凉，夏短冬长，受气候影响，部分患者皮损色深，冬重夏轻，伴身重肢冷，小便清长，大便不成形，此时是以寒湿之邪为主，应以散寒、除湿、祛风为法。寒又有外寒内寒之分，若素体阳虚或嗜食生冷或过服寒凉药物而致寒从中生，日久疾病趋于寒化，患者畏寒怕冷，倦怠少气，伴泄泻，舌淡胖，苔薄白，脉沉细时，应以祛寒、健脾、温阳为法。

2. 寒湿型湿疹用药特点

湿疹虽多皮疹色红，以清热解毒为主，但万不可见红疹即清热，还应结合整体情况进行辨证治疗。据临床观察，若有伴恶寒、畏寒、肢重、倦怠症状，龙江中医皮肤科流派医家选用升阳除湿防风汤，加青皮、乌药、小茴香、吴茱萸、半夏、当归、川芎，疗效精良。方中苍术辛温燥烈，升清阳而开诸郁；白术、茯苓健脾利湿；防风辛温胜湿而升阳；白芍酸寒敛阴而和脾，青皮、乌药、小茴香、吴茱萸辛温散寒，更加有效针对风寒之邪；半夏辛散温燥，善祛脾胃湿痰；当归、川芎养血活血，寓"血行风自灭"之义；甘草调和诸药。本方在升阳除湿基础上更添祛散风寒之力，有效针对因风寒湿困而发病患者。

升阳除湿防风汤出自《脾胃论》，功效为健脾燥湿，升阳和血。东垣发前人所未发，独创升阳法，即"下者举之""因曲而为之直之谓"，使清阳上升，挽回中气下陷之势。临床报道除治疗湿疹外，还可用于肠功能紊乱、腹泻、功能性水肿、盆腔炎等其他病症。

（五）零金碎玉

龙江中医皮肤科流派医家，通过临床四诊合参，充分发挥中医中药的优势，有效控制病情发展。这里介绍临床相关药物应用经验及特点。

1. 白鲜皮、地肤子、苦参

（1）单味功用 白鲜皮，味苦，性寒，归脾、胃经，清热燥湿、祛风解毒。地肤子，味辛、苦，性寒，归肾经，利尿消肿、祛风止痒。苦参，味苦，性寒，归心、肝、胃、大肠、膀胱经，清热燥湿，祛风杀虫，利尿。

（2）伍用经验 白鲜皮内服外用均可治疗湿疹、疥癣、皮肤糜烂等病症。地肤子能治皮肤疥癣疮毒，缓解阴部瘙痒、小便不利、小便刺痛等症状。苦参，清热燥湿，止痒力强，但因其过于苦寒，脾胃功能较弱患者应慎用。

白鲜皮、地肤子、苦参同用，可清热止痒，燥湿止痒，祛风止痒，龙江皮科多誉其三者为"止痒三剑客"，内服外用均有止痒良效。白鲜皮和地肤子也常配伍苦参、百部、茵陈、大黄、黄柏等煎汤外洗，用于多种湿热、瘙痒类皮肤病治疗。

2. 茯苓、白术、附子

（1）单味功用 茯苓味甘、淡，性平，归心、脾、肾经，利水健脾，养心安神。白术，味苦、甘，性温，归脾、胃经，补气健脾，燥湿利水，止汗安胎。附子，味辛，性大热，归心、肾、脾经，回阳救逆，助阳补火，散寒止痛。

（2）伍用经验 茯苓、白术均有健脾除湿之功，且茯苓又可养心，白术又可益气，二药合用，益气除湿、健脾养心、改善睡眠。附子为回阳要药，《本草纲目》曰"治三阴经证，及阴毒伤寒，阴阳易病"，若中阳不足，水饮内停患者，即可用附子温阳散寒，配茯苓、白术，除湿以助化饮、益气以助回阳，用于素体阳虚，复有水湿为患的湿疹患者。

3. 苍术、陈皮

（1）单味功用　苍术，味苦，性辛、温，归脾、胃、肝经，燥湿健脾，祛风散寒。陈皮，味辛、苦，性温，归脾、胃、肺经，理气健脾，燥湿化痰。

（2）伍用经验　两药互为促进，可使中焦得健，纳运如常。脾胃为运化根本，若中焦失健，即便对症下药，也会有损疗效，因此治疗时应注意时时顾护脾胃。二药相伍，健脾护胃基础上又理气除湿，针对湿疹患者一举两得。

4. 荆芥、防风

（1）单味功用　荆芥，味辛，微温，归肺、肝经，解表散风、透疹消疮，用于感冒、麻疹、风疹、疮疡初起。防风，味辛、甘，性微温，归膀胱、肝、脾经，祛风解表，胜湿止痛，止痉。

（2）伍用经验　荆芥与防风均药性微温、和缓，表寒表热用之皆宜，能消散疮疡，每相须为用，可治疮疡初起有表证或风疹瘙痒等多种皮肤疾患。在湿疹应用中，二药祛风止痒且不生燥，多用于有风湿邪所致的瘙痒。二者属风药，虽有"风能胜湿"之益，但又有"风火相煽"之弊，为防止皮损症状加重，急性期患者有火热内盛时应慎用。

5. 刺蒺藜、胡麻仁

（1）单味功用　刺蒺藜味辛、苦，微温，入肝、肺经，平肝解郁、祛风明目。胡麻仁，味甘，性平，入肺、脾、肝、肾经，润燥滑肠，滋养肝肾。

（2）伍用经验　刺蒺藜，《本草再新》曰："镇肝风，泄肝火，益气化痰，散湿破血，消痈疽，疗疮毒。"《药性论》曰："治诸风疬疡，破宿血……"胡麻仁性滑利，《本草求真》曰："胡麻，本属润品，故书载能填精益髓，又属味甘，故书载能补血，暖脾，耐饥。"故多用于津枯血燥者。二药相伍，祛风止痒与养阴润燥相合，多应用于阴血亏虚，生风生燥一型。

6. 半夏、白芥子、夏枯草、土贝母

（1）单味功用　半夏，味辛，性温，归肺、脾、胃经，燥湿化痰，降逆止呕，消痞散结。白芥子味辛，性热，归肺、胃经，温肺化痰，理气散结，通络止痛。夏枯草，味辛、苦，性寒，入肝、胆经，清肝火，散郁结。土贝母，味苦，性微寒，入肺、脾经，解毒、散结、消肿。

（2）伍用经验　中医认为，"有诸内必行诸外"，反之亦然。苔藓样变与湿、痰有关，湿疹患病日久，皮肤肥厚粗糙，迁延不愈，多为湿邪缠绵，日久或合火热蒸炼为痰，或合风寒凝滞为痰，痰邪外泛，表现在皮而发。肺为储痰之器，又主皮毛，皮肤功能改变与肺脏息息相关。半夏、白芥子均入肺经，能燥湿理气，化痰散结，二药合用，能有效改善皮肤苔藓样变。若苔藓样变严重者，再

加夏枯草、土贝母，加大解毒散结力度。四味中药依据"去性存用"原理，在证型主方中加减运用，有效治疗久病慢性湿疹顽固皮损。

（六）专病专方

苦参丸：本方出自《圣济总录》，具有清利湿热，行气化瘀之效。

由苦参、牡丹、赤茯苓、赤芍、当归、大黄、吴茱萸、延胡索、五味子、荷叶、槟榔、肉桂组成。方中赤芍、当归养血活血；丹皮、大黄清热化瘀；苦参、赤茯苓清热利湿；吴茱萸辛香助阳，辟浊阴之滞；肉桂通经活血；延胡索、槟榔理气导滞止痛；荷叶利湿热，行清气，去瘀血；五味子敛阴固津、安神补虚。全方清湿热，行滞气、化瘀血，治疗久病气滞血瘀，湿热合邪的患者。

（七）问诊路径

（1）皮损情况　皮损形态如何，是否具有对称性，有无鳞屑、渗出、结痂等表现。若皮损于手足部一处先发，后波及它处，边界清楚，春季加重，应鉴别为手足癣。

（2）过敏物接触史　若皮损潮红灼热，且多发在与过敏原接触部位，避免接触后可好转或自愈，应鉴别为接触性皮炎。

（3）传染史　湿疹不具传染性。若患病由接触传染而来，夜间痒重，以丘疹、结节为主，且多发生在指缝、腋下、腹股沟、阴囊、外阴等人体阴暗潮湿部位时，应鉴别为疥疮。

（4）局部症状　近期有无新发、瘙痒轻重、是否红肿、皮温情况、有无冬重夏轻（或夏重冬轻）。

（5）全身情况　询问患者寒热、汗出、睡眠、饮食、口干口苦、二便等情况，以助辨证。

（朱雅楠）

第四节　扁平苔藓

扁平苔藓（Lichen planus）又叫扁平红苔藓（Lichen ruber planus）是一种原因不明的皮肤和黏膜的慢性炎症。其特征为紫红色多角形扁平丘疹，边界清楚，表面有蜡样光泽，上有灰白色斑点或网状白色条纹。好发于四肢屈侧、口腔及阴部黏膜亦可受累，自觉瘙痒或无症状，急性期搔抓后受损皮肤处可发生同形反应。好发于成人，病程缓慢，但有一定的自限性。

古典医籍中并无扁平苔藓的病名，中医文献中"紫癜风"与之类似。《圣济总录·诸风门》记载："紫癜风之状。皮肤生紫点，搔之皮起而不痒痛是也，此由风邪夹湿，客在腠理，荣卫壅滞，不得宣流，蕴瘀肌肤，致令色紫，故名紫癜风。"发于口腔黏膜者亦名"口蕈"。后世医书亦有著述，如《太平圣惠方》："夫紫癜风者……此皆风湿邪气客于腠理，与气血相搏，至荣卫否塞，风冷在于肌肤之间，故令色紫也。"中医学认为本病或因外感风热，风湿蕴聚，阻滞经络，积于肌肤而发；或因情志不畅，气滞血瘀，阻于肌肤而致；或因素体阴血不足，肝肾亏虚，阴虚内热，虚火上炎所致。

（一）辨证思路

辨阴阳表里，明寒热虚实，本病发病之初多为风、湿、热邪气外犯，阻于肌腠，壅滞经络，外发肌肤；邪郁日久，经络不通，以致气血瘀滞；病久耗伤阴液，肝肾阴虚，虚火上炎耗伤阴血，生风动血。初期多风、湿、热邪外犯，表实证，当以祛风、湿、热邪为主。疾病后期，多为肝肾阴虚，里虚证，当注意扶正，顾护肝肾阴液。此外，也重视"风"和"瘀"。发病之初，风胜则痒，可见皮肤瘙痒难耐；病久入络，致外邪遏伏肌肤腠理，瘀滞经脉而成瘀，可见皮损肥厚。

龙江中医皮肤科流派医家在本病的治疗上，辨病与辨证相结合，初起以疏风清热解毒除湿为主，久病扶助正气，顾护阴液为主。

（二）治疗方案

1. 内治

（1）风热蕴肤型

症状：四肢、躯干突然泛发扁平丘疹，表面光滑，呈紫红色，部分患者可见水疱，自觉一定程度瘙痒，常伴恶寒发热，舌质红，苔薄，脉数。

辨证：风热之邪蕴结肌肤。

治法：疏风清热，解毒止痒。

处方：荆芥 15g　　防风 15g　　牛蒡子 12g　　蝉蜕 10g
　　　苦参 10g　　苍术 10g　　木通 10g　　　知母 10g
　　　当归 15g　　生地黄 15g　白鲜皮 12g　　地肤子 12g
　　　甘草 10g　　石膏 10g（先煎）

加减：若瘙痒明显，加白蒺藜祛风止痒；下肢为主可加牛膝；皮疹发于上肢者可加桑枝、羌活；皮疹颜色鲜红者，可加连翘、赤芍。

分析：本证为外感风热之邪而致，方选消风散加减。方用荆芥、防风、牛蒡子、蝉蜕辛散透达，祛风散邪；苦参、苍术、木通除湿兼清热祛风；石膏、知母清热泻火；当归、生地活血养血，以防燥湿伤阴之弊，且寓"治风先治血，血行风自灭"之意；白鲜皮、地肤子祛风止痒；甘草调和诸药。

（2）风湿蕴肤型

症状：皮疹呈条状或片状，色紫红。可有一定程度瘙痒，口干不欲饮，夜寐欠安，头晕昏蒙，大便黏腻，舌质暗红，舌苔薄白或微腻，脉缓。

辨证：风邪夹湿，侵袭肌表，郁而化热，阻塞肌腠，壅滞经络。

治法：祛风清热，解毒燥湿，活血通络。

处方：
乌梢蛇 15g	蝉蜕 10g	荆芥 10g	防风 10g
蜂房 15g	金银花 20g	连翘 20g	黄芩 15g
黄连 10g	白芷 10g	羌活 10g	地肤子 20g
柴胡 10g	川芎 10g	桃仁 10g	红花 10g
甘草 6g			

加减：若颜色灰暗、粗糙肥厚，久病入络，可加王不留行、威灵仙等通络活血之品。

分析：叶天士《临证指南医案》记载："大凡经主气，络主血，久病血瘀，初为气结在经，久则血伤入络。或久病气机逆乱，气有一息之不通，则血有一息之不行，气滞则瘀血易生。"本证病程缓慢，风湿蕴结，久病入络，郁遏肌肤，阻滞经脉。方用朱仁康经验方"乌蛇驱风汤"加减。乌梢蛇、蝉蜕搜剔风邪，通络活血；荆芥、防风、羌活、白芷疏风止痒；黄芩、黄连、金银花、甘草清热解毒；地肤子有清热利湿，祛风止痒之功；蜂房甘辛有毒，取其祛风攻毒之效；柴胡、川芎行气活血；桃仁、红花活血化瘀，甘草调和诸药。

（3）血虚风燥型

症状：皮肤干燥，皮疹暗红，或融合成片状、环状、线状等，瘙痒较剧，伴咽干鼻燥，舌红少苔，脉沉细。

辨证：气血两亏，血虚风燥，气滞血瘀，肌肤失养。

治法：搜风止痒，养血润肤。

处方：
乌梢蛇 30g	蜂房 15g	蝉蜕 10g	何首乌 10g
白蒺藜 30g	荆芥 10g	防风 10g	黄芪 30g
当归 12g	川芎 10g	白芍 12g	熟地黄 15g
赤芍 12g	炙甘草 6g	徐长卿 30g	

加减：皮损肥厚顽硬者，可加皂角刺等；血瘀较重者，加三棱、莪术等。

分析：此证应以搜风、养血、活血为主，方用《济生集》"当归饮子"加减，方中四物汤合荆芥、防风、黄芪、白蒺藜、何首乌，既有养血活血，又有润肤止痒之功效；乌梢蛇、蝉蜕、蜂房以搜风、祛风、止痒为主；徐长卿可祛风止痒，活血解毒。诸药合用共奏搜风止痒，养血润肤之效。

（4）肝肾阴虚型

症状：多见于口腔、唇部。口腔皮疹呈乳白色点状或网状条纹，唇部皮疹常呈紫色、暗红或污灰色，重者可有糜烂。常伴头晕、少寐、健忘、咽干、口渴。舌红绛，脉沉细。

辨证：肝肾阴虚，虚火上炎，循经熏蒸黏膜。

治法：滋阴降火，补益肝肾。

处方：熟地黄 20g　　地肤子 15g　苍术 15g　　　　五味子 10g
怀牛膝 15g　　　茯苓 15g　　麦冬 15g　　　　苦参 15g
黄柏 15g　　　　甘草 10g　　车前子 15g（包煎）　砂仁 15g（后下）
龟甲 20g（先煎）

加减：若口干较甚，肌肤干燥可加玉竹、麦冬、玄参等；若健忘、少寐者可加酸枣仁、柏子仁等；若热度炽盛、口腔糜烂破溃较重可加白花蛇舌草、重楼等。

分析：采用龙江中医皮肤流派自拟方"引火归原汤"加减，本方有《外科医镜》中"引火汤"之意，方用黄柏、熟地，大补其肾水，麦冬、五味子，重滋其肺金，金水相资，子母原有滂沱之乐，水旺足以制火矣水亏于下，又合郑钦安《医理真传》中"潜阳丹""封髓丹"二方加减，壮水敛火，导龙归海，起到引火归原之功；方中地肤子、苍术、苦参，祛风燥湿止痒。诸药合用共奏纳气归肾，滋阴降火之效。

2. 外治

（1）发于皮肤者可用中药，如地肤子、茵陈、苍术、黄柏、赤芍煎水湿敷局部或做全身药浴。

（2）发于黏膜者可用康复新液漱口。

3. 非药物疗法

（1）火针疗法　皮疹处采取火针散刺法，根据皮损改善情况确定火针频率，一般每周1次。

（2）针刺疗法　线状扁平苔藓可根据皮疹分布部位所属经络，循经取穴，针刺治疗，隔日1次，10次为一个疗程。

（3）耳针疗法　取脾、心、肾、内分泌。针刺后留针15~30分钟，隔日1次。

（三）典型案例

邵某，男，29岁，2009年11月30日初诊。

患者1个月前舌面出现白色条纹、斑块，如网状，自行涂儿茶，症状有所缓解，上火时有溃疡。因家中有事，情绪抑郁，3日前出现舌面钱币大小白色网状条纹、斑块，伴痒，乏力，手足心热，出汗，怕热不怕冷，口干多饮，经常低热，大便日1~2次，舌红，薄腻苔，脉沉滑。

中医诊断：紫癜风。

西医诊断：口腔扁平苔藓。

辨证：虚火上冲。

治法：滋阴降火，引火归原。

处方：黄柏15g　　　熟地黄20g　　麦冬15g　　　茯苓15g
　　　怀牛膝15g　　五味子10g　　地肤子15g　　苦参15g
　　　苍术15g　　　甘草10g　　　砂仁15g（后下）车前子15g（包煎）
　　　龟甲20g（先煎）

7剂，水煎服，每日1剂，早晚饭后30分钟温服。

外用三黄止痒散、尿素乳膏，二者以1∶5比例混合均匀，每日2次涂搽患处。

二诊：溃疡未见小，手心已不热，低热未发，口干不苦，二便正常，舌红，薄腻苔，脉沉滑。继服上方加肉桂3g，天冬15g，巴戟天10g。服7剂。

三诊：白斑条纹减少，余症正常。继服上方14剂，水煎服。

案例点评：水足则火藏于下，温煦脏腑，统领一身之气化，是为健康无病。若因外感内伤，致水亏于下，则火失其制，古人喻为水浅不养龙，于是离位上奔。肾水不足，火失其制，因火性炎上，可离位上奔，亦可循肾的经络下奔，形成全身上下虚火蔓延。本患者扁平苔藓病史1个月余，因外感内伤因素，致水亏于下，则火失其制，虚火上炎，亦可循经下行，致全身上下虚火蔓延，故平素上火时口腔溃疡，伴痒，手足心热，经常低热，虚火充斥全身之相。古人喻为"水浅不养龙，于是离位上奔"，故予"引火归原汤"加减，其含《外科医镜》中"引火汤"之意，以壮水敛火，导龙归海，起到引火归原之功；又合郑钦安《医理真传》中"潜阳丹""封髓丹"二方加减，以纳气归肾，上、中、下并补之方；方中用地肤子、苍术、苦参有祛风燥湿止痒之功效，现代药理研究中三药均有抗菌作用。二诊未见明显疗效，故方中加肉桂以助引火归原之力；巴戟天性之温润，与熟地黄、五味子、麦冬配伍，则有水火既济之功；天冬与麦冬配伍以增强滋肾之力。三诊时症状明显好转，收效甚佳，继续服上方以巩固治疗。

（四）临证经验

本病的治疗，发病初期多为风、湿、热邪袭表，邪气郁于肌肤，不得发散而出疹。根据皮疹的表现及自觉症状，以辨风热、风湿之不同。风热蕴肤者，应疏风清热，解毒止痒，选用药物如荆芥、防风、白鲜皮、地肤子、苦参、柴胡、黄芩、薄荷、蝉蜕等；对于风湿蕴阻肌肤不得发散者，宜祛风湿解毒，通经络，选用药物如乌梢蛇、全蝎、蝉蜕、川芎、防风、白芷、羌活、土鳖虫、桃仁、红花等，龙江中医皮肤流派也常用朱氏乌蛇驱风汤加减治疗（乌梢蛇15g，蝉衣10g，荆芥10g，防风10g，金银花15g，连翘10g，黄芩10g，黄连6g，羌活10g，白芷10g）。随着疾病的发展，疾病后期，邪气郁积日久，耗伤气血，血虚风燥，肌肤失养，宜益气活血，选用药物如当归、川芎、白芍、熟地黄、蜂房、蝉蜕、何首乌、白蒺藜等；邪气阻于经络日久而成瘀，临床表现皮损较厚，顽固难愈者，宜疏风清热加活血化瘀药，选用药物如丹参、当归、黄芪、鸡血藤、白芍、香附、郁金等。此外，外治多配以火针疗法，一方面，疾病初期，火针开口祛邪，借火助阳，以热引热，达到引邪外出的作用；另一方面，对于疾病后期，皮损较厚者，借助火针火热之性，热行则血行，达到行气活血，散瘀结之功。

对于临床常见的口腔扁平苔藓属于肾阴不足，虚火上扰者。多由局部气血失和或肾阴不足，阴不敛阳，虚火上扰口舌而发。龙江皮肤流派医家借鉴前人的经验以及多年的临床实践，重新组成引火归原汤：熟地黄60g，天冬30g，巴戟天30g，茯苓30g，牛膝15g，肉桂5g，附子5g，五味子10g，砂仁10g，黄连5g，酌情加减治疗口腔扁平苔藓属于虚火者取得了显著的疗效。临床中虚火往往表现似实火，必须细心体察，若误以实火，投苦寒直折之品，必加重病情。在临证中侦破虚实，水亏者，以引火汤壮水敛火，导龙归海；水寒者，以引火汤加大附子、肉桂的量温脏敛阳，引火归原。

（五）零金碎玉

龙江皮肤流派医家在治疗本病时，善于辨证用方，用药独特，疗效显著。现将用药特点介绍如下。

1. 附子、肉桂

（1）单味功用　附子味辛，大热，归心、肾、脾经。回阳救逆，补火助阳，散寒止痛；肉桂味辛，性甘、热，归肾、脾、心、肝经，补火助阳，引火归原，散寒止痛。

（2）伍用经验 附子辛热药性刚燥，入气分，走而不守，上助心阳以通脉，中温脾阳以健运，下补肾阳以益火，能温全身之寒，通行十二经。肉桂甘辛热，入血分，守而不走，能引火归原，温营血，助气化，温肾壮阳，温经止痛，鼓舞气血，促进阳生阴长。两药合用，补阳益火，壮水敛火，适用于虚火上炎证。

2. 石膏、知母

（1）单味功用 石膏味辛、甘，性大寒，归肺、胃经。生用：清热泻火，除烦止渴；煅用：收湿敛疮，生肌止血。知母，味苦、甘，性寒，归肺、胃、肾经，清热泻火，滋阴润燥。

（2）伍用经验 石膏质重气浮，性走而不守，善清气分实热，除烦止渴。知母，质润不燥，性守而不走，下行滋肾燥而养阴，上行清肺金而泻火。《黄帝内经》曰："热淫于内，治以咸寒，佐以甘苦，以酸收入，以苦发之；火淫于内，治以咸冷，佐以苦辛，以酸收之，以苦发之。"两药相伍，苦以发之，寒以清之，甘以缓之。石膏清热解肌以除烦，知母清热泻火以养津，两者相互促进，清热泻火生津之力倍增。

3. 黄连、黄芩

（1）单味功用 黄芩味苦，性寒，归肺、胆、胃、大肠经。清热燥湿，泻火解毒，止血，安胎；黄连味苦，性寒，归心、肝、胃、大肠经，善清心胃之火，除中焦湿热，为治湿热火郁要药。

（2）伍用经验 黄芩味苦，苦能燥湿，寒能泻热，最善清肺经气分之热，治肠胃湿热之疾。黄连最善入心，清热止血，入肠胃清热燥湿。两者性味相投，功效相似，相须为用，清热坚阴除痞，清热泻火解毒，清热燥湿止利，清热凉血止血，功专力强。

4. 牛蒡子、连翘

（1）单味功用 牛蒡子味辛、苦，性寒，归肺、胃经。疏散风热，宣肺利咽，解毒透疹，消肿疗疮；连翘味苦，性微寒，归肺、心、胆经，清热解毒，疏散风热，消肿散结，利尿。

（2）伍用经验 牛蒡子散风除热，宣肺透疹，解毒利咽，因具滑利之性，故能通导大便。连翘清热解毒，善散温邪，能清散上焦心肺热邪，又能消散血中郁火壅结。两药合用，治疮疡肿毒，并能促进痈结的部分消散。此外，对咽喉红肿疼痛也有效。

5. 北沙参、麦冬

（1）单味功用 北沙参味甘，性微寒，归肺、胃经。养阴清肺，益胃生津；

麦冬味甘，性微寒，归肺、心、胃经，润肺养阴，益胃生津，清心除烦，润肠通便。

（2）伍用经验　北沙参、麦冬同为养阴生津之品，性味归经相仿。北沙参味甘，性微寒，体质轻清，具轻扬上浮之性，多入上焦而清肺中之火，养肺中阴液；麦冬甘寒多汁而微苦，善入中焦而清胃生津力佳。二药相伍，相须配对，肺胃同治，清肺凉胃，养阴生津之功增强。对本病阴虚火旺型患者，效果尚可。

（六）专病专方

知柏地黄丸：为滋阴清热之剂，由知母、熟地黄、黄柏、山茱萸（制）、山药、牡丹皮、茯苓、泽泻组成。方中重用熟地黄滋阴补肾、填精益髓，为君药。山茱萸滋养肝肾、秘涩精气；山药健脾补虚、涩精固肾，补后天以充先天，共为臣药。泽泻淡渗泄浊，并防熟地黄之滋腻恋邪；牡丹皮清泻相火，并制山茱萸之温涩；茯苓渗湿健脾，既助泽泻以泻肾浊，又助山药之健运以充养后天；黄柏、知母滋阴泻火，均为佐药。共奏补肾阴，清虚热之功。

（七）问诊路径

（1）首先了解可能的发病诱因。如家族遗传史、是否有感染史、吸烟史、服用过的药物（如链霉素、砷制剂、磺脲类药物、氯噻嗪等）以及精神状况。

（2）注意询问疾病发生的过程，包括病程及发病过程中所有用过的外用药，因长期外用含激素的外用药可能因为应用不规范突然停药而使皮损加重或用一些刺激性外用药可能使原发典型皮损不典型，难以辨别。

（3）注意询问局部自觉症状，如：自我感觉瘙痒程度，因有些皮损病无瘙痒感；皮肤热与不热等。

（4）全身情况　问寒热、问汗出、问饮食、问二便、问妇女胎产月经。

（柏青松）

第五节　皮肤瘙痒症

皮肤瘙痒症（Cutaneous pruritus）是一种无明显原发损害而以瘙痒为主要症状的皮肤病，常因反复搔抓而形成抓痕、血痂、色素沉着及苔藓样变等继发损害。临床上分为泛发型和局限型两种，泛发型常遍布周身，局限型常发于阴部、肛门。本病多见于青壮年及老年人。

《诸病源候论·风瘙痒候》首载"风瘙痒"病名，曰："风瘙痒者，是体虚受风，风入腠理，与血气相搏，而俱往来，在于皮肤之间，邪气微，不能冲击为痛，故但瘙痒也。"中医古籍亦称本病为"痒风"等。中医学认为，本病病因复杂，血热内蕴、气血虚弱、湿热壅滞、气滞血瘀等都可为本病发病的内在因素，而外受六淫之邪，饮食不节等都可成为本病发病的外在因素。

素体血热内蕴，日久生风，则肌肤瘙痒，颜色鲜红；老年人或久病者多气血亏虚，肌肤失养，则皮肤干燥，上覆鳞屑；气血俱虚，日久经脉瘀阻，肌肤难以温煦，则抓痕累累，伴有紫色条痕，面色黯淡；风邪客于肌肤，经气不宣则周身皮肤瘙痒，痒无定处，抓破出血，随破随收；阳气不足，再受风寒之邪侵袭，肺失宣降，合于皮毛则可见周身瘙痒，每由寒冷诱发或加剧；外受风湿之邪侵袭且湿邪为重，则可见流滋、糜烂、大疱、水疱等继发性皮疹；脾胃运化失常，湿浊内生，郁久化热，湿热循经下注，熏蒸肌肤，则可见肛周、女阴、阴囊等部位阵发性瘙痒，夜间尤甚。

（一）辨证思路

本病病因复杂，虚实交错，寒热兼见，治疗时应谨遵辨证论治的原则，首辨表里，再辨寒热，随证加减。皮肤瘙痒症大多由风论治，应明辨外风与内风。外风多感于春季，且风为百病之长，易兼夹他邪而致病，可见全身皮肤瘙痒，痒无定处，搔抓刺激后可出现渗出、结痂等皮损。内风多发于秋冬，常见于老年或体虚之人，此多为内风伏发，因气血亏虚不能濡养肌表所致，可见皮肤干燥瘙痒，上覆细碎鳞屑，夜间较重，易随劳累及情志失常而复发。在辨别表里的同时，应注重寒热的辨证。若瘙痒发于冬季，遇冷加重，得温或汗出则减，此为寒证，治以疏风散寒，调和营卫；若瘙痒发于夏季，皮肤鲜红，触之灼热，遇热逢暖则加重，食辛辣刺激之物可随之发作，遇冷风则舒，治当凉血清热，消风止痒。

（二）治疗方案

1. 内治

（1）血热生风型

症状：皮肤色偏红，瘙痒剧烈，遇冷则减，遇热更甚，搔抓破溃后有血痂，情绪波动或食辛辣油腻食品后瘙痒加重。伴心烦口渴，小便色黄，大便干。舌红苔薄黄，脉弦数。

辨证：血热妄行，化燥动风。

治法：清热凉血，疏风止痒。

处方：荆芥 10g   防风 10g   蝉蜕 10g   牛蒡子 10g

知母 10g	苦参 10g	苍术 10g	白芍 10g
木通 10g	胡麻仁 10g	当归 10g	生地黄 20g
川芎 10g	甘草 10g	石膏 30g（先煎）	

加减：痒甚者加白鲜皮；夜间痒甚者加生龙骨、生牡蛎、灵磁石；气分热甚者加石膏；血分热甚者加紫草、地榆。

分析：此型多见于青壮年，好发于夏季。血热内蕴，则皮色偏红；血热生风，则痒甚。方中荆芥、防风、蝉蜕、牛蒡子祛风止痒，疏散风热；石膏、知母清热泻火；苦参清热燥湿止痒；苍术祛风燥湿；木通渗利湿热；生地黄、当归、白芍、川芎同胡麻共奏养血活血之效，既可防诸温燥之药伤阴血，又可行"治风先治血，血行风自灭"之功；甘草清热解毒，调和诸药。

（2）血虚生风型

症状：皮肤干燥，上覆少量鳞屑，搔抓后有抓痕、血痂或皮肤肥厚，情绪波动或劳累后瘙痒加剧。伴面色㿠白，神疲体倦，心悸失眠，头晕眼花。舌淡红，苔薄白，脉细数或弦数。

辨证：气虚不固，血虚肤燥。

治法：养血润肤，固表益气。

处方：当归 15g	川芎 10g	白芍 20g	生地黄 30g
黄芪 30g	荆芥 10g	防风 10g	何首乌 10g
蒺藜 20g	甘草 10g		

加减：瘙痒甚者加皂角刺、全蝎；皮损厚，脱屑者加麦冬、丹参；心悸失眠者加酸枣仁、柏子仁。

分析：此证多见于年老或体虚之人，秋冬季节发病，夏季减轻。年老体衰或久病致气血亏虚，气虚则易外受风邪侵袭，血虚则生风，可见肌肤瘙痒。方中当归、川芎行气活血，调经止痛；生地黄、白芍滋阴养血；何首乌养血滋阴，补益精血；黄芪益气固表；荆芥、防风开泄肌表，疏风散邪；蒺藜平肝解郁，祛风止痒；甘草补益脾气，调和诸药。全方疏散透邪而不伤阴血，益气固表而不留邪，攻补兼施，标本兼顾，共奏养血润肤，固表益气之功。

（3）瘀血阻滞型

症状：瘙痒多局限于腰部、足背、手腕部等受压部位，搔抓后见紫色条状抓痕。伴面色黯淡，口唇青紫，渴不欲饮。舌质暗，有瘀斑或瘀点。

辨证：气血不通，瘀血阻滞。

治法：活血化瘀，消风止痒。

| 处方：蝉蜕 6g | 蒺藜 9g | 赤芍 9g | 当归尾 9g |

桃仁 9g　　　　　红花 9g　　　　　荆芥 9g　　　　　甘草 6g

　　加减：瘙痒甚者加皂角刺；皮肤肥厚者加姜黄、莪术；瘀血甚者加苏木、炒三棱；麻差者加合欢皮、百合。

　　分析：此型可于任何年龄、任何季节发病。气血俱虚则血行迟缓，推动无力，日久肌肤失养，虚久致瘀，经脉瘀阻则见面色黯淡，口唇青紫，搔抓后见紫色条状抓痕。方中蝉蜕、蒺藜祛风止痒；当归尾、赤芍、红花、桃仁相伍，意在活血，取治风先治血，血行风自灭之意；荆芥宣散肌表之风邪；甘草调和诸药。全方可使气血得补，瘀血得消，风从表出，则其本得固，其标得治。

　　（4）风盛作痒型

　　症状：周身皮肤瘙痒，痒无定处，抓破出血，破后即收，搔抓日久，皮肤表面增生肥厚。舌红苔薄黄，脉弦数。

　　辨证：风邪侵袭，郁而化热。

　　治法：疏风清热，解毒止痒。

　　处方：乌梢蛇 10g　　　蝉蜕 10g　　　荆芥 10g　　　防风 10g
　　　　　　　金银花 10g　　　白芷 10g　　　羌活 10g　　　连翘 10g
　　　　　　　黄连 5g　　　　　黄芩 5g　　　　甘草 5g

　　加减：痒无定处者加全蝎、白僵蚕；痒剧烈者加五味子、乌梅；挟湿者加生薏苡仁、土茯苓。

　　分析：此型多发于春季。风邪客于肌肤，经气不利，则周身皮肤瘙痒，痒无定处；外邪不祛，郁而化热，则舌红苔薄黄，脉弦数。方中乌梢蛇、蝉蜕搜剔风邪；荆芥、防风助乌梢蛇、蝉蜕驱邪外透；羌活、白芷疏风透邪止痒；金银花、连翘可使内郁风湿之邪透表而出；黄芩、黄连清热燥湿；甘草清热解毒，调和诸药。

　　（5）风寒束表型

　　症状：遍身瘙痒，皮肤干燥，上覆少量鳞屑，抚之即落。遇寒则瘙痒加剧，得温或汗出后自愈。舌淡红苔薄白，脉浮缓或浮紧。

　　辨证：外感风寒，营卫不和。

　　治法：祛风散寒，调和营卫。

　　处方：麻黄 10g　　　桂枝 10g　　　芍药 5g　　　杏仁 5g
　　　　　　　生姜 5g　　　　大枣 5g　　　　炙甘草 5g

　　加减：鼻塞流清涕者加辛夷、苍耳子；周身瘙痒剧烈者加白鲜皮、蜈蚣；表虚自汗者加生黄芪、白术。

　　分析：此型多见于冬季，常发于阳气不足之人。患者本阳气不足，周身不得温煦，再受风寒之邪侵袭，肺失宣降，皮毛失煦则遍身瘙痒，得温则减，遇寒则重。方中麻黄汤发汗解表，疏达皮毛，是为无汗之用；桂枝汤调和营卫，是为发汗之施，两方合用，刚柔相济，既有小汗解邪之效，又无过汗伤正之弊。

（6）风湿外袭型

症状：瘙痒剧烈，反复搔抓后可见流滋、糜烂、大疱、水疱等继发性皮疹。舌淡红苔腻，脉弦滑或滑数。

辨证：风湿蕴阻，肌肤失养。

治法：清热利湿，祛风止痒。

处方：全蝎 10g　　皂角 15g　　苦参 15g　　皂角刺 30g
　　　　蒺藜 30g　　槐花 30g　　泽泻 10g　　白鲜皮 30g
　　　　当归 10g　　生地黄 15g

加减：小便黄赤者加车前子、黄芩、滑石；渗出较多者加茯苓、泽泻、车前子；血热甚者加牡丹皮、赤芍。

分析：此型多夏秋季发病，青壮年较为多见。风湿之邪侵袭且湿邪为重，可见流滋、糜烂、大疱、水疱等，舌淡红苔腻，脉弦滑或滑数。方中全蝎可息表里内外之风；皂角、皂角刺搜风杀虫，解毒止痒；苦参、白鲜皮、蒺藜清热燥湿止痒，助全蝎祛深在之风湿之毒；当归补血活血，养肝润肤；泽泻加强除湿之力；生地黄、槐花可荡涤内结之实热。

（7）湿热下注型

症状：多发于外阴、阴囊及肛周等部位。多为不定时发作的剧烈瘙痒，搔抓后可出现丘疹、水疱、脓疱、糜烂流滋或苔藓样变。常伴胁肋胀痛，急躁易怒，口干口苦，小便短赤，大便秘结；妇人可有带下色黄，有异味。舌红苔黄腻，脉弦滑。

辨证：肝胆湿热，循经下注。

治法：清热解毒，利湿止痒。

处方：龙胆草 12g　　栀子 10g　　黄芩 10g　　柴胡 10g
　　　　生地黄 30g　　泽泻 15g　　木通 12g　　当归 30g
　　　　甘草 10g　　车前子 12g（包煎）

加减：妇人外阴瘙痒，带下色黄腥臭者加土茯苓、蛇床子；男性阴囊瘙痒者加浮萍、蝉蜕；肛门瘙痒者加苦参、地肤子。

分析：湿热壅滞于内，则搔抓后见水疱、脓疱、糜烂流滋；湿热壅于肝经则湿热循经下注，则妇人带下黄，有异味。方中龙胆草泻肝经实火，清肝胆湿热；黄芩、栀子清热燥湿；泽泻、木通、车前子将湿热之邪利导于水道而去；

当归、生地黄滋补阴血；柴胡疏肝经之气，引诸药归肝经；甘草调和诸药。全方可使火降热清，湿浊得利，循经所发诸症皆可相应而愈。

2. 外治

（1）中药外搽 全蝎膏，可解毒止痒，滋润肌肤，适用于皮肤干燥发痒者，适量外涂，每日1~2次。

（2）中药熏蒸 将中药（艾叶、雄黄、防风、川椒）放入中药熏蒸治疗仪内进行熏蒸治疗，根据患者不同的耐受情况调整温度，每次30分钟，每1~2日1次。

（三）典型案例

王某，男，49岁，2018年6月5日初诊。

病史：小腿皮肤瘙痒20年余。曾在某医院就诊，诊断为"皮肤瘙痒症"，予氯雷他定口服，疗效一般。自用多种外用药膏（具体不详）。现患者小腿皮肤瘙痒，颜色变深，搔抓出血，有血痂，手足心热，口苦，小便黄，大便2~3日一行，黏马桶，舌红苔腻，脉滑数。

中医诊断：风瘙痒。

西医诊断：皮肤瘙痒症。

辨证：湿热内蕴，毒瘀肌肤。

治法：祛风解毒，清热除湿。

处方：全蝎10g　　皂角10g　　皂角刺15g　　威灵仙15g
　　　蒺藜30g　　黄柏15g　　白鲜皮15g　　川牛膝15g
　　　槐花30g　　苍术15g　　地肤子20g　　蛇床子10g
　　　苦参15g　　枳壳10g

7剂，水煎服，每日1剂，早晚饭后30分钟温服。外用全蝎膏，每日2次。

二诊：服上方7剂后，瘙痒稍好转，余同前。续服上方14剂。

三诊：服上方14剂后，瘙痒减轻，口干口苦，舌红苔腻，脉沉滑。上方去地肤子、蛇床子，加生薏苡仁30g，茵陈15g，知母10g。

四诊：服上方14剂后，瘙痒偶发，舌淡红苔薄腻，脉沉。上方去苍术、知母，加当归15g，川芎10g，鸡血藤30g。再服14剂，已基本不痒，舌脉同前。

案例点评：本患者皮肤瘙痒症病史20年余。患者外受风湿侵袭，外溢肌表，则皮肤瘙痒，颜色变深，搔抓出血，有血痂。方中全蝎味辛性平，可息表里内外之风；皂角、皂角刺性辛散，可搜风杀虫，解毒止痒；苦参、白鲜皮、蒺藜清热燥湿止痒，助全蝎祛深在之风湿之毒；威灵仙祛风除湿，通络止痛；

槐花加强清热之力，可涤荡内结之实热；苍术、黄柏为二妙散基础方，功用祛湿清热；枳壳行气消积以通便；川牛膝为引经药；地肤子、蛇床子祛风止痒。配合外用之全蝎膏，解毒止痒，滋润肌肤，效用更甚。一诊治疗后，患者瘙痒稍好转，效不更方，仍用此方进行治疗；二诊治疗后，患者瘙痒减轻，则去地肤子、蛇床子，口干口苦，舌红苔腻，脉沉滑，湿热症状较重，加生薏苡仁、茵陈、知母清热利湿；三诊治疗后，瘙痒减轻，偶尔发作，舌淡红苔薄腻，湿热稍减，故上方去苍术、知母，加当归、川芎补血活血、养肝润肤，鸡血藤活血通络。

（四）临证经验

1. 从风论治

《外科大成》云："风盛则痒。"外风客于肌肤，腠理开合失司，营卫不和而作痒，临床表现为遍身瘙痒，发无定时，发无定处，其致病范围广，又易兼夹他邪致病，主要有风寒、风寒湿、风热、风湿热等。内风多是由于气血不足或气血逆乱，脏腑功能失调所致，常见的有血虚生风、血瘀生风、血热生风、血燥生风等。

2. 病久应注重湿邪为患

部分患者瘙痒顽固，反复难治，多与湿邪重浊黏滞之性相关。常表现为皮肤瘙痒，搔抓后可出现渗出、水疱等继发皮损；或因湿性趋下，易袭阴位等特点而表现为局限性瘙痒，常见于肛门、男子阴囊、女子阴部等部位。此湿邪为患，在治疗时尤应注意患者的脾胃功能，法当健脾运湿，脾胃合则诸症自愈。

3. 治风先治血，血行风自灭

《医宗必读》云："治风先治血，血行风自灭也。"血在风证的发生、发展和转归整个病程中都起着至关重要的作用，无论内风还是外风，都应当先治疗血。风邪化燥伤阴为风邪诸多辨证的初始，可通过养血、补血、活血等方法促气血运行，以期风邪随血液运行而消散。

4. 注意老年患者阴虚生风的情况

老年患者皮肤干燥瘙痒，夜间发作较重，常伴有口燥咽干，五心烦热，小便短赤，大便干燥，舌光少津，脉细数或弦数。此为老年体虚，肝血不足，气血失养，无以濡润肌肤，治宜滋阴养血，可用当归饮子合桑麻丸加减进行治疗。

5. 注意安神药物的应用

瘙痒可使患者烦躁不安，夜不能寐，不利于病情向愈，故在辨证论治的同时可酌加安神药物。轻者可用酸枣仁、茯神、合欢皮等养心安神；重者可用生龙骨、生牡蛎、龙齿、磁石、珍珠母、代赭石等重镇安神。

6. 预防调护

饮食上应禁食辛辣生冷油腻之品，以防脾胃受损而诱发疾病发生，影响机体恢复，防止过劳及忧思恼怒，防止外邪侵袭，保持精神愉快。多数患者于精神紧张、食刺激性食物等情况后加重，应去除病因并尽量避免接触刺激因素。

（五）零金碎玉

1. 除内外表里之风

若患者痒无定时，痒无定处，此为风邪客于肌肤，腠理开合失司，营卫不和而致，应以祛除风邪为治疗大法，常用药物为荆芥、防风、羌活、独活。荆芥以辛为用，以散为功；防风走气分偏于祛周身之风；羌活行上焦而理上，长于祛风寒；独活行下焦而理下，长于祛风湿。此四味对风邪或风邪兼夹他邪而致病者疗效颇佳。

2. 清热凉血散血

患者皮肤颜色偏红，瘙痒剧烈，遇冷则减，遇热更甚，情绪波动或食辛辣油腻食品后瘙痒加重者，为血分有热，应以清热凉血散血为治法，常用药物为生地黄、赤芍、牡丹皮。生地黄可清热凉血止血，又可复已失之阴血；赤芍清热凉血，活血祛瘀；牡丹皮清热凉血，活血散瘀。三药相伍寓有凉血散血之意，对于血热生风型皮肤瘙痒症患者具有良好的疗效。

（六）专病专方

祛风止痒汤，组成为蝉蜕 15g，徐长卿 15g，当归 10g，生地 15g，红枣 10个，大便干燥或便秘者加生首乌 15~30g。方中蝉蜕疏散风热，息风止痉；徐长卿祛风止痛，止痒消肿；当归活血化瘀，调经止痛；生地清热凉血，养阴生津；红枣补气养血。诸药合用，可使风除痒止。

（七）问诊路径

（1）询问可能的发病诱因，是否存在内分泌、肝胆、肾脏、血液、肿瘤等系统性疾病，发病前是否经过冷热或酸碱刺激，是否食用辛辣之品等。

（2）询问发病部位、发病时间，瘙痒与皮损的出现顺序（本病为"瘙痒，无皮损"或者"先瘙痒，后皮损"），疾病如何进展，是否已就医或用药。

（3）局部自觉症状　瘙痒轻重情况、是否有灼热感。

（4）全身情况　遇冷或遇热后症状是否加重，是否与季节相关，汗出情况，有无口干、口苦，症状是否因情志因素变化而加剧，饮食、二便及女性月经情况。

（林丽）

第六节　荨麻疹

荨麻疹（Urticaria）是由于皮肤、黏膜小血管扩张和通透性增加而出现的一种局限性水肿反应。临床上一般分为急性荨麻疹和慢性荨麻疹。急性者发病迅速，慢性者，反复发作数月或更久。本病属于一种常见的皮肤病，可发生在任何年龄、季节、男女皆可患病。

中医古籍称本病为"瘾疹""鬼风疙瘩""风疹瘙疮""赤白游风""气奔"等，另有医家称本病为"风疹"。中医文献对瘾疹早有详尽的记载，汉《金匮要略》指出"邪气中经，则身痒而瘾疹""风气相搏，风强则为瘾疹，身体为痒"，对本病的病名、病因、症状都作了简略的叙述。

荨麻疹为瘙痒性皮肤病，"痒自风来"，风邪为荨麻疹的主要致病因素，风邪又有外风和内风之分，外风侵袭肌表腠理，搏结于气血之间发为瘾疹，他邪可依附于风邪往来于皮毛腠理之间，致营卫不和，气血运行失常，肌肤失养，而发瘾疹，外风致病，多发病迅速，皮疹时隐时消，发无定处。内风致病者，多为久病，耗气伤血，气血虚衰，血虚化燥生风而发。《疡医大全》中记："胃与大肠之风热亢盛已极，内不得疏泄，外不能透达，怫郁于皮毛腠理之间，轻则为疹……"饮食不节，或因过食辛辣刺激腥发之物、动风之品，或因肠道寄生虫，使胃肠积热，蕴生湿热，复感风邪，致使风热湿邪熏蒸肌肤，遏于经络，内不得疏泄，外不得透邪，搏于皮毛腠理之间，发为瘾疹，多伴有腹痛腹泻或恶心等胃肠症状；情志所伤，伤及心肝二脏，肝失疏泄，郁而化火，亦导致心火亢盛，心肝火盛，伤阴而化燥，致卫气营血失和，肌腠不密，外邪乘虚而入，致使瘾疹发；瘀血致病，气机失调，血液运行不畅，血液凝滞，流窜于肌肤脉络，肌肤失于濡养，加之久病表虚卫外不固，腠理疏松，易感外邪而发瘾疹。

（一）辨证思路

辨表里，病在表者，多起病急，病程短，常伴有恶寒、发热、咽痛等症状，分表寒表热之不同；病位在里者，多起病缓，病程较长。辨寒热，病因于寒者，主要表现为风团色淡红或呈瓷白色，遇寒加重，得温则缓，伴恶寒怕冷，口不渴等症状；病因于热者，热盛则见风团色鲜艳，自觉灼热，遇热加重，得凉则缓，伴有恶风发热，咽喉肿痛，口渴，心烦等症状，中焦湿蕴，因饮食不节，内生湿邪，郁而化热者，伴有腹痛、腹泻，恶心呕吐，脘腹胀满等症状。临证时还应注意寒热的相兼和转化，如寒性荨麻疹，若寒邪日久不散，郁而化热者，症见头身疼痛，无汗，口渴，烦躁，舌淡红，苔黄白相兼，脉浮紧等症状。辨虚实，实证者，因外感风寒、风热之邪，或内生湿热等而致，发病突然，风团数量多，皮损面积大，消退迅速，脉象有力；虚证者，因久病易耗伤气血，卫外不固，或先天禀赋不足而致，多起病缓，症状轻，风团较小，数量少，消退缓慢，体质虚弱，脉弱无力等症状。辨内外之风，"风"是荨麻疹发生的一个重要病因，可分为内风与外风，外风侵袭，发病急骤，皮疹消退亦迅速，发无定处，同时伴有外感症状，如发热，恶风等症状；内风致病，反复发作，迁延日久，病程缓慢，脾胃虚弱，气血乏源，或久病气血亏虚，血虚化燥而生内风，皮疹以午后或入夜尤甚，同时伴有神疲乏力倦怠，面色苍白，心悸失眠等症状。

（二）治疗方案

1. 内治

（1）风寒束表型

症状：风团色白或淡，遇冷加剧，得热则减轻，自觉瘙痒。可伴有畏寒恶风，口不渴。舌淡苔薄白，脉浮紧或沉缓。

辨证：风寒外袭，客于肌表，营卫失和。

治法：疏风散寒，调和营卫。

处方：麻黄 5g   桂枝 15g   白芍 15g   黄芪 40g
党参 20g   白术 15g   当归 10g   荆芥 10g
防风 10g   生姜 3 片   大枣 6 枚   鸡血藤 30g
炙甘草 10g（先煎）

加减：鼻塞流涕者，加苍耳子、辛夷；风寒挟湿者，加苍术、薏苡仁；恶风寒较重，无汗者，重用麻黄以发汗解表。

分析：本证为风寒外袭，营卫不和，方选用桂枝麻黄各半汤加减，方中麻黄祛风散寒，辛温发汗；桂枝、芍药解肌发表，调和营卫；黄芪、党参、白术健脾益气固表；当归养血和血；荆芥、防风宣通腠理，使气机得畅，营卫得行；生姜助麻黄、桂枝辛散表邪；大枣益气补中；炙甘草调和诸药，并辅以鸡血藤养血活血，以蕴"治风先治血"，其效甚佳。诸药相合，内而养血和营，温经通脉，外可益卫充表，坚固腠理，如此使营卫调和，寒散络通，风祛疹消。

（2）风热犯表型

症状：风团色红，自觉灼热瘙痒，遇热加重，得冷则减，恶寒轻发热重，或兼咽喉肿痛。舌质红，苔薄黄，脉浮数。

辨证：风热外袭，侵淫血脉，内不得疏泄，外不得透达，郁于肌肤。

治法：清热养血，疏风止痒。

处方：生地黄 30g　　牡丹皮 15g　　赤芍 15g　　通草 15g

苍术 15g　　苦参 15g　　知母 10g　　荆芥 10g

防风 10　　当归 10g　　牛蒡子 15g　　蝉蜕 15g

胡麻仁 30g　　黄芩 15g　　甘草 10g　　石膏 30g（先煎）

加减：风热偏盛者，重用石膏，加金银花、连翘；咽喉肿痛甚者，加薄荷、牛蒡子、蝉蜕；大便干结者，加番泻叶、瓜蒌仁；风热挟湿者，加地肤子、白鲜皮。

分析：本证为风热袭表证，采用《外科正宗》"消风散"合《备急千金要方》"犀角地黄汤"加减治之，方中生地、丹皮、赤芍凉血活血；荆防、蝉蜕、牛蒡子疏风止痒，可祛除在表之风邪；苍术、苦参、黄芩、通草可清热燥湿、渗湿泻热；石膏、知母清热泻火；当归、胡麻仁、生地又可养血活血，兼能通便。本方以凉血祛风为主，配伍除湿、清热、养阴之品，祛邪与扶正兼顾，既凉血祛风除湿，又可养血以助祛风。

（3）胃肠湿热型

症状：风团色泽鲜红，搔抓融合成片，甚至泛发全身，瘙痒剧烈，常伴脘腹胀满，腹痛腹泻，神疲纳呆，小便黄赤，大便秘结或泄泻。舌红，苔黄腻，脉滑数。

辨证：湿热内盛，郁积于内，外感风寒，闭塞腠理。

治法：疏风止痒，清热利湿。

处方：荆芥 10g　　防风 10g　　蝉蜕 15g　　僵蚕 15g

羌活 15g　　藿香 15g　　党参 20g　　茯苓皮 20g

陈皮 15g　　川芎 10g　　厚朴 15g　　苍术 15g

白鲜皮 15g　　炙甘草 10g　　怀山药 40g　　砂仁 10g（后下）

加减：食滞重者，加山楂、麦芽、神曲；腹胀满较甚者，加木香、槟榔；若大便秘结者，加大黄、芒硝；小便黄者，加木通、车前子；

分析：本证为胃肠湿热证，施以"局方消风散"加减来治疗。方中以藿香、陈皮、砂仁、厚朴、苍术、茯苓皮等芳香化湿、健脾除湿、利湿消肿；党参、山药等重在补脾胃之气，以复后天之本；川芎乃"血中之气药"，活血行气而疏风止痒；荆防、蝉蚕、羌活、白鲜皮既能疏散在表之风邪而发挥止痒之效，又可清热解毒燥湿以助上述诸药。如此相合，既祛风活血而止痒，又理气化湿而扶正，标本兼顾，诸邪皆除。"局方消风散"是《太平惠民和剂局方》中所载之方剂，龙江中医皮肤流派应用此方治疗脾胃虚弱而罹患瘾疹之病者，本方一可健脾胃，二能祛风痒，从而达到治愈患者之目的。

（4）中焦虚寒型

症状：皮疹色淡，搔抓成片，伴畏寒怕冷，脘腹冷痛，大便略溏，日1~2行，小便清长。舌质淡，苔白，脉沉缓。

辨证：中阳不振，卫阳失固。

治法：温中散寒，益卫固表。

处方：乌梅15g　　丁香3g　　白芍15g　　地骨皮20g
　　　　黄芪40g　　白术15g　　干姜10g　　防风10g
　　　　荆芥10g　　桂枝15g　　炙甘草6g　　茯苓皮15g
　　　　蜂房15g　　地龙10g

加减：脘腹冷痛较重者加吴茱萸、小茴香；腰膝酸软，畏寒肢冷者加仙茅、淫羊藿。

分析：本证中焦虚寒型，为中阳不振，卫阳失固，风邪外袭，侵犯肌表，营卫失和所致。龙江中医皮肤流派选用"乌丁饮"合《医方类聚》"玉屏风散"加味治疗。"乌丁饮"由乌梅、丁香、白芍、地骨皮四药组成，其中乌梅、地骨皮经现代药理学研究表明其均具有显著的抗过敏作用；丁香温中助阳；白芍柔肝养阴；"玉屏风散"益气固表，同时辅以荆芥以祛风止痒；桂枝可通阳解表，桂枝与白芍相合又得"桂枝汤"之义；茯苓皮健脾利湿；蜂房、地龙而为"蜂龙"之品，共奏祛风解毒，活血凉血之效。如此内阳得温，外卫得固，风祛寒散，瘙痒皆除。

（5）血瘀型

症状：皮疹暗红，面色灰暗，口唇色紫，皮疹易发于腰带、表带及受压部位。舌质紫或见瘀斑，脉细涩。

辨证：瘀血阻于经遂，营卫之气不宣。

治法：活血祛风，化瘀止痒。

处方：桃仁10g　　红花10g　　秦艽30g　　路路通15g
　　　　威灵仙15g　　乌梅15~20g　　干姜10g　　丹参15g
　　　　生地黄15g　　川芎10g　　赤芍10g　　苦参10g
　　　　黄芩15g　　当归10g　　甘草10g

加减：久病入络，加三棱、莪术；气机郁滞较重者，加川楝子、香附、青皮；风热者，加金银花、连翘；风寒者，加麻黄、桂枝。

分析：本型多见于压力性荨麻疹，为瘀血阻于经遂，营卫失和而发，用龙江中医皮肤流派经验方"顽荨汤"，活血养血，通络止痒。本方以"桃红四物汤"为化裁，桃仁、红花、川芎、赤芍活血化瘀，瘀去则营血运行流畅；当归、生地黄养血和血，又主以一味丹参，功同四物，活血养血，使瘀血去而又不伤血；秦艽、路路通、威灵仙以祛风湿、通经络、止痒；苦参、黄芩清热燥湿、祛风止痒，以达络通风祛痒止之用；乌梅寓敛于散，祛邪而不伤正；干姜温中散寒，甘草调和诸药。

（6）冲任不调型

症状：经期或胎产前后发病，经前2、3天皮疹发作，经净后减轻或消失，下次月经来临前又发作。舌质淡红，苔薄白或少苔，脉弦细或弦。

辨证：肝肾不足，冲任失调，肌肤失养，生风生燥，郁于肌肤。

治法：调摄冲任。

处方：当归15g　　　赤芍10g　　　川芎10g　　　生地黄15g
　　　川牛膝10g　　丹参10g　　　益母草10g　　仙茅10g
　　　淫羊藿10g　　女贞子10g　　墨旱莲10g　　荆芥10g
　　　防风10g　　　甘草6g

加减：伴有五心烦热者，加黄芩、熟地；伴心烦不寐者，加夜交藤、酸枣仁等。

分析：方用四物汤合二仙汤加减。熟地黄为滋阴补血之要药；当归甘温质润，补血养肝，和血调经；白芍养血敛阴，与地、归相协则滋阴养血之功益著；川芎上行头目，下行血海，活血行气；益母草、丹参活血调经；仙茅、淫羊藿补肾益精；防风、荆芥祛风止痒；女贞子、墨旱莲补养肝肾之阴；甘草解毒和中，调和诸药。全方共奏祛风止痒、调摄冲任之功。

（7）气血两虚型

症状：反复发作，迁延数月或数年，风团色白，或与肤色相同，常因劳累而发。患者平素体弱，面色苍白，心悸失眠，神疲乏力。舌质淡，苔薄白，脉濡细或细弱。

辨证：血虚生风。

治法：养血活血，祛风止痒。

处方：当归20g　　　川芎15g　　　熟地15g　　　白芍15g
　　　炙黄芪40g　　党参20g　　　炒白术15g　　炒蒺藜10g
　　　荆芥10g　　　防风10g　　　鸡血藤15g　　夜交藤15g
　　　炙甘草10g

加减：风盛者加僵蚕、乌梢蛇、全蝎；热盛者加蝉蜕、薄荷。

分析：本证属气血亏虚，外风乘虚而入，方选当归饮子加减。方中四物汤（当归、川芎、熟地、白芍）补血调血；炙黄芪、党参、炒白术益气健脾以生血，使气旺而血生；炒蒺藜、荆芥、防风祛风止痒；鸡血藤、夜交藤与当归、川芎相伍，补血而不滞血，行血而不伤血，契合"治风先治血，血行风自灭"之意；炙甘草益气和中，调和诸药。

（8）肝风内动型

症状：平素烦躁易怒，多在情志不畅后周身起风团，时起时消。喜寒喜热不显，可伴有失眠多梦，心烦喜呕，口干口苦，大便干，小便黄赤。舌质红，苔薄黄，脉弦。

辨证：肝气不调而致肝阳上扰，肝风内动，营卫失和。

治法：疏肝平肝，调和营卫。

处方：

柴胡 15g	黄芩 15g	人参 10g	桂枝 15g
茯苓 20g	半夏 15g	陈皮 20g	竹茹 20g
大黄 10g（后下）	龙骨 30g（先煎）	生姜 6 片	大枣 6 枚
牡蛎 30g（先煎）			

加减：伴有心烦不寐者，加百合、酸枣仁；伴腹痛泄泻者，加炒白术。

分析：此型荨麻疹多与情绪相关，临床可见于胆碱能型荨麻疹。在治疗上根据本病"内风"致病的病因病机，疏肝平肝以息内风，调和气血以固营卫，内外兼顾，内风外风均可避之。采用柴胡加龙骨牡蛎汤加减，本方为治疗邪犯少阳，枢机不利所致的病证，在病机上与情志因素所致肝失疏泄、肝气不调而导致的荨麻疹的发病机制不谋而合。方中柴胡、桂枝、黄芩和里解外，以治寒热往来、身重；龙骨、牡蛎重镇安神，以治烦躁惊狂；陈皮行脾胃之气；竹茹、半夏、生姜和胃降逆；大黄泻里热，和胃气；茯苓安心神，利小便；人参、大枣益气养营，扶正祛邪。共成和解清热，镇惊安神之功。

外治法：

（1）中药熏洗　将羌活 30g，白芷 30g，荆芥 30g，防风 30g，艾叶 30g，白鲜皮 30g，透骨草 40g，煎煮后，使用中药熏蒸治疗仪进行熏蒸，每次 30 分钟，日 1 次，7 日为一个疗程。

（2）中药外擦　炉甘石洗剂，日 2 次，适量外捈，用前摇匀。

3. 非药物疗法

（1）神阙穴拔罐法　患者取仰卧位，取神阙穴，局部常规消毒，拔火罐，留罐 10 分钟后拔下火罐，以皮肤潮红为度（若患者不能耐受，可稍微放出少量气体）。治疗 5 日，休息 2 日，7 日为一个疗程，连续治疗 4 个疗程。

（2）血罐疗法　选取不同穴位，常选用大椎穴，常规消毒后用 10ml 一次性注射器针头点刺放血，迅速用玻璃罐拔罐。一般以 10~15 分钟为宜，隔日 1 次或 1 周 2 次。

（3）针刺疗法　常选用足太阳膀胱经之风门、风市、肺俞，手足少阳与阳维之会之风池，足太阴脾经之血海，手阳明大肠合穴之曲池。留针 30 分钟，每隔 5~10 分钟捻针 1 次，每日或隔日治疗 1 次。风寒证加列缺；风热证加孔最、大杼；胃肠实热证去曲池，加梁丘、内庭；气血两虚加关元、气海、中极。

（4）自血疗法　抽取患者自身静脉血即刻注入其自体穴位。常规消毒，取双肺俞为主穴，风热型取双侧足三里、外关；风寒型取双侧足三里、曲池；血虚受风型取双侧血海、曲池。每个穴位注射 1ml，3 日 1 次，10 次为一个疗程。

（三）典型案例

杨某，女，43 岁，2009 年 10 月 09 日初诊。

病史：患者皮肤间断性白色风团 2 年余，自行应用多种抗过敏药物治疗，虽用时效果较好，但停药后数天均复发，痛苦难耐。自入秋以来，上述病情进一步加重。周身散发白色风团，且皮疹可自行消退，不留痕迹，瘙痒难忍，伴畏寒肢冷，手足不可触凉，口干口苦，月经不调且伴痛经，大便溏泄，舌质淡胖，苔薄腻，脉沉细小滑。

中医诊断：瘾疹。

西医诊断：寒冷性荨麻疹。

辨证：风寒外袭，客于肌表，营卫失和。

治法：疏风散寒，益卫固表，调和营卫。

处方：

黄芪 40g	党参 20g	当归 10g	桂枝 15g
通草 15g	路路通 15g	炙甘草 10g	白术 15g
防风 6g	麻黄 5g	熟地黄 20g	川芎 10g
鸡血藤 30g	白芍 15g	生姜 6 片	大枣 12 枚
细辛 6g（先煎）	制附子 15g（先煎）		

7 剂，水煎服，每日 1 剂，早晚饭后 30 分钟温服。

二诊：风团未发，瘙痒减轻，伴口干、口苦，二便正常。继服前方麻黄改为 10g，加茵陈 10g、黄芩 10g、白鲜皮 15g。14 剂，水煎服。

三诊：患者风团一直未发，偶有瘙痒，口干减轻，苔薄腻。继服前方加苍术 15g，徐长卿 30g。14 剂，水煎服。

案例点评：此患一派寒象，故以《伤寒论》"当归四逆汤"为主方，合《医方类聚》"玉屏风散"、《伤寒论》"麻黄附子细辛汤"及《仙授理伤续断秘方》"四物汤"治之,并辅以鸡血藤养血活血,以蕴"治风先治血",其效甚佳;生姜、大枣又合而为"桂枝汤"之义。诸药相合,内而养血和营,温经通脉,外可益卫充表,坚固腠理,如此使营卫调和,寒散络通,风祛疹消。二诊时患者风团未发,但口干口苦,故加大麻黄之用量至10g,同时佐以茵陈、黄芩以清热燥湿,白鲜皮祛风而止痒。三诊风团一直未发,以苍术、徐长卿固护脾胃,使气血生而有源,正气复而邪无可入。

(四)临证经验

1.注重寒邪致病

黑龙江地处北疆,发现"寒邪致病"居多。因北方气候寒冷,冬季漫长,邪从寒化,患者往往因季节交替,感寒而发病,龙江中医皮肤科流派在治疗荨麻疹上提醒"不患病之不去,而患邪之复来",在治疗时,散寒辅以温阳,寒去阳煦卫充,则邪气无以干,病无从复迁,十分重视寒邪的致病理论。风寒型,初起为风寒外袭,营卫不和所致,日久则为表虚卫外之气不固,风寒之邪更易袭所致,治宜祛风散寒,调和营卫。在选方用药方面,擅长用麻黄类方,如外来寒邪入里尚未结实,则用麻杏石甘汤、大青龙汤,解表清里;如兼有里湿,则用麻黄连翘赤小豆汤;如兼水饮,则用小青龙汤外散风寒,温中化饮;如兼里阳不足,则用麻黄附子细辛汤表里双解。

2.给邪以出路

龙江中医皮肤流派对于荨麻疹的治疗常采用汗法、下法,给邪以出路。临证在荨麻疹的问诊中,首先问"汗"以查皮肤腠理玄府的闭郁,其次必问"便",以查内里胃肠的积滞,肺与大肠相表里,肺主皮毛,所以皮毛腠理与肠胃在生理、病理上都有密切关系。腑气通则腠理开,腠理开则腑气降(提壶揭盖)。

(1)汗法 荨麻疹的病位在皮肤腠理,《素问·阴阳应象大论》:"其在皮者,汗而发之",汗法有透疹、发散的作用。对于本病的治疗,龙江中医皮肤流派善用汗法,开腠解郁,通过汗法辛散药物的作用,使肌表腠理彻底的持续通畅,方能尽逐外邪,以达开腠理,正气复,邪自去的目的。常用的发汗法有辛温发汗法,如麻黄汤、麻黄桂枝各半汤,药物以麻黄、荆芥、防风、羌活、紫苏梗、白芷、细辛为代表;辛凉解表法,如银翘散、升降散,药物以连翘、金银花、薄荷、浮萍、柴胡、葛根、升麻、菊花、牛蒡子为代表;除湿解表法,如麻黄加术汤、麻黄连翘赤小豆汤、麻杏薏甘汤,药物以苍术、羌活、独活、苍耳子为代表；扶阳发汗法，如麻黄附子细辛汤、麻黄附子甘草汤，药物以附子、细辛、桂枝为代表；养阴发汗法，如当归四逆汤、荆防四物汤，药物以当归、桂枝、细辛、白芍为代表。

（2）下法　龙江中医皮肤流派在治疗本病时多加入泻下作用的药物，以逐邪外出，通导大便，排除肠胃积滞，荡涤实热，攻逐水饮、寒积，使内结之邪从大便排出，大便通畅则气机通畅，使邪有去路。对于实（湿）热内结在肠胃、大便不通的顽固性荨麻疹，常应用脾约丸或麻子仁丸（麻子仁、芍药、大黄、枳实、川厚朴、杏仁）加草决明、郁李仁、当归等；阴亏肠燥型习惯性便秘的慢性荨麻疹，常用增液承气汤；寒实积滞凝结肠胃的寒冷性荨麻疹，应用大黄附子汤（大黄、细辛、附子）或温脾汤（大黄、附子、干姜、人参、甘草）以温药下其寒；脾胃不调，伴有传导不畅的慢性荨麻疹，注意消导，增入通便之品，如保和丸、莱菔子、槟榔、酒大黄等。

（五）零金碎玉

龙江中医皮肤科流派临床四诊合参，据症辨证，在治疗用药方面有一定的体会，现将其作如下介绍。

1. 擅用大黄

应用下法时，大黄最为常用，能攻能守，有毒能解，有热能清，有滞能消，有结能解，有阻能通，瘀浊能排，出血能止，常配合行气的枳壳、厚朴等。

2. 麻黄使用注意

麻黄发汗，服后半小时风团可能会增多，呈泛发型，且瘙痒难忍，嘱患者此为正常的药后反应，不必惊慌，这是邪气外驱之象，继服原方，直到外邪排尽病愈。

3. 汗法使用注意

临证中，首先要问清患者的汗出情况，若是无汗、少汗的风寒（卫郁），选用麻黄开腠散寒，若是有汗用桂枝解肌调和营卫，若是汗后畏寒的卫阳虚，用玉屏风散益卫固表，若是汗后起风团的风寒挟湿，除用麻黄外，还要加白术、苍术等祛湿药。经曰："阳加于阴谓之汗。"阳者，人体的正气，阳气足方能作汗；阴者，营血也，津液也，此为汗之来源。如体质虚弱而确需发汗者，宜配合益气扶阳、滋阴等药同用，或药后覆被、啜粥以助胃气，以益津液，以资汗源。若阳虚无力发汗，可加附子壮阳。

4. 下法使用注意

对于表邪未解、里实证已具时，宜先解表后攻里或表里双解，如防风通圣丸；年老体虚，气虚血弱，脾胃虚寒，大便稀溏，产后亏虚，热病后伤津等宜避之不用，如必用时需配合益气养血药物，攻补兼施。下法用药大多峻猛，易伤胃气，故临床应用宜得效即止，只宜暂投，不宜长久使用。

（六）专病专方

防风通圣丸出自《全国中药成药处方集》（北京方）即由《黄帝素问宣明论方》卷三"防风通圣散"改为丸剂，具有解表通里，清热解毒之功效。主治外寒内热，表里俱实，恶寒壮热，头痛咽干，小便短赤，大便秘结，瘰疬初起，风疹湿疮。由麻黄、荆芥穗、防风、薄荷、大黄、芒硝、滑石、栀子、石膏、黄芩、连翘、桔梗、当归、白芍、川芎、白术（炒）、甘草组成。其中麻黄辛散，善发汗解表、宣散肺气；荆芥穗、防风，善散风解表、胜湿止痒；薄荷辛凉芳香，善疏风解表、清利头目与咽喉。四药合用，既能使外邪从汗而解，又能散风止痒，故为君药。大黄苦寒泄降，善泻下攻积、泻火解毒；芒硝咸软寒清降泄，善泻热通便；滑石甘寒清利，善利水渗湿、清解暑热；栀子苦寒清降泄利，善清热泻火利湿。四药合用，既清热泻火，使里热从内而解，又通利二便，使里热从二便分消。石膏辛甘大寒，清泄透解，善清热泻火；黄芩苦寒清泄，善清热燥湿、泻火解毒；连翘苦寒清解，善清热解毒、疏散风热，兼散结利尿；桔梗辛散苦泄，善开宣肺气、利咽。四药合用，善清热泻火、解毒散结，兼助君药透散表邪。凡此八药，共为臣药。当归甘温补润，辛温行散，善补血活血；白芍酸甘微寒，善养血敛阴，兼能散血；川芎辛温行散，能活血行气、祛风止痛；炒白术甘温苦燥。善健脾燥湿。四药合用，既养血活血、健脾和中，又祛风除湿。与君臣药同用，则发汗而不伤正，清下而不伤里，从而达到疏风解表、泻热通便之效，故共为佐药。甘草甘平，伍桔梗能清热解毒利咽，并调和诸药，故为使药。全方配伍，汗下与清利共施，共奏解表通里、清热解毒之功。

（七）问诊路径

（1）询问过敏史。

（2）了解发病的诱因，询问近期饮食情况；生活环境，是否吸入或接触某些特殊物质；是否被蚊虫叮咬；是否汗出后遇风；是否有长期外界摩擦史、日光照射、冷、热等刺激；有无其他基础疾病；以及服用过的药物，与荨麻疹型药疹相鉴别。

（3）发作特点　风团起后多久消失，要与荨麻疹性血管炎相鉴别。其皮疹的轻重是否与遇寒、遇热、阴雨天、日晒、情绪刺激、运动、月经等因素有关，皮肤勒紧处或受压迫处是否更重。

（4）局部自觉症状　瘙痒轻重情况、皮肤热与不热。

（5）全身情况　问寒热、问汗出、问饮食、问睡眠、问二便、问女性月经情况，以及是否伴有呼吸困难、胸闷、腹痛、腹泻等症。

（柏青松）

第七节　结节性痒疹

结节性痒疹（Prutigo nodularis）是以疣状结节损害为特征，伴剧烈瘙痒的慢性炎症性皮肤病，精神紧张后及夜晚发作尤为明显。分布于四肢，以小腿为多。常见于成年女性。

本病首见于《诸病源候论·疥候》："马疥者，皮内隐嶙起，作根墌，搔之不知痛。"中医将其归属于"疥"的范畴，多称之为"马疥""砂疥"等。中医学认为，本病多因患者素体血热内蕴，外受风湿热邪侵袭或虫兽所伤后，邪毒聚结，日久气血凝滞而成瘀；或因患者素体营血亏虚，血虚生风化燥，肌肤失养而发为本病。

湿邪重浊黏滞，则皮损表面色泽灰褐，搔抓后渗污血；外受风湿之邪侵袭，或受虫毒所伤，则皮损瘙痒剧烈，难以忍耐；湿邪为重浊之邪，故多先发于下肢；湿邪结聚，经络阻滞，气血瘀阻，则皮损硬实，呈结节性增生；留瘀日久则皮损颜色紫暗。

（一）辨证思路

本病是一种反复难治的瘙痒类疾病，治疗时应首分虚实。实证多见于疾病的初期，血热蕴毒，郁积体表，兼有风邪引动，皮毛开阖失司，表现为皮损颜色鲜红，瘙痒剧烈，当攻毒散结，祛风逐瘀；虚证多见于病久者，气血失养，发为内风，表现为皮损增厚，黯淡无华，瘙痒时轻时重，肌肤粗糙，留有坚硬的结节，当养血息风、逐瘀散结。其次，应辨清寒热。北方寒冷，以寒湿证多见。发于寒证者，主要表现为皮损颜色淡红，遇寒加重，得温则缓，伴恶寒怕冷，肢体不温，口不渴等症；南方炎热，以湿热证较为多见。发于热证者，主要表现为皮损鲜红，伴有搔抓留下的血痂，自觉灼热，遇热加重，得凉则缓，口干口渴，咽喉肿痛，口苦心烦等症状。在临床上常需明辨寒热，但本病多有寒热错杂者，用药当随证加减。

（二）治疗方案

1. 内治

（1）湿热蕴结型

症状：皮损呈灰褐色粗糙结节，瘙痒剧烈，搔抓出血或表面结有血痂。舌淡红苔腻，脉弦数或弦滑。

辨证：风湿搏结，湿热内蕴。

治法：除湿止痒，清热解毒。

处方：全蝎 10g　　皂角 15g　　白鲜皮 30g　　威灵仙 20g
　　　皂角刺 30g　　苦参 15g　　蒺藜 30g　　炒槐花 30g
　　　黄柏 15g　　炒枳壳 15g

加减：湿盛者加地肤子、泽泻、厚朴；热盛者加生地黄、牡丹皮、赤芍；瘙痒重者加蝉蜕、徐长卿；老年皮肤干燥者加麦冬、石斛、鸡血藤、丹参；大便不成形可加苍术、怀山药。

分析：此型多见于疾病初期。湿热蕴结，则皮损灰褐粗糙，搔抓出血。方中全蝎可息内外表里之风；皂角涤荡湿滞，消风止痒解毒；皂刺祛风除湿，通络止痒；白鲜皮、苦参外除表浅风邪，内祛久蕴之湿而止痒；威灵仙、蒺藜祛风湿、通经络止痒，助全蝎祛除深在之风毒；脾胃气滞则蕴湿，湿蕴之久则生毒，顽湿聚毒客于皮肤则瘙痒无度，方中以炒枳壳、黄柏、炒槐花清胃肠之结热，清除湿热蕴积之根源，标本兼顾。

（2）血虚风燥型

症状：皮肤表面呈硬实结节性增生，经久不消，皮损色紫暗，瘙痒难忍。伴有脱屑。舌红少苔，脉细数。

辨证：营血亏虚，生风化燥。

治法：祛风养血，活血软坚。

处方：当归 30g　　生地黄 30g　　川芎 30g　　白芍 30g
　　　荆芥 30g　　防风 30g　　何首乌 15g　　蒺藜 30g
　　　黄芪 15g　　甘草 15g

加减：结节坚硬者加皂角刺、土贝母、三棱、莪术；苔藓化明显者加桃仁、红花；肝郁化火心烦失眠者加生龙骨、生牡蛎、灵磁石、夜交藤。

分析：此型多病程日久。患者营血亏虚，经络阻滞，则见皮损硬实，呈结节性增生；血虚生风，风盛则燥，见脱屑。四物汤养血活血；何首乌助四物汤养血通经；荆芥、防风引气血行于肌肤；黄芪补气固表，卫气充盛则能抵御风邪；蒺藜入肝经，内外风皆能散能息，兼以止痒。全方重在养血祛风，对于血虚风燥，日久成瘀者，尤为适宜。

2. 外治法

三黄散，适用于皮损坚硬、剧烈瘙痒者，适量外涂，每日 2 次；蜈黛软膏，适用于皮损处有渗出者，适量外涂，每日 2 次。

3. 非药物疗法

（1）火针疗法　用 1ml 注射器针头烧红后于局部皮疹顶部中央及基底部点刺 1~2 次，结节较大者可在此基础上在其上下左右各围刺 1 次，每周 1 次。

（2）艾灸疗法　将艾条悬于局部皮损之上，距皮肤约 3cm 进行悬灸，以患者感觉温热舒适为度，每处约治疗 5 分钟，每日 1 次。

（3）封包疗法　在皮损结节部位涂擦药物后，其上加盖不透气或半透气薄膜，再予以固定，封包时间根据损害情况、所用药物决定，从几小时到几天不等。

（三）典型案例

张某，男，35 岁，2018 年 10 月 16 日初诊。

病史：患者 3 月前双下肢出现红色粟米样丘疹，剧烈瘙痒，搔抓后丘疹顶部出现抓痕、溃疡及血痂。有湿疹病史 10 余年。平素畏热，肢体困重，口淡微苦，舌淡红苔黄腻，脉濡数。

中医诊断：马疥。

西医诊断：结节性痒疹。

辨证：风湿搏结，湿热内蕴。

治法：除湿止痒，清热解毒。

处方：全蝎 10g　　　皂角 15g　　　白鲜皮 30g　　　威灵仙 20g
　　　皂角刺 30g　　苦参 15g　　　薏苡仁 30g　　　川牛膝 15g
　　　黄柏 15g　　　通草 10g　　　蒺藜 30g　　　　苍术 15g
　　　车前子 15g（包煎）

14 剂，水煎服，每日 1 剂，早晚饭后 30 分钟温服。

外用蜈黛软膏，每日 2 次。

二诊：上方服药 14 剂后，部分结节变平、变小，瘙痒减轻，渗液减轻，便 3~4 日一行，便后肛门灼热，黏马桶。证仍属湿热壅滞，中药加强清热除湿之力。上方加炒槐花 30g，黄柏 15g，大黄 10g（后下），炒枳壳 15g，同时外用蜈黛软膏。

三诊：上方服 14 剂后，双下肢结节大部分变平，略痒，口苦，已无渗出，余症状减轻。继服上方，蜈黛软膏停用。调治 2 周后，结节消退，皮疹变平，略有色素沉着，无瘙痒，临床治愈。

案例点评：患者有湿疹病史 10 余年，出现红色丘疹后迅速变为结节，搔抓后出现抓痕、溃疡及血痂，此为患者素体蕴湿，湿性黏滞，郁久化热，湿热壅滞而成，法当祛风除湿，解毒止痒。故方中全蝎、皂角、皂刺息风解毒止痒；苦参、白鲜皮清热燥湿止痒；威灵仙、蒺藜助全蝎祛除风湿之毒；通草、车前子加强方中除湿之力；苍术、黄柏、薏苡仁、川牛膝，此四妙共奏清热燥湿之功，且川牛膝可引药下行，使药力直达病所。一诊治疗后，湿邪渐去，但便 3~4 日一行，便后肛门灼热，粘马桶，表明患者湿邪渐去，余热未清，故二诊中加入炒槐花、黄柏、大黄、炒枳壳清胃肠之结热，清除湿热蕴积之根源。三诊患者皮损已无渗出，故停用蜈黛软膏。

（四）临证经验

1. 内外兼顾，标本兼治

龙江中医皮肤科流派医家王玉玺教授认为北疆地区，气候严寒，冬季漫长，故对寒证尤为重视。对于结节性痒疹，外邪考虑"风""寒""湿""毒"，内则从脾阳虚损，寒湿内生，标本兼治为主要治疗方法。常以自拟经验方"升阳除湿防风汤"和张锡君先生的"乌蛇蝉衣汤"加减进行临床应用。

2. 重视"湿""痰""瘀"

结节性痒疹以疣状结节损害为特征性皮损，其主要病机为湿邪困遏，聚而成痰，痰邪导致气血运行受阻，进而气机不畅，痰瘀互结，经络阻滞而出现硬实皮损。因此治疗结节性痒疹时，应以健脾除湿，消痰散结，活血化瘀为治疗大法，根据症状表现不同随证加减。

3. 预防调护

饮食应注意食物的寒热属性与方药的功效不能相反，寒证明显者忌生冷，湿热互结型忌辛热油腻；做好防寒保暖，防止外邪诱发；避免接触过敏物质，避免搔抓、摩擦或热水烫洗等方法止痒；平素调畅情志，避免过劳和情志刺激。

（五）零金碎玉

1. 从"痰"论治

湿邪困遏，聚而成痰，痰邪导致气血运行受阻，此时治疗应以顺气化痰为主，常用药物为半夏、陈皮。半夏、陈皮伍用，出自《太平惠民和剂局方》二陈汤。二陈汤为治疗一切痰证的基础方，半夏燥湿化痰，配伍陈皮共奏理气化痰之功，体现了"气顺则一身之津液随三焦气道而顺"之理。在治疗结节性痒疹时，重视"痰"对本病的影响，从痰论治，二药相伍可使气顺痰化，皮损自愈。

2. 从"瘀"论治

瘀邪凝聚日久导致气血运行受阻，进而气机不畅，痰瘀互结，此时应以化痰散结为主要治疗方法，常用药物为乳香、没药、三棱、莪术。乳香辛温香润，能于血中行气，舒筋活络，消肿止痛；没药苦泄力强，功擅活血散瘀，消肿止痛；三棱长于破血中之气，以破血通经；莪术善破气中之血，以破气消积。此四味皆可活血化瘀，行气止痛，对血瘀日久的结节性痒疹患者疗效颇佳。

（六）专病专方

全蝎方：药物组成为全蝎、皂角、白鲜皮、威灵仙、皂角刺、苦参、蒺藜、炒槐花、黄柏、炒枳壳。方中全蝎可息内外表里之风；皂角、皂角、白鲜皮、苦参祛风除湿止痒；威灵仙、蒺藜祛风湿，通经络；脾胃气滞则蕴湿，湿蕴之久则生毒，顽湿聚毒客于皮肤则瘙痒无度，方中以炒枳壳、黄柏、炒槐花清胃肠之结热，清除湿热蕴积之根源，标本兼顾。诸药合用，共奏除湿止痒，清热解毒之功。

（七）问诊路径

（1）询问可能的发病诱因，是否曾被蚊虫叮咬或过度搔抓摩擦，发病前是否存在情绪波动，是否存在遗传因素等。

（2）询问疾病首先发生的部位及发病时间，疾病如何进展，是否已就医或用药。

（3）局部自觉症状　瘙痒轻重情况，疼痛轻重情况。

（4）全身情况　是否畏寒或畏热，有汗或无汗，是否口干口苦，饮食睡眠情况，二便情况，女性胎产月经情况。

（林丽）

第八节　多形红斑

多形红斑（Erythcma multiform）为急性炎症性皮肤病，有自限性。皮疹表现为红斑、丘疹、风团、水疱等，特征性皮损为靶形损害即虹膜状皮疹。本病伴有不同程度黏膜损害，少数有内脏损害。发病前可有一定的前驱症状，部分患者发病前有单纯疱疹病毒感染史。临床分为红斑丘疹型、水疱型、重症型。本病春秋季好发，多见于儿童和青年女性。

中医病名"猫眼疮"，古时又称之为"雁疮""寒疮"。《诸病源候论·疮病诸候》曰："雁疮者，其状生于体上，如湿癣、病疡，多著四肢，乃遍身，其疮大而热，疼痛。得此疮者，常在春秋二月、八月，雁来时则发，雁去时则瘥，故以为名。亦云雁过，荆汉之域多有此病。"《医宗金鉴·外科心法要诀》阐述了本病临床特点及病因病机，曰："猫眼疮名取象形，痛痒不常无血脓，光芒闪烁如猫眼，脾经湿热外寒凝。"

中医认为，红斑形成多由"热""瘀""虚"所致。"热"邪皆由阳热所致，包括温、热、火、暑四种邪气，病后均表现为一派热象，温为热之渐，火为热之极，均易生风动血，呈现红斑。"瘀"可由寒、热、郁、虚引起，如寒主收引可致气血凝闭不通成瘀；热入营血，灼伤阴液，血黏滞不行成瘀；邪热灼伤脉络，迫血妄行成瘀；情志内伤，肝气郁结，或饮食起居失宜，气血运行紊乱，而气滞血瘀；过劳伤精耗气败血，气为血帅，气虚则血行无力成瘀。"虚"多为阳虚表现，主要原因有先天禀赋不足，为阳虚体质，或医者过用寒凉药物，伐阳过度所致。该病发病初期，有时皮损不甚典型，临床需相鉴别。

（一）辨证思路

龙江中医皮肤流派医家认为，本病最重要的是辨明阴阳寒热。黑龙江地属北方高寒地带，因寒致病者多见，但因个体差异及致病因素不同，因热致病亦可见。

因寒致病，多以风寒、寒湿之邪为主。寒为阴邪，易伤阳气，或患者素体阳虚，阴寒内盛，则血脉凝滞，瘀阻发斑，治以温经散寒，活血通络为法。因热致病，多以风热、湿热、火热外感为主，如患者素体脾运不健，又因恣食肥甘辛辣炙膊，积湿生热，泛溢肌肤而发；或本为湿热之体，复受风邪所扰，内外邪气淫郁肌肤而发。此类患者起病急，皮损色鲜红，或伴有水疱，治以疏风清热、解毒利湿为法。

（二）治疗方案

1.风寒阻络型

症状：每遇寒冷潮湿气候发病或加重，气候回暖时症状减轻或消失，皮损色暗红或青紫，皮肤温度偏低，发于肢体末端时形如冻疮。伴有畏寒、肢冷、腹痛便溏。舌淡红，苔薄白，脉沉紧。

辨证：卫不外固寒凝湿阻，经脉不通络道阻滞。

治法：温经散寒，活血通络。

处方：黄芪 20g　　桂枝 15g　　当归 15g　　白芍 15g

通草 15g　　吴茱萸 10g　　炙甘草 10g　　鸡血藤 30g

细辛 5g（先煎）

加减：斑疹色泽紫暗者加丹参、红花；伴关节疼痛者加独活、威灵仙、桑枝。

分析：此型相当于红斑丘疹型（轻症型）。营卫和则气血生，气盛以外固，可防风寒侵袭，血旺则内守，可备脉道充盈。黄芪甘温益气，补在表之卫气；桂枝散风寒而温经通脉，二者相合振奋卫阳固表而不致留邪；当归、白芍、鸡血藤能养血活血，祛瘀通络；桂枝、细辛、吴茱萸温肾助阳逐寒，且白芍与桂枝合用，调营卫而和表里；通草、细辛能疏通血脉；炙甘草能益气健脾，调和诸药。本方在重视温经散寒，活血通脉的同时，更为注重调和营卫，固表守内。内外兼顾，散寒驱风，疗效显著。

2. 寒湿凝滞型

症状：四肢出现淡红色斑疹，中央水疱，渗出较多，皮损边缘隆起呈水肿带，自觉瘙痒明显。伴畏寒肢冷，脘腹胀满，饮食欠佳，便溏溲清。舌质淡红，苔腻，脉滑。

辨证：中阳不足虚寒内生，寒湿搏结发为红斑。

治法：健脾利湿，散寒祛风。

处方：防风 10g　　苍术 15g　　炒白术 15g　　茯苓 15g

青皮 15g　　乌药 15g　　小茴香 10g　　吴茱萸 10g

当归 12g　　白芍 15g　　川芎 10g　　半夏 15g

黄柏 15g　　生薏苡仁 15g　　升麻 6g　　川牛膝 15g

加减：皮疹色素沉着，内有瘀血凝滞脉络阻塞者，加丹参、丝瓜络等。伴素体阳虚多汗者，加黄芪、桂枝、附子等。

分析：此型相当于水疱型。方中以炒白术、苍术、茯苓健脾利湿，以培病本；青皮、乌药、茴香、吴茱萸温中散寒，助阳化湿；当归、白芍、川芎养血活血，治风先治血，血行风自灭；防风利用其风性燥湿，祛风止痒；同时苍术、黄柏、牛膝、薏苡仁合而为"四妙"，其性循下；升麻、防风升阳卫表，性而趋上，以此上下相伍，升降相承，使药达四末，疹消体调。全方重在健脾除湿，脾复则气血生、阳气长、湿邪除、卫外固、诸症消。

3. 湿热蕴结型

症状：红斑水肿，色泽鲜红，或兼水疱，或伴口腔糜烂、外阴湿烂，自感痒痛。伴发热、咽痛、关节酸楚、乏力、纳呆呕恶、便秘或黏滞不爽，溲赤。舌红，苔薄黄或黄腻，脉滑或数。

辨证：湿热相搏蕴阻肌肤，经络闭塞阻滞不通。

治法：清热利湿，止痛止痒。

处方：茵陈 20g　　猪苓 15g　　泽泻 12g　　苦参 15g

黄芩 15g　　苍术 15g　　白术 15g　　葛根 20g

防风 10g　　羌活 10g　　当归 12g　　知母 10g

升麻 12g　　甘草 6g　　车前子 10g（包煎）

加减：水疱密集者加土茯苓、炒薏苡仁、泽泻等；湿热伤阴而生内热者加秦艽、地骨皮；痒重者加白鲜皮、地肤子。

分析：此型相当于水疱型。夏季多发。茵陈、车前子清热利湿；猪苓、泽泻淡渗利湿；苦参、黄芩清热燥湿；白术、苍术健脾燥湿，诸药合用祛湿除热之效显著。羌活祛风胜湿；葛根、防风祛风解表；升麻能升发脾胃清阳，以助化湿，多用风药取其"风能胜湿"之意。佐以当归养血，知母清热养阴，防止本方过于苦燥，耗伤阴血；甘草调和诸药。

4.火毒炽盛型

症状：起病急骤，先有恶寒高热，头痛乏力，咽喉疼痛，胸痛咳嗽，甚至呕吐腹泻，关节疼痛等症状，后全身泛发红斑、大疱、糜烂、瘀斑，口腔、二阴破溃糜烂。大便秘结，小便黄赤。舌红，苔黄，脉滑数。

辨证：湿热内蕴复感毒邪，内外相合燔灼营血。

治法：清热凉血，解毒利湿。

处方：生地黄 20g　　牡丹皮 10g　　赤芍 20g　　知母 10g

金银花 30g　　连翘 15g　　黄芩 15g　　大青叶 20g

板蓝根 20g　　白茅根 20g　　土茯苓 30g　　甘草 10g

水牛角 20g（先煎）　　　　生石膏 30g（先煎）

加减：恶心呕吐者加姜半夏、陈皮、竹茹；大便秘结者加生大黄；口干、舌红、少苔，阴液亏损者加玄参、沙参、麦冬；水肿糜烂严重者加薏苡仁、苍术、黄柏、车前子；疼痛明显者加漏芦、路路通、徐长卿等。本病以红斑、大疱、糜烂为主，可配合外治法，治以三黄洗剂湿敷患处，每日 3~4 次，并外涂湿润烧伤膏。

分析：此型相当于重症型。以清瘟败毒饮加减，清热解毒，凉血泻火，治湿热疫毒及一切火热之证。方中生石膏合知母以清阳明之热；黄芩泻实火；水牛角、牡丹皮、生地黄、赤芍专于凉血解毒化瘀；连翘、金银花、大青叶、板蓝根清热解毒透邪；白茅根凉血清热；土茯苓利湿解毒；甘草调药和中。诸药合用，既清气分之火，又凉血分之热，是治疗气血两燔的主要方剂。

（三）典型案例

孙某，女，27 岁，2018 年 12 月 1 日初诊。

病史：患者手足出现红斑 1 周，双手背、足背可见类圆形暗红色斑丘疹多片、如钱币大小，伴有瘙痒、疼痛，畏寒，手足凉，痛经，月经量少，二便正常，舌质淡红苔薄白，脉沉细。

中医诊断：猫眼疮。

西医诊断：多形性红斑。

辨证：风寒阻络证。

治法：温经散寒，活血通络。

处方：当归 15g　　桂枝 15g　　白芍 15g　　通草 15g

　　　吴茱萸 10g　　鸡血藤 30g　　炙甘草 10g　　路路通 15g

　　　徐长卿 30g　　细辛 5g（先煎）

7 剂，水煎服，日 1 剂，早晚饭后 30 分钟温服。

二诊：服药后原疹减退，手指又有新疹，仍畏寒。上方加黄芪 30g，制附子 10g（先煎），陈皮 15g，7 剂，服法同前。

三诊：服药后新疹未发，原疹消退，余正常。再服 7 剂巩固。

案例点评：患者因素体阳虚，卫阳不足，腠理疏松，风寒湿之邪乘虚而入，侵袭肌表，致营卫不和，血行瘀结，发为此病。方中当归补养营血之虚，温行血脉之滞；桂枝温经通脉，以祛经络中客留之寒邪，畅通血行；白芍养血和营，与桂枝相伍调和营卫，与当归相合补益营血；细辛祛风散寒止痛，外温经脉，内温脏腑，通达表里，以散寒邪，又可助桂枝温经散寒；吴茱萸温中散寒，祛风除湿；徐长卿祛风活血止痛；鸡血藤、路路通活血通络止痛；通草疏肝通脉；甘草调和诸药。本案应用《伤寒论》当归四逆加吴茱萸生姜汤加减治疗，意在温卫阳、祛寒湿、化瘀滞。二诊寒邪仍在，加黄芪补气固卫，配桂枝益气温阳、和血通络；加附子温肾助阳，散寒止痛；陈皮行气止痛。诸药合用益气扶正并加大温经散寒、活血通络之力，故疗效显著。三诊患者病情好转，再服 7 剂，巩固治疗。

（四）临证经验

本病治疗上，应首先去除可疑病因，如去除可疑致敏原、可疑药物，控制感染，同时结合患者病情对症治疗，以减轻症状，缩短病程。

1. 寒性多形红斑治疗

外寒与内寒虽有区别，但又相互联系相互影响，阳虚之人，易感外寒，而外寒侵入机体日久，常伤及人体阳气引发内寒，寒主收引，使血脉瘀滞，发为红斑。北方高寒地区，因风、寒之邪致病者不占少数，龙江中医皮肤流派医家以当归四逆加吴茱萸生姜汤加减，温经散寒，活血通络，疗效显著。其中当归、白芍润养阴血；吴茱萸、生姜通阳散寒；桂枝、细辛、通草温行通脉，全方辛温散寒，使血行脉通，寒瘀得散，红斑得消。

2. 热性多形红斑治疗

轻则以风湿热结为主。治以当归拈痛汤加减，主治湿热相搏，外受风邪证。本方发散风湿与利湿清热相配，表里同治，苦燥渗利，佐以补气养血，邪正兼顾。现代应用中，本方不仅局限于的治疗痹证，凡是风、湿、热三邪相搏者，均可应用本方清热消斑，解毒利湿，止痛止痒。

重则热毒炽盛，入营入血。用药应直达血分，凉血解毒，治以清瘟败毒饮加减。此型斑疹由诸经之火助之，病情严重，清瘟败毒饮清热凉血解毒，专泻十二经之火。

3. 关于自限性疾病

多形性红斑具有自限性。这种疾病的发病多与过敏反应或感染因素有关，如出现食物过敏而形成或者是由于上呼吸道感染而形成，这种多形红斑在除去致病因素后，一般都有自愈可能，但部分因禀赋不足，或诱发病因没有完全去除，或处于超敏反应时期，而致病情反复不愈者，应给予药物治疗。

4. 黏膜损害的治疗

本病以内治为主，但皮损症状严重患者可配合外用药，以减轻不适。皮损处可用清洁、保护、止痒、温和、消炎剂，如炉甘石洗剂、湿润烧伤膏、糖皮质激素软膏等。口腔黏膜病变者，应用甘草煎汤含漱，可清洁口腔并促进黏膜生长。肛门、尿道口及外生殖器部位若发生感染，应及时应用抗生素辅助治疗。

5. 中西医结合治疗

重症型患者病情发展迅速，治疗不及时恐危及生命，此时在口服汤药基础上适当应用西医西药治疗，可起到更好疗效。如：口服抗组胺药、多种维生素，同时补充水分和营养，保持水、电解质的平衡。

重症病例早期、短程、系统应用糖皮质激素可及时控制病情发展，减轻症状和缩短病程。应用糖皮质激素疗效不佳或有糖皮质激素禁忌证的患者，可静脉注射免疫球蛋白治疗。

（五）零金碎玉

龙江中医皮肤科流派医家，四诊合参，辨证选方，随症加减，每用良效，现总结用药配伍特点如下。

1. 黄芪、附子

（1）单味功用　黄芪，味甘，微温，入肺、脾、肝、肾经，补气固表、托毒排脓生肌、利尿。附子，味辛，大热，入心、肾、脾经，回阳救逆、补火助阳、散寒止痛。

（2）伍用经验　黄芪甘温益气，补在表之卫气，单用可用于表虚不固，外寒侵袭而发病者。若伴阳虚，则更易感受寒冷气邪气，外邪入里易化寒，而使经脉凝滞，不通则痛，此时加附子温补元阳，专治阳虚卫弱，肢节冷痛者，合黄芪益气固表，温阳通脉，使寒邪得散，斑消痛止。二药配伍也多用于各种虚寒性皮肤病。

2. 桂枝、细辛

（1）单味功用　桂枝，味甘，辛温，入膀胱、心、肺经，发汗解肌，温通经脉，助阳化气，平冲降逆。细辛，味辛，温，入心、肺、肾经，祛风散寒，通窍之痛，温肺化饮。

（2）伍用经验　细辛味辛，行气通脉，温经散寒，多用于寒冷性多形红斑。桂枝可应用于寒凝血瘀类疾病，《药品化义》曰："能领药至痛处，以除肢节间痰凝血滞。"二药相伍可增强温散寒邪之功，行滞消斑，常用于红斑性肢痛。

3. 当归、鸡血藤

（1）单味功用　当归味甘，辛温，入肝、心、脾经，补血活血、调经止痛、润肠通便。鸡血藤味苦、甘，性温，入肝、肾经，活血补血、调经止痛、舒筋活络。

（2）伍用经验　鸡血藤补血基础上活血，当归养血基础上行血，二药均可有效针对多形红斑患者"虚""瘀"病机，合用更加大祛瘀生新力度，补而不滞，止痒止痛，行血消斑，多用于血虚血瘀所致皮肤病。

4. 土茯苓、车前子、泽泻

（1）单味功用　土茯苓，味甘、淡，性平，归肝、胃经，解毒除湿，通利关节。车前子味甘，性寒，利水通淋，渗湿止泻，清肝明目，清肺化痰。泽泻，味甘，性寒，利水渗湿，泄热。

（2）伍用经验　《本草正义》曰："土茯苓，利湿去热，能入络，搜剔湿热之蕴毒。"因其为解毒除湿之要药，可用于本病伴有明显水疱、糜烂之时。车前子，利尿通淋，导水湿下行，给邪以出路。泽泻又清下焦之热，更有利于湿热病机。三药相伍可用于一切伴有水疱、汗疱、大疱类皮肤疾病。

5. "祛风湿药"的应用

本病发于双手的部分者，常累及指节处关节疼痛，此时利用祛风湿类药物可有效缓解疼痛。如：桑枝，祛湿通络止痛，且桑枝性平，可广泛应用于不同因素致病患者，若严重可加威灵仙、独活，祛风散寒止痛，若配秦艽等可清湿热，用于偏于湿热阻滞而致的关节疼痛。

（六）专病专方

阳和汤出自《外科证治全集》，属温里剂范畴，具有温阳补血、散寒通滞之功效。由熟地黄、肉桂、白芥子、姜炭、生甘草、麻黄、鹿角胶组成。方中熟地黄，滋阴养血，填精益髓；鹿角胶，补肾助阳，益精养血。两者合用，温阳养血，共为君。麻黄、白芥子、肉桂、姜炭共为臣，其中麻黄配白芥子，温阳散寒，宣通气血，配肉桂，辛温解表，疏风散寒，以祛外邪；姜炭破阴和阳，助君药温通经脉，甘草为使，解毒而调和诸药。因风寒湿邪侵袭，或伴素体阳气不足而致血脉阻滞，波及肌肤，发为多形红斑者，可用本方。全方补血温阳，化痰通络，使阳复血充，寒祛风除，斑疹得散。

（七）问诊路径

（1）流行病学　发病前期是否有发热或呼吸系统症状。

（2）皮损情况　询问发病部位，患病时间，近日是否加重（或减轻）、是否遇寒（热）热加重、发病是否具有季节性、是否伴有黏膜损害。若冬季发于四肢末端，皮损无靶形、无黏膜损害，应与冻疮鉴别。

（3）用药史　若患者起病急，发病前有明确用药史，则应与多形红斑型药疹鉴别。

（4）询问局部自觉症状　皮损有无瘙痒感、疼痛感。

（5）全身情况　是否有前驱症状，如：发热恶寒、周身乏力等。询问患者寒热喜恶、汗出情况，睡眠情况，饮食情况，口干与否，口苦与否，二便情况等。

（朱雅楠）

第九节 银屑病

银屑病（Psoriasis）是一种由多基因遗传决定的、多因素刺激诱导的以 T 细胞免疫异常为主的慢性复发性皮肤病。患者可有家族史，环境、外伤、感染及药物等因素均可诱发或加重本病。银屑病的发病率在世界各地差异很大，与种族、地理位置、环境等因素有关。与欧美等国家 1%~3% 的发病率相比，我国银屑病的发病率较低，然而由于人口基数较大，我国银屑病患者绝对数较多，达数百万，北方多于南方。

银屑病在西医学里属于红斑鳞屑性皮肤病范畴，典型临床表现为鳞屑性红斑或斑块，上有银白色鳞屑，刮去鳞屑可见薄膜现象和出血现象，自觉瘙痒，可局限或泛发全身。急性期点滴型银屑病可表现为红色丘疹，上有少量皮屑，伴有上呼吸道感染或咽部症状；头发可成束状；指甲可出现顶针样变化。临床常分寻常型、关节型、脓疱型、红皮病型四型。20%~30% 患者伴关节损害，重者可以致残；泛发型脓疱型银屑病和红皮病型银屑病严重者可以致死。银屑病严重影响患者的生活质量，目前的治疗措施虽然有效，但不能达到长期的缓解。银屑病病程呈慢性，易复发，多数患者冬季复发或加重，夏季缓解。

银屑病属于中医癣症范畴，中医名叫"白疕"，又名"白疕""疕风""蛇风""松皮癣"等称谓。多数医家认为其发病病机较复杂，综合来说，在禀赋背景下，外有风、湿、热、寒、毒、瘀，内有血热、血瘀、血虚、血燥，并与脾、肺等脏腑关系密切。

（一）辨证思路

《中医外科学》教材及诸多医家主要从"血分"来治疗银屑病。血热论、血燥论以著名中医外科医家朱仁康、赵炳南、张志礼为代表；血瘀论以著名中医外科医家秦万章、庄国康、丁履坤为代表；玄府理论、体质理论亦不乏研究报道。疾病在发病过程中的传变具有整体性，故在辨病基础上的辨病机传变更有利于把握整个疾病的演变过程，也更符合临床。

1. 注重传变

寻常型银屑病临床分三期：急性期、静止期、消退期，这三期是一个疾病连续的发展阶段。在诸多已知的银屑病发病病因中，上呼吸道感染、咽部链球菌感染是银屑病的最主要发病和加重诱因。一些学者针对银屑病与咽部链球菌关系的研究表明，链球菌感染在易感基因前提下引起一些人发生银屑病，切除扁桃体治疗点滴型青少年银屑病治愈率近期达 90% 以上。

从银屑病的整体中医发病上来说，急性期外来风温之邪侵袭，常伴有发热、咽痛，查体多见扁桃体肿大，此时中医整体表现为卫气分证，如果此时被治愈，病邪不继续传变，则不会在皮肤上发生银屑病表现。反之，如果发生了传变，则温邪伤血动血不伏留，其进一步发展，动血发斑则发点滴状银屑病，属中医"温毒发斑"范畴，其整个过程符合温病卫气营血传变。故急性进行期银屑病应控制其传变点，也就是咽部，未传变之前在卫气分，以防为主，一旦病邪完成了传变，则进入静止期，在营血分，此时可以治疗其传变，也可视咽部的情况而气血同时治疗。

静止期银屑病多由急性期迁延而来，亦可反复发作，形成慢性。静止期其主要临床表现为红斑、鳞屑，伴有瘙痒。温邪的致病特点是易动血、不伏留，导致红斑的发生；而鳞屑、瘙痒符合"风"邪的致病特点。故考虑"伏风伤血、温邪发斑"为静止期基本病机。在银屑病的消退期，因风邪易伤血，温邪伤血耗血，故后期以养阴血透热邪为主。

2. 北方银屑病的特点及辨治思路

北方地区地理位置位于大兴安岭以东，青藏高原以东，内蒙古高原以南，秦岭 - 淮河以北，东临渤海和黄海，北方属温带季风气候，春季多沙尘暴、夏季高温多雨，冬季寒冷干燥。龙江全年平均温度较低，冬季比较长，寒冷偏燥，冷冻期长达 5 个月，因地域特点，在饮食结构上，以高热量的肉食、咸类食物居多，故与南方人相比，北方人身材高大，肌肉较发达，腠理致密。

"寒、热""湿、燥"是中医学中两对具有阴阳属性的邪气，寒热反映了温度的变化，湿燥反映了湿度的变化，这两对邪气的共同作用导致了皮肤疾病的发生。随着晚秋到初冬，气温逐渐下降，空气逐渐变干燥，皮肤功能活动也减弱，皮肤的汗腺和皮脂的功能较夏天弱，皮肤失去润泽而变干燥、粗糙。冬季对皮肤的影响主要是寒冷和干燥。冬季气温比较低，阳气闭藏，皮脂腺汗腺分泌功能更弱，皮肤失去皮脂膜的滋润，易于干燥、脱屑，严重者会形成皲裂。气温低导致血管收缩，血液流速也变得缓慢，阳气被郁滞，整个皮肤的新陈代谢气化功能变得缓慢，用西医学来解释，即角质形成细胞的更替减慢，则易发生银屑病。银屑病具有夏轻冬重的特点，有学者采用广汗法治疗银屑病，就是恢复人体表面郁滞的阳气，加速气化过程。

由于地域季节的特点，北方银屑病大多冬重夏轻，以斑块为主，鳞屑色白较厚，红斑颜色不鲜，瘙痒不甚，伴有周身畏冷，少汗，关节酸楚或疼痛，苔薄白，脉沉或沉细。

故北方银屑病在"卫气营血"传变、"温毒发斑""伏风伤血"基本病机的基础上，根据北方人的生理特点（身材高大、腠理致密），更注重恢复皮肤表面的阳气，加速气化过程，以助于疾病速愈。在临证中，龙江中医皮肤科流派常用炙麻黄、附子、细辛、苍术等芳香辛散助阳之药，并创立了"祛风败毒汤""乌头通痹汤"两个治疗寒证银屑病的特色方剂。

（二）治疗方案

1. 内治

（1）血热型（寻常型银屑病进行期）

症状：皮损以丘疹为主，上有少量鳞屑，自觉瘙痒，不断有新发皮疹。伴有咽痛或扁桃体肿大，大便干结，小便黄赤，舌质红，苔薄黄，脉数。

病机分析：温热之邪入血分，动血发斑，兼卫分风热之邪。

治法：清热凉血，解毒化斑。

处方：生地 15g　　　赤芍 15g　　　牡丹皮 15g　　知母 10g
　　　黄芩 10g　　　大青叶 15g　　板蓝根 30g　　甘草 10g
　　　水牛角 50g（先煎）　　　　　石膏 60g（先煎）

加减：咽喉肿痛者加玄参、山豆根以利咽止痛；大便秘结者加生大黄（后下）、厚朴、生枳实以通腑泻热；有风热症状者，加金银花、连翘、荆芥以疏散风热。

分析：基本病机为热入血分，动血发斑。如果未发生皮肤传变，局限于咽部，可以治未病，以防为主，方以银翘散加减；如发生传遍，既有咽部症状，又有皮肤表现，同时治疗，以犀角地黄汤为主方，加玄参、板蓝根、桔梗、生甘草，凉血利咽；如传变已经完成，没有咽部症状，只治其传变，以治皮肤为主，犀角地黄汤加减。

（2）血瘀型（寻常型银屑病静止期）

症状：病情稳定，无新发皮疹，皮损以典型的红斑为主，上可见银白色鳞屑，刮去鳞屑，可见薄膜现象和出血现象。伴有瘙痒，部分皮肤肥厚呈斑块状，或有苔藓样变。舌质淡，苔薄或薄白，脉滑。

病机分析：温热之邪入血分，动血发斑，风邪伏留伤血分，病久兼有瘀滞。

治法：清热凉血，疏风解毒，兼以活血。

处方：生地 15g　　　赤芍 15g　　　牡丹皮 15g　　莪术 15g
　　　大青叶 15g　　板蓝根 30g　　生槐花 25g　　苍术 15g

土茯苓 40g　　　水牛角 50g（先煎）

加减：皮损面积大呈斑块状可加三棱、鬼箭羽破血散结，或酌加全蝎、蜈蚣、乌梢蛇攻毒散结，搜风通络。

分析：银屑病皮损稳定，热邪入血分动血发斑，鳞屑、瘙痒为风胜，风邪伏留伤血分，符合"伏风伤血""温邪发斑"的病机。故治以透散血分热毒，治其伏风，以犀角地黄汤加减，可加土槐饮。

（3）血虚型（寻常型银屑病消退期）

症状：病情稳定，皮疹不扩大，皮疹颜色变淡，皮疹变薄，边界回缩。伴有瘙痒，面色㿠白。舌质淡，苔薄或薄白，脉滑或濡细。

病机分析：温热之邪伤血耗血，风邪性燥耗血，血虚肤失濡养。

治法：养血祛风，润燥止痒，清解余热。

处方：生地 15g　　　赤芍 15g　　　牡丹皮 15g　　　生槐花 15g
　　　麦冬 15g　　　玄参 15g　　　土茯苓 40g　　　金银花 15g
　　　甘草 10g

加减：血虚明显者，可补入四物汤、夜交藤养血安神；心烦、口干咽燥者可加乌梅、山茱萸养阴生津；疾病后期，皮损稳定，可酌加全蝎、蜈蚣攻毒搜风解毒，加快疾病的痊愈。

分析：病久，温热之邪耗血动血，风邪性燥伤血分，故方剂以清营汤为主，清血分遗留热毒，并酌加乌梅、山茱萸、当归、熟地养血养阴扶正。

（4）湿热型（脓疱型银屑病或掌跖脓疱病）

症状：多发于腋窝、腹股沟等皱襞部位，可见红斑、糜烂、浸渍、流滋；或皮损局限于掌跖部，有深在脓疱，干涸脱屑，反复发作。自觉瘙痒，伴有胸闷纳呆，神疲乏力，下肢沉重。舌质淡，苔薄白或黄腻，脉滑濡。

病机分析：热邪充斥血分，湿邪内不能利导，外不能宣泄，湿热合邪阻于肌表。

治法：清热利湿解毒，兼以凉血。

处方：土茯苓 30g　　　黄芩 15g　　　黄连 10g　　　茵陈 15g
　　　白茅根 30g　　　苍术 20g　　　白术 15g　　　茯苓 15g
　　　厚朴 10g　　　白花蛇舌草 30g　重楼 15g

加减：红斑较重者，加生地、牡丹皮、赤芍以清热凉血消斑；伴有高热者重用水牛角、生石膏；渗出较多者，加萆薢、泽泻、生薏苡仁、滑石、通草利水渗湿；皮损广泛、脓疱较多者，加蒲公英、土茯苓、忍冬藤、半枝莲、鱼腥草增加清热解毒的力度。

分析：本方为龙江中医皮肤流派特色方剂"解毒除湿汤"，脓疱型银屑病或掌跖脓疱病以脓疱为主要皮损表现，"盖热非湿不能腐败气血为脓"，湿邪与热邪相结形成湿热，湿热蕴积，内不能利导，外不能宣泄，阻于肌表而发病。"解毒除湿汤"方中重用祛湿药，以土茯苓为君，甘淡渗利善解湿毒；辅以苍术、厚朴芳香化湿；白术、茯苓、运湿健脾；茵陈、黄芩、黄连苦寒燥湿清热；白茅根清热利尿，使湿邪从小便走；佐以白花蛇舌草、重楼清热解毒。本方重利湿清热解毒，使脏腑和调、气机条畅，诸症皆除。

（5）火毒炽盛型（多见于红皮病）

症状：全身皮肤潮红、灼热，鳞屑较多，或密布小脓疱，甚则下肢肿胀。伴有壮热口渴，便干溲赤。舌质红或绛，苔薄或黄或黄腻，脉数或滑数。

病机分析：热邪亢盛成毒，充斥气分血分，兼有湿热。

治法：清热解毒，凉血定宫，兼以祛湿。

处方：生地15g　　赤芍20g　　栀子15g　　黄芩15g
　　　　黄连10g　　知母15g　　黄柏15g　　连翘15g
　　　　牡丹皮15g　玄参10g　　桔梗10g　　竹叶10g
　　　　甘草6g　　　石膏60g（先煎）　　　　水牛角50g（先煎）

加减：壮热、神昏、烦躁者加服安宫牛黄丸以凉血定宫；大便燥结者加大黄（后下）、芒硝（冲服）以通腑清热、急下存阴；热病后期伤阴明显者加沙参、麦冬、乌梅、山萸肉、槐花等养阴清余热。

分析：本证可因治疗不当，迁延而来。热邪亢盛成毒，热毒充斥气分血分，故周身潮红、高热，兼湿邪泛发表浅脓疱，治以气血两清之法，方剂以清瘟败毒饮加减，后期病久伤阴血，可酌加养阴之品。

（6）风寒型（寻常型银屑病）

症状：多冬季复发或加重，皮疹颜色较淡，皮损肥厚或呈斑块状、地图状，鳞屑色白较厚，抓之易脱，瘙痒不甚，病情缠绵，长期不愈。平素畏寒肢冷，少汗，或有关节酸楚疼痛，舌质淡，苔薄白，脉沉或沉细。

病机分析：风邪久羁伤血分，血分枯燥不能荣养肌肤；寒邪郁闭腠理，阳气郁滞，气化减慢。

治法：祛风养血解毒，散寒通阳。

处方：荆芥10g　　防风10g　　羌活10g　　独活15g
　　　　苍术15g　　当归15g　　川芎20g　　威灵仙15g
　　　　蜈蚣2条　　全蝎6g　　　白鲜皮15g　乌梢蛇15g
　　　　甘草10g

加减：无汗或少汗者，加麻黄开腠理，通阳气；脾虚便溏者，加炒山药温中健脾；畏寒肢冷者，加制附子（先煎）、桂枝温经散寒；瘙痒剧烈者，加白蒺藜、夜交藤祛风止痒；肥厚、斑块、苔藓样改变明显者，加土贝母、夏枯草、僵蚕解毒散结；舌紫血瘀者，加鸡血藤补血行气通络；手足心热者，加牡丹皮、地骨皮清浮火；大便干者，加火麻仁以润燥通便；咽红咽痛者加山豆根、桔梗利咽止痛。

分析：本方为龙江中医皮肤科流派特色方剂"祛风败毒汤"，功在祛风养血解毒，散寒通络，主要是用于治疗北方风寒型寻常型银屑病。《医宗金鉴·外科心法要诀》："白疕……俗名蛇虱……形如疹疥，色白而痒，搔起白皮由风邪客于皮肤，血燥不能荣养所致。"提示本病是由风邪客于肌表，血分枯燥不能濡养所致。从其药味组成来看，荆芥祛风，防风祛风胜湿，羌活、独活解表散风寒，苍术祛风燥湿宣腠理，威灵仙祛风除湿通络，白鲜皮祛风除湿止痒，共疏外风，乌蛇搜风通络解毒，蜈蚣、全蝎攻毒通络，息风止痒，三药共搜剔内在之风毒，体现龙江中医皮肤科流派从"风"治疗银屑病的特色。风邪伤血分，佐以当归、川芎养血润燥，甘草为使，解毒和中，调和诸药。全方共奏祛风、散寒、理血、解毒、除湿、润燥、止痒之功效。

（7）风寒湿型（关节型银屑病）

症状：皮肤出现寻常型银屑病皮疹。关节肿胀、疼痛，活动受限，关节变形或残毁，反复发作，迁延不愈，每遇阴雨天或受寒受潮症状加重，平素畏寒肢冷、少汗或无汗。舌质淡，苔薄或腻，脉沉缓或沉细弱。

病机分析：风寒湿邪流于关节，痹阻经络，气血凝滞，不通则痛。

治法：疏风散寒，和营通络止痛，兼补肝肾、壮筋骨。

处方：麻黄 5g　　桂枝 15g　　防风 15g　　制附子 10~20g（先煎）
　　　苍术 15g　　蜂房 15g　　防己 6g　　制川乌 10~20g（先煎）
　　　全蝎 10g　　菝葜 30g　　威灵仙 20g　雷公藤 20g（先煎）
　　　鸡血藤 10g　鬼箭羽 30g　络石藤 30g　炙甘草 10g（先煎）

加减：如处于急性期关节发热、疼痛、肿胀者，首先选用四妙加石膏、寒水石、忍冬藤、海风藤等清热利湿通络之品；肿胀明显者加防己、生薏苡仁；后期静止关节肿大、变形，治以补肝肾、壮筋骨，加狗脊、桑寄生、杜仲；肾阳虚者，可加肉桂、仙茅、淫羊藿以温肾助阳；阳气不振者，加黄芪。

分析：本方为龙江中医皮肤科流派特色方剂"乌头通痹汤"。北方地区冬季时间长，气候多寒冷而潮湿，久居寒湿之地，极易感受寒湿之邪侵袭，风寒湿邪痹阻经络，流注筋骨，导致气血凝滞，关节肿痛，日久伤及脏腑，脾肾皆衰。

乌头通痹汤方意出《金匮要略》"中风历节"篇，由《外科正宗》"保安万灵丹"化裁而来，方以制川乌、制附子逐经络中风寒湿邪而散寒止痛为君，臣以麻黄宣阳，桂枝通阳温经散寒，四药合用温经散寒止痛，佐以防风散风除湿，苍术祛风燥湿，菝葜、防己祛风利湿，威灵仙、雷公藤、络石藤祛风除湿通经活络止痛，鸡血藤、鬼箭羽活血化瘀，通络止痛，蜂房、全蝎虫类药攻毒通络，炙甘草解毒，调和诸药为使。诸药并用，起到气血调和、经络疏通，祛寒湿止痹痛的良效。现代药理研究表明，菝葜、雷公藤有明显的抗免疫作用。

2. 外治

（1）中药外洗　侧柏叶、楮桃叶、艾叶、千里光、黄柏、地骨皮、生大黄、生甘草、白鲜皮各30g，水适量，煎煮后待温外洗，日1次，7日为一个疗程。

（2）中药外搽　寻常型可选用三黄止痒散合尿素乳膏外涂；脓疱型、红皮病型可选用凡士林或紫草油安抚保护，薄涂患处，每日2~3次；静止期皮损可应用全蝎膏外涂，每日2~3次。

（3）中药熏蒸　采用中药熏蒸治疗仪，将中药（防风、荆芥、白鲜皮、艾叶、蛇床子、苦参等）放入内部锅内加水煎煮，根据患者不同的耐受情况调整舱内温度，每次30分钟，日1次，7日为一个疗程。

3. 非药物疗法

放血拔罐疗法：选大椎，双侧肺俞、心俞、肝俞、脾俞、曲池。方法：充分暴露穴位点，常规消毒，以三棱针挑破，之后将蘸有95%乙醇的棉花棒点燃，在罐内绕一周抽出，然后迅速将罐子按在放血部位上，隔日1次，7次为一个疗程。

（三）典型案例

李某，女，40岁，2004年11月25日初诊。

病史：银屑病家族史，患者20余年前初患银屑病，经治疗基本痊愈。近2个月复发，头部、小腿较重，背部皮损肥厚，苔藓样变，上覆银白色鳞屑，瘙痒不著，口微苦，大便不成形，畏寒，新发疹不多，舌淡红，苔薄腻，脉沉细。

中医诊断：白疕。

西医诊断：银屑病。

辨证：风寒证。

治法：祛风散寒通阳，养血破血散结。

处方：荆芥10g　　　防风10g　　　麻黄10g　　　细辛5g

羌活10g　　　独活15g　　　苍术15g　　　威灵仙15g

当归 15g	川芎 20g	蜂房 10g	鸡血藤 30g
三棱 15g	莪术 15g	皂角刺 15g	制附子 15g（先煎）
蜈蚣 2 条	全蝎 6g	生黄芪 20g	甘草 10g（先煎）

14 剂水煎服，每日 1 剂，早晚饭后 30 分钟温服。

二诊：皮疹变薄，由大片开始分成孤立丘疹，便调，口微苦，舌淡，苔薄腻，脉沉细，上方加土虫 10g、甘草改为炙甘草 10g，14 剂，水煎服。

三诊：背部皮疹变淡、变薄，汗多，苔薄腻，脉沉细，上方去荆芥、防风、麻黄，14 剂水煎服。

四诊：皮疹全部消退留有色素沉着斑，余证消失，继服 7 剂巩固疗效。

案例点评：此案患者平素畏寒便溏，素体阳虚，不耐风寒之邪侵袭，风邪伏留日久伤血分，血分枯燥不能荣养肌肤，局部皮损肥厚，阳气郁滞不行。病程日久兼属冬季，寒邪郁闭腠理，阳气郁滞不化，病程慢性，故治以祛风散寒通阳，养血破血散结。本方由龙江中医皮肤科流派特色方剂"祛风败毒汤"化裁而来，加麻黄宣阳气，加三棱、莪术、皂角刺、鸡血藤破血散结，加黄芪伍当归、川芎调和气血，防治风药、破血药伤血。二诊皮疹已散开，加土虫 10g，加大破血力度。三诊汗出，阳气已通，恐其发散太过，故去荆芥、防风、麻黄。

（四）临证经验

1. 注重咽部的传变

从寻常型银屑病的发病看，尤其青少年初发银屑病，多有咽部的传变点，有时有明显的咽痛，扁桃体肿大。有时虽没有咽部症状，但疾病仍处于急性期，皮疹不断新发，这时也要考虑到咽部的隐性感染，作为一个传变点不断产生化气，此时也应酌加治疗咽部的药物。

2. 注重血分、风邪、热邪、阳气的变化

随着病情的迁延，风邪伤血、热邪伤血，营血的损伤表现为皮肤脱屑、干燥，失去濡润，此时酌加四物汤养血。"治风先治血"，在养血的基础上，注重风邪的祛除，乌蛇、荆芥、防风，剔除内外之风。对于慢性斑块型银屑病或冬季银屑病，疾病慢性迁延，不易速愈，可酌加宣阳通阳之品，加速疾病的痊愈。

3. 注意用药的损伤情况

一些药物如青黛、秦艽、羌活、独活、海风藤、雷公藤等，长期应用有肝损伤，注意酌加保肝之品。

4. 急性期高热的处理

对于高热，中医外治可采用大椎穴放血以泻热毒，或者口服安宫牛黄丸

（凉开），或者按叶天士的处理方法，"入营尤可透热转气，入血就恐耗血动血，直须凉血散血"，在汤剂中加大量的水牛角、生石膏，也可以加银花炭、生地炭、玄参、连翘清血分及气分高热并透热外出。

5. 必要时中西医结合治疗

对于脓疱型银屑病或红皮病型银屑病高热不退者，必要时可以选用中西医结合的治疗方法，加用激素或者甲氨蝶呤等药物，待病情稳定后逐渐减量并加用中药，加快激素减量速度。

（五）零金碎玉

1. 青黛

从市售成药复方青黛丸、丹青胶囊所考虑的是青黛这味药，以青黛为主药来命名说明其作用最大。青黛也称靛花、马蓝、木蓝等，主要成分含靛蓝，是茎、叶经传统工艺加工制成的粉末状物，性寒、味咸，功能清热泻火，凉血解毒，主治热毒发斑、吐血等症。现代药理研究其可抗肿瘤、抗感染、治疗白血病。《类证活人书》谓其"治伤寒赤斑：青黛十钱，水研服"；《端效方》"治吐血不止：青黛十钱，新汲水调下"，《证治准绳》载"治咯血：青黛二钱，杏仁四十粒（去皮、尖，以黄明蜡煎黄色，取出研细）。二味同研匀，却以所煎蜡少许，熔开和之，捏作钱大饼子。每服，用干柿一个，中破开，入药一饼，合定，以湿纸裹，慢火煨熟，取出，糯米粥嚼下"；《摘元方》载"治产后发狂：四物汤加青黛，水煎服"。还有诸多记载其治疗外科疾病如脓窝疮、天泡疮、小儿湿癣、浸淫疮、瘰疬未穿、耳疳出汁、治诸毒虫伤等。从诸多医家论述可以看出，清血分热，解毒是其最基本的功效。《本草求真》："青黛，大泻肝经实火及散肝经火郁。"故脏腑治在肝、血分热毒最适宜。银屑病的最基本病机就是血分热，故青黛可谓治疗银屑病的要药。

2. 关于鳞屑的思考

皮屑是一种正常新陈代谢的产物，是基底层细胞逐渐凋亡至角质层完全死亡脱落。而银屑病表皮更替时间缩短，故产生了大量的皮屑，尤其是红皮病型银屑病，每天都会有大量皮屑脱落，时间久了，脱落的皮屑是由角蛋白组成的，就会产生低蛋白水肿，临床生化检验常常有白蛋白降低，小腿可见可凹形水肿。对于皮肤病常常需要忌口，这与低蛋白营养不良相矛盾，有没有一种药食同源的食物，性平、养阴润肤，既可以吃，又可以补蛋白，还不会加重银屑病？《伤寒论》："少阴病，下利咽痛，胸满心烦者，猪肤汤主之。"猪肤，即猪皮，甘凉养阴，不似阿胶那样昂贵，物美价廉，药食同源，含有丰富的胶原蛋白，故常嘱患者熬制猪皮冻服用，临床对于红皮病患者蛋白的增加和皮肤的恢复疗效确切。

（六）专病专方

1.秦艽丸

"秦艽丸"出自《太平圣惠方》卷六十五，《医宗金鉴》亦有记载，为治疗"脓疥疮"而设，现代著名皮肤科名家赵炳南在其《赵炳南临床经验集》中记载用秦艽丸治疗静止期银屑病，效果显著。"秦艽丸"由秦艽、苦参、炒大黄、防风、漏芦、酒乌蛇、黄连、黄芪组成，炼蜜成丸，并以温酒送服。方名以秦艽为冠，秦艽祛风透热于外；乌蛇量最大，搜伏风祛瘀通络解毒；炒大黄清热祛瘀；苦参祛风止痒；黄芪润燥止痒；漏芦苦寒清热；黄连苦寒清血分之热；防风伍乌蛇以疏外风，并使风邪有所出路。

2.菝土乌梅汤

本方出自《当代名医临证精华》，由菝葜、土茯苓、乌梅、甘草组成，土茯苓解毒，可用于痈肿、瘰疬、疥癣，菝葜和土茯苓同属百合科，西医学证明，土茯苓具有抗免疫的作用。

（七）问诊路径

（1）家族史。

（2）流行病学　发病诱因：上呼吸道感染、吸烟、外伤等。

（3）季节情况　冬重夏轻或者夏重冬轻。

（4）局部自觉症状　瘙痒轻重情况、皮肤热与不热。

（5）全身情况　出汗情况，是否伴有畏寒肢冷、饮食情况、大便干或燥结或溏薄不成形或黏滞，小便或不利或黄有灼热感或疼痛感。

（闫景东）

第十节　黄褐斑

黄褐斑（Chloasma）是面部出现对称性褐色斑片的一种色素沉着性皮肤病，其临床特点是色斑对称分布，大小不定，形状不规则，边界清楚，无自觉症状，日晒后加重。肝病患者多有之，又称"肝斑"，形如蝴蝶亦称"蝴蝶斑"，见于孕妇的也称"妊娠斑"。

中医文献常把本病和黑变病放在一起，如清《外科证治全书·面部证治》

中说："面尘（又名鼾黑斑），面色如尘垢，日久煤黑，形枯不泽，或起大小黑斑与面肤相平，由忧思抑郁，血弱不化，外用玉容散，每日早晚蘸以洗面，内宜疏胆气兼清肺，加味归脾汤送六味地黄丸主之。"中医学认为，本病多因脾虚不能生化精微，气血两亏，肌肤失于荣养，以致湿热熏蒸而成；或由水亏不能制火，血弱不能华肉，虚热内蕴，郁结不散，阻于皮肤所致。

（一）辨证思路

在病因病机方面，从脏腑辨证来讲，认为是与肝、脾、肾三脏有关；从气血方面，认为是与气滞血瘀相关。在三脏中，肝藏血主疏泄，肝郁不舒，则气血瘀结；脾主运化统血，如果脾虚不统血则血不循经而外溢，或者是脾虚失运则水谷精微不能上输，气血化生无源，肌肤失养无华而出现色斑。从肾脏上来讲，肾为先天之本，主藏精，若肾阴不足，则虚火上炎，肝失肾水滋养，而肝失条达；若肾阳虚则阴寒内生，气血不得温煦而滞涩不畅，脾失温煦，水谷也不得气化，而生化乏源。如果肾阴亏损，使精不化血、精不化气，则精血、肾气俱虚，月经的异常就会随之而来；精血亏虚，头面失荣，或阴不制阳，虚火上炎，熏灼面部，血热滞结则发生黄褐斑。以上肝、脾、肾三脏功能失调均会导致气血瘀滞，颜面失于荣养而生斑。

（二）治疗方案

1. 内治

（1）精血亏虚型

症状： 褐黑色斑点或斑片，多在面颊部出现，面色晦暗。伴头晕耳鸣，腰膝酸软，失眠健忘，经前小腹痛，月经量少，色暗淡，有血块，饮食减少，大便不实。舌质暗红，少苔，脉沉细尺弱。

辨证： 肝肾亏虚，精血不足。

治法： 补肝益肾，养血活血。

处方： 淫羊藿15g　　菟丝子15g　　巴戟天15g　　白芷10g
　　　　　僵蚕15g　　　桃仁10g　　　红花10g　　　熟地黄15g
　　　　　当归15g　　　白芍10g　　　川芎10g

加减： 若月经量少，色暗者，加丹参、益母草、鸡血藤；若褐斑日久色深，且舌质紫黯，有瘀斑者，加配泽兰、土鳖虫、三七粉；若少气乏力者，加丹参、炙黄芪。

分析： 淫羊藿辛甘，性温，补肾壮阳，温而不燥，补而不峻，助阳而不伤阴，无论阴虚还是阳虚皆可应用，菟丝子辛甘性平，补肾益精，《本草纲目》中有"久服去面䵟，悦颜色"记载，巴戟天甘润不燥，补肾助阳，三药相配以温肾阳益精血之功；四物汤滋补肝肾，调和营血，调理冲任，使其精血充盈，冲任调畅；桃仁、红花入血分以活血化瘀，逐瘀行血之润剂，取桃红四物汤之意而达养血活血之用；辅以僵蚕、白芷祛风之品，《本经》曰：前者"灭黑䵟，令人面色好"，后者"长肌，肤润泽，可做面脂"，二药相合，一可行风祛痒止之效，二可防血虚生风之势。诸药相配共奏补益肾精，养血活血之用，是肾补精充，瘀化斑消之良剂。

（2）肝郁气滞型

症状：多见于女性，颜面部黄褐色斑片，色深，以眼外眦至太阳穴处为重，对称分布。伴情绪烦躁不安，胁肋胀满不舒，月经不调，经前乳房胀痛，咽干口苦，舌质红，苔薄，脉弦细。

辨证：肝郁气滞。

治法：疏肝理气，活血调经。

处方：柴胡 10g　　郁金 10g　　羌活 10g　　升麻 10g
　　　　枳壳 10g　　丹参 15g　　当归 15g　　益母草 30g
　　　　怀牛膝 15g　泽兰 15g　　僵蚕 10g　　生地黄 15g
　　　　赤芍 15g　　川芎 15g　　茯苓 15g　　白术 15g
　　　　甘草 10g

加减：月经不调者，常配益母草；若心烦、咽干口苦明显，加龙胆草、淡豆豉、栀子。

分析：本方以丹栀逍遥散为主方加减，重在疏肝解郁。胸胁胀满不舒，胸中烦而不呕，为热聚于胸胁，小柴胡汤去半夏、人参，加枳壳、川芎，疏肝解郁，理气宽胸，配以郁金活血行气，四药共为君药。其中柴胡调达肝气，为肝气之血药，散少阳之风；枳壳理气开郁，泻热破结，与柴胡为伍，一升一降，加强疏调气机之功，并奏升清降浊之效。郁金、川芎善入肝胆经，解肝郁，利肝胆之气，同时郁金性寒，可凉血，川芎性温，既能活血祛瘀，又能行气止痛，为血中之气药，二者相伍，以防过寒过热伤正。正邪相争的过程都可致人体正气不足，因此才有正虚邪恋，疾病缠绵不愈，变化多端，故治疗上扶正祛邪，正胜邪退，疾病才能痊愈，常配伍升麻、羌活作为风药，引诸药上行，且升麻可升举脾胃清阳之气，顾护正气。茯苓、白术、甘草三药相合，可和中健脾，使肝气得舒，脾气健旺。

（3）脾肾阳虚型

症状：两侧面部淡褐斑，无痒痛感，颜色日渐加深，面积扩大。平素畏寒恶风，手足不温，腰膝酸痛，经行小腹冷痛，小便清长，夜尿频，大便溏薄。舌淡，苔薄白，脉沉细。

辨证：脾肾阳虚，血瘀阻络。

治法：温补脾肾，活血祛斑。

处方：黄芪 20g　　党参 15g　　炒白术 15g　　陈皮 15g

泽兰 15g　　熟地黄 20g　　山茱萸 15g　　桂枝 10g

淫羊藿 15g　　牡丹皮 15g　　红花 10g　　炒薏苡仁 15g

炙甘草 30g

加减：小腹冷痛加制附子、干姜；食少纳差加山楂、炒麦芽、苍术；月经量少加益母草、桃仁。

分析：方中黄芪、党参补气健脾；炒白术、陈皮、炒薏苡仁健脾祛湿；熟地黄、山茱萸、淫羊藿、桂枝温补肾阳，益肾填精；牡丹皮、泽兰、红花活血祛斑，泽兰兼利湿之效。

（4）血热风盛型

症状：日晒后发生于面颊，鼻部红肿疼痛，愈后出现暗褐色斑片。伴瘙痒，尤以面颊、鼻头、额头等暴露部位为重，颜面少量脱屑，或伴小便黄，口渴喜饮水。舌淡红，苔薄白，脉沉滑。

辨证：血热风盛。

治法：祛风清热，凉血消斑。

处方：荆芥 10g　　防风 10g　　蝉蜕 10g　　黄芩 15g

僵蚕 10g　　连翘 15g　　生地黄 15g　　牡丹皮 15g

赤芍 15g　　白鲜皮 15g　　白芷 10g　　炒白术 20g

怀山药 20g　　竹叶 10g　　甘草 10g　　薄荷 10g（后下）

分析：荆芥、防风、薄荷、蝉蜕为主药，荆芥、防风宣在表之风，薄荷清轻凉散，善疏上焦风热；蝉蜕质轻性寒，凉散风热，善于透发。四味主药合用，清热疏风之力较强，连翘既能透热达表，又能清里热而解毒，内外之邪并除，竹叶与连翘同用，以增强疏风清热之力，又可泻火除烦，同时，加大黄芩用量，可清上焦火。

2. 外治

（1）自制中药面膜（主要药物成分：白及、白僵蚕、白蒺藜、白附子、白茯苓、白蔹、珍珠粉等）与蜂蜜、水调匀外涂，每日 1 次，每次 30 分钟。

（2）对瘀血阻滞所致黄褐斑，将药用山楂片 500g 粉碎过筛 100~200 目，用蜂蜜调糊状，外敷 20 分钟，隔日 1 次。

3. 非药物疗法

（1）针灸疗法　三阴交、足三里、阴陵泉、肝俞、脾俞、肾俞。每次选 2~4 穴，留针 10~20 分钟，每日 1 次，10 次为一个疗程。

（2）耳穴疗法　选取肝区、神门、皮质下、肺区、肾上腺、脾穴，双耳交替，每周 2 次，10 次为一个疗程。

（3）皮肤针疗法　选取四白、迎香、地仓、颧髎、太阳穴、印堂等，每次 15~20 分钟，隔日 1 次，7 日为一个疗程。

（4）按摩疗法　每日睡前洗净面部，外擦营养霜在患处，轻柔按摩 10 分钟。

（5）激光疗法　每隔 3~4 周治疗 1 次，治疗 6~10 次以上。

（6）果酸焕肤疗法　每隔 2 周治疗 1 次，每次 5 分钟。

（7）离子导入疗法　每月 1 次。

（三）典型案例

李某，女，38 岁，2019 年 8 月 25 日就诊。

病史：患者 1 个月前外出日晒后面颊、鼻部红肿疼痛，愈后出现暗褐色斑片，伴瘙痒。刻诊：面颊、鼻头、双手暴露部位暗褐色斑片，伴少量脱屑，月经不调，有血块，口渴喜饮水，大便日 1~2 次，小便黄，舌淡紫，苔薄白，脉沉滑。

中医诊断：黧黑斑。

西医诊断：黄褐斑。

辨证：血热风盛型。

治法：祛风清热，凉血消斑。

处方	荆芥 6g	防风 6g	蝉蜕 15g	黄芩 15g
	僵蚕 15g	连翘 15g	桃仁 10g	生地黄 15g
	当归 15g	牡丹皮 10g	赤芍 15g	益母草 15g
	白鲜皮 10g	怀山药 30g	甘草 10g	薄荷 10g（后下）

7 剂，水煎服，每日 1 剂，早晚饭后 30 分钟温服。

二诊：上方 7 剂后，面颊部褐色斑片略散开，手足心热，大便成形，月经正常，舌淡紫，苔薄白，脉沉滑，余症同前。继服上方加女贞子 15g、墨旱莲 15g。

三诊：上方 14 剂后，手背及面颊褐色转淡，不痒，便成形，舌淡红，苔薄白，脉滑。继服前方加川芎 6g，红花 6g，丹参 15g。

案例点评：该患者因暴晒，肌肤受风邪所侵，风挟火热之邪侵犯皮肤，乃至入里燔灼津液，日久成瘀成斑，主要从"风""血"论治，"治风先治血，血行风自灭"，可以选用"荆防方"与"桃红四物汤"为基础方进行加减，以达疏风止痒，凉血活血之功。同时伴大便不成形，小便黄，口渴喜饮水，属脾虚湿盛，湿邪郁久成热，上行至口而致口舌干燥。方中连翘既透热达表，又清里热而解毒，内外之邪并除，山药健脾除湿助运化，白鲜皮清热燥湿，祛风止痒，诸药合用，既祛表邪，又清里热，伍以赤芍、牡丹皮、益母草凉血活血以祛瘀。二诊日久耗阴伤血，遂加"二至丸"，平补肝肾，滋阴养血。三诊症状好转，火热风邪基本祛除，随方加川芎、红花养血行气，活血祛瘀，丹参与生地黄、赤芍相配伍，以增凉血活血之力。纵观全方，重用"祛风""活血"药物，从"风""血"治瘀治斑，"风为百病之长"，挟火热之邪侵袭颜面，入里则燔灼津液，治"血热""血虚""血瘀"，祛外风的同时辅以清热、养血、活血之法，内外兼治，收效甚好。

（四）临证经验

黄褐斑主因暴晒而致，且瘙痒重者，以"风"邪侵袭为主，风袭阳位；平素情志抑郁或暴怒，斑多分布在目外眦至太阳穴处，经前乳胀，经血色暗，舌黯有瘀斑者，以"肝"论治为主；面色晦暗，伴有腰膝酸软、头晕耳鸣者，以"肾"论治为主。龙江中医皮肤流派认为肝藏血，主疏泄，其色主青；肾藏精，为精、血、津之源，其色主黑。肝肾功能失调均会导致气血悖逆、气血瘀滞，或气虚血亏、运行滞涩。风挟火热之邪侵袭肌表亦可生风动血，血热日久成瘀，则生暗斑。以养血活血为法，养血以柔肝，配合疏肝理气之品，使肝疏泄条达。肝肾同源，若肾精不能化血、化气，则月经异常，精血亏虚，头面失荣，虚火上炎，血热滞结亦生暗斑。因此，以祛外邪补肝肾为主，辅以养血活血之法，可防血虚生风之势，且有血润止痒之效。黄褐斑的治疗应以整体观念和辨证论治理论为指导，"有诸内，必形诸外""有诸外，必形诸内"，首先辨明外因致病、病邪偏颇、脏腑所及，急则治标，缓则治本，祛邪扶正相结合，重视温阳行血之法。分别以祛风解表、疏肝行气、温肾壮阳、活血化瘀为主要治则，在明确辨证的基础上，注意"守方"与"更方"，同时结合现代研究成果，治疗方法灵活而不拘泥，取得良好的临床效果。

（五）零金碎玉

1. 柴胡、白芍

（1）单味功用　柴胡，辛、苦，微寒，归肝、胆、肺经，功能疏散退热、疏肝解郁、升举阳气。白芍，苦、酸，微寒，归肝、脾经，功能养血调经，敛阴止汗，柔肝止痛，平抑肝阳。

（2）伍用经验 二药相配，气血同治，升散收敛，治肝治胆，和解表里。主治肝郁血虚证，症见两胁胀满，头目眩晕，胸闷疼痛，妇人月经不调，前后不定期等。柴胡之用，一为解表，尤为治少阳半表半里之要药；二为疏肝，疗肝郁之胸胁胀满，目眩耳鸣，月经不调等；三为升阳，用于中气下陷之气短乏力，内脏下垂（如胃下垂、脱肛、子宫脱垂等）者。与白芍为伍，属相使之用。

2. 丹参、当归

（1）单味功用 当归，甘、辛，性温，归肝、心、脾经，功能补血活血，调经止痛，润肠通便。丹参，苦，微寒，归心、肝经，功能活血祛瘀，调经止痛，清心除烦，凉血消痈。

（2）伍用经验 丹参具有活血养血作用，能定志宁心，久服利人益气，能祛瘀活血，延缓衰老，是活血化瘀之要药。当归辛行温通，为活血行瘀之良药，亦能补血以润肠通便，以治血虚肠燥便秘。

3. 桃仁、红花

（1）单味功用 红花辛、温，归心、肝经，功能活血通经，散瘀止痛；桃仁苦、甘、平，归心、肝、大肠经，功能活血祛瘀，润肠通便，止咳平喘。

（2）伍用经验 二药相用，同类相济，活血通经，行瘀止痛，相互促进。主治血脉瘀阻之诸痛症，如心痛，胃痛，妇人痛经、闭经，跌仆瘀血肿痛等。红花辛温，入心、肝经，与桃仁为伍，属相须之用，增强活血祛瘀之力也。

4. 肉苁蓉、菟丝子

（1）单味功用 肉苁蓉，甘、咸、温，归肾、大肠经，补肾阳，益精血，润肠通便。菟丝子辛、甘、平，归肝、肾、脾经，功能补益肝肾，固精缩尿，安胎，明目，止泻，外用消风祛斑。

（2）伍用经验 二药相用，同类相济，壮阳补肾，填精止遗。用于肾阳虚衰，阳痿滑精，腰膝酸软，甚或精弱不育等。二药为伍，属相须为用，专于温补肾阳，填精固肾。

5. 巴戟天、淫羊藿

（1）单味功用 巴戟天，辛、甘、微温，归肾、肝经，功能补肾助阳，祛风除湿。淫羊藿，辛、甘、温，归肝、肾经，功能补肾壮阳，强筋骨，祛风湿。

（2）伍用经验 巴戟天甘润不燥，补肾助阳；淫羊藿补肾阳，祛风湿为善。二药相合，温肾助阳之力更盛。

（六）专病专方

益肾化斑汤：淫羊藿15g，菟丝子15g，巴戟天15g，白芷10g，僵蚕15g，桃仁10g，红花10g，熟地黄15g，当归15g，白芍10g，川芎10g。本方是以《医宗金鉴》的桃红四物汤为借鉴而化裁的经验方，功在养血活血，益肾化斑。古有"无瘀不成斑"的说法，说明斑的形成与血瘀关系密切，肝藏血，主疏泄，其色主青，肾藏精，为精、血、津之源，其色主黑，则肝肾同源，若肾精不能化血、化气，精血亏虚，虚火上炎，颜面不能荣润而酿成褐斑，故主要是用于治疗精血亏虚，瘀血阻滞所致的黄褐斑。从其药味组成来看，淫羊藿辛甘性温，补肾壮阳，温而不燥，补而不峻，助阳而不伤阴，无论阴虚还是阳虚皆可应用，菟丝子辛甘性平，补肾益精，巴戟天甘润不燥，补肾助阳，三药相配以温肾阳益精血之功；四物汤滋补肝肾，调和营血，调理冲任，使其精血充盈，冲任调畅，桃仁、红花入血分以活血化瘀，逐瘀行血之润剂，取桃红四物汤之意而达养血活血之用；辅以僵蚕、白芷祛风之品，二药相合，一可行风祛痒止之效，二可防血虚生风之势。诸药相配共奏补益肾精，养血活血之用，是肾补精充，瘀化斑消之良剂。

（七）问诊路径

（1）家族史。

（2）发病诱因，日晒、女性月经、妊娠情况。

（3）发病时间，病情有无进展。

（4）局部自觉症状　有无痒痛感。

（5）鉴别诊断　瑞尔黑变病，认为是一种光敏感性疾病，光毒性皮炎。其特点是面部边缘性片状色素沉着和轻微毛细血管扩张，轻度毛囊角化和细薄鳞屑。黄褐斑是小片状或大片斑片，无鳞屑，一般可以通过皮肤镜和病理检查可以分辨。

（6）全身情况　平素是否畏寒或怕热、症状是否因情志因素变化而加剧、出汗情况、饮食情况、二便情况、睡眠情况。

（刘畅）

第十一节　白癜风

白癜风（Vitiligo）是一种较常见的后天性脱色素疾病，表皮、黏膜和其他组织内黑素细胞丧失为其特征。属中医学"白驳风"的范畴，是一种常见的色素脱失性皮肤病，因其影响美观，给患者造成很大心理压力，严重影响患者身心健康。

中医文献中又称本病为"白癜"。本病首见于隋·《诸病源候论》，"白癜者，面及颈项身体皮肉色变白，与肉色不同，亦不痒痛，谓之白癜"。宋·《圣济总录》分出了轻重，如："轻者仅有白点，重者数月内，举侧斑白，毛发亦变白，终年不瘥。"至清《医宗金鉴·外科心法要诀》则指出本病是"由风邪相搏于皮肤，致令气血失和"所致，"施治宜早，若因循日久，甚者延及遍身"。清《医林改错》卷上通窍活血汤所治症目中有"白癜风血瘀于皮里"之说。本病好发于青年，偶见于儿童。众多医家认为本病总由情志内伤、肝气郁结，复受风邪，夹湿搏于肌肤，致令气血失和或气滞血瘀，血不滋养肌肤而成。

（一）辨证思路

本病与肝的关系最为密切。皮肤白斑的病理基础是气血失和、气滞血瘀。而气血失和、气滞血瘀主要与肝相关。这是由肝主藏血、主疏泄的生理功能决定的。血是人体生命活动的基础物质，生于脾，疏泄于肝，藏于肝，由心肺为之主宰，流沛全身，充养形体，滋润脏腑。《景岳全书》说："故凡为七窍之灵，为四肢之用，为筋骨之和柔，为肌肉之丰盛……润颜色，充营卫……凡形质所在，无非血之用也。"故此肝血不足，是皮肤白斑发生的基础。肝肾之阴相通，称为"乙癸同源""精血同源"。肝藏血，肾藏精。藏血与藏精之间的关系，实际上即是精和血之间存在着相互滋生和相互转化的关系。肝血的化生，有赖于肾中精气的气化；肾中精气的充盛，亦有赖于肝血的滋养。所以说精能生血，血能化精，称之为"精血同源"，亦称"肝肾同源"，又曰"乙癸同源"。所以肝肾不足是气血失和、气滞血瘀的物质基础。周学海《读医随笔》云："肝者，贯阴阳，统气血……握升降之枢者也。"可见，肝疏泄功能正常，气血运行顺畅，否则则会气机不畅，气血失和、气血郁滞。故此肝气不舒、疏泄不利，是气血失和、气滞血瘀的功能基础。而导致肝肾不足的原因为先天禀赋不足，或后天失养，或外伤、大病等耗损；导致肝气不疏、疏泄不利的主要原因为情志不畅，肝气郁滞。

（二）治疗方案

1. 内治法

（1）肝肾不足型

症状：多见体虚或有家族史患者，病史较长，白斑局限或泛发。伴头晕耳鸣，失眠健忘，腰膝酸软，舌淡红，少苔，脉细弱。

辨证：肝肾不足，气血亏虚。

治法：滋补肝肾，调和气血。

处方：制何首乌 10g　　墨旱莲 15g　　紫草 10g　　丹参 15g

刺蒺藜 20g　　沙苑子 30g　　防风 10g　　黄芪 30g

乌梢蛇 15g　　威灵仙 10g　　白术 10g　　麻黄 6g

鸡血藤 10g　　补骨脂 20g　　羌活 10g　　桂枝 10g

黑豆 10g　　　白芷 15g　　　苍术 15g　　乌梅 15g

自然铜 30g（先煎）

加减：神疲乏力者加党参、白术；真阴亏损者加阿胶；瘀血阻络加蜈蚣、地龙；脾气虚弱加茯苓、山药、薏苡仁；肝气郁滞加柴胡、郁金、香附、合欢；肝火旺盛加龙胆草、黄芩、丹皮、生地黄；肝阳上亢加紫石英、紫贝齿、生龙骨、珍珠母；肝肾阴虚加枸杞子、沙参、玉竹、山萸肉、熟地黄；肾阳不足加菟丝子、女贞子、覆盆子；风邪外袭加荆芥、防风。

分析：本方以如意黑白散为主方加减而成。制何首乌、墨旱莲滋补肝肾，益精血；沙苑子补肾助阳、平肝潜阳；刺蒺藜活血、祛风、平肝开郁；紫草入血分，凉血解毒；丹参活血养血，去瘀生新；白芷芳香通窍，散风除湿；苍术除湿发汗，散风疏郁。上药相伍取其"如意黑白散"之意，达祛风活血，补益肝肾之效；辅以通利经络之品，乌梢蛇性走窜，善祛风通经活络、威灵仙性猛善走，能祛风湿通经络、鸡血藤温性以和缓，补血活血通络，三药相合以通经络散瘀阻之功；《诸病源候论》认为本病是风邪搏于皮肤，血气不和所生，佐以风药，麻黄、桂枝以开腠理，散风寒，羌活、防风以祛风散寒，补骨脂以消风祛斑，共使风邪除，气血和；防风亦与黄芪、白术取"玉屏风散"之意，恐其风邪所袭，卫虚不固，津液外泄，用以益气固表止汗，乌梅寓敛于散，祛邪而不伤正，自然铜、黑豆，针对其白癜风西医诱发因素而设，取其可有效刺激酪氨酸酶活性，促进黑色素的生成，诸药相伍，使其肝肾益、气血和、经络通、瘀阻畅以达风散斑祛之功。

（2）肝郁气滞型

症状：白斑散在，数目不定，不断增多，并向周围正常皮肤移行扩大，境界模糊不清，多分布于额、面、口唇、鼻等五官周围。局部皮肤常有轻微瘙痒感。伴心烦易怒，胸胁胀痛，口苦咽干，夜寐不安，女子月经不调，舌质正常或淡红，苔薄，脉弦。

辨证：肝郁气滞证。

治法：疏肝理气，活血祛风。

处方：柴胡 10g　　当归 10g　　白芍 15g　　炒白术 20g

　　　茯苓 20g　　郁金 15g　　栀子 10g　　牡丹皮 15g

　　　香附 5g　　　木香 5g　　　川芎 10g　　白蒺藜 15g

　　　炒山药 20g　补骨脂 20g

加减：心烦易怒者加栀子；发于头面者加蔓荆子、菊花；泛发伴瘙痒者加蝉蜕；月经不调者加益母草；发于下肢者加木瓜、牛膝。

分析：本方用逍遥散加减，柴胡、郁金疏肝行气解郁；当归活血养血，柔肝；白芍柔肝止痛、平抑肝阳；白术补气健脾，燥湿利水；茯苓补脾益气；牡丹皮、栀子清热凉血；香附、木香疏肝解郁，行气；川芎活血行气；白蒺藜平肝解郁，活血祛风；山药补肺脾肾三焦之气；补骨脂补肾固精，温脾助阳。全方共奏疏肝解郁，调和气血之功。

（3）气血瘀滞型

症状：多有外伤，病史缠绵，白斑局限或泛发，边界清楚，局部可有刺痛，舌质紫暗或有瘀斑、瘀点，苔薄白，脉涩。

辨证：气滞血瘀，经络痹阻。

治法：活血化瘀，通经活络。

处方：柴胡 10g　　郁金 10g　　川芎 10g　　土茯苓 15g

　　　桃仁 10g　　红花 6g　　　当归 10g　　白蒺藜 15g

　　　赤芍 10g　　丹参 15g　　浮萍 30g　　豨莶草 20g

　　　补骨脂 15g

加减：发于头面者，加荆芥、防风、蔓荆子；在躯干者，加郁金、枳壳；发于全身者加蝉蜕；跌打损伤后而发者，加乳香、没药；局部有刺痛者，加白芷；发于下肢者，加牛膝；病久者，加苏木、刺蒺藜。

分析：方取通窍活血汤加减，方中桃仁、红花活血祛瘀；柴胡、郁金疏肝行气，解郁；川芎活血行气，祛风止痛，可引药上行；赤芍清热凉血，散瘀止痛；当归活血养血，柔肝；白蒺藜平肝解郁，活血祛风；土茯苓解毒除湿，通利关节；丹参凉血活血祛瘀，通经止痛；浮萍祛风利湿；豨莶草祛风湿，通络；补骨脂补肾助阳，纳气固精，全方调和气血，散瘀通络。

（4）寒凝血瘀型

症状：患处皮肤瓷白色白斑，边界清楚，无痒痛感，平素畏寒，手足肢冷，舌淡白或淡紫，苔薄，脉沉涩，小便清长，大便溏。

辨证：寒凝血瘀。

治法：温通经络，调和气血。

处方：当归10g　　桂枝15g　　白芍20g　　补骨脂15g
　　　大枣10g　　干姜5g　　　桃仁10g　　熟地黄10g
　　　红花3g　　　女贞子10g　炙甘草10g（先煎）　细辛3g（后下）
　　　制附子10g（先煎1小时）

加减：腰膝酸软加枸杞、首乌藤；腹胀纳差加陈皮、苍术；病变在头面部加川芎、白芷。

分析：五色之中寒邪对应白色。方中桂枝、细辛、附子、干姜、炙甘草，温阳通络；当归、白芍、桃仁、红花、熟地补血活血，调和气血；女贞子配补骨脂，滋肝补肾，平补阴阳。

2. 外治法

可外用他克莫司、吡美莫司、白灵酊、维阿露、25%补骨脂酊等。

3. 非药物疗法

（1）火针疗法　将局部皮肤消毒后，进行火针点刺疗法，每周1次，2周为一个疗程。

（2）梅花针疗法　用梅花针刺激，至局部微红微热、微微渗血为度，可配合外用药涂擦，在白斑周围用较强的刺激，有防止皮损扩大的作用。

（3）耳针疗法　取穴肺、枕、内分泌、肾上腺的相应点，每次选用2~3穴，单耳埋针，双耳交替，每周轮换。

（4）308nm准分子光照射疗法　使皮肤黑色素体积增大，树突延长，酪氨酸酶活性增加，黑素细胞合成黑色素能力增强。隔日1次照射。

（5）注射驱虫斑鸠菊注射液　每次2~4ml，日1次，肌内注射。

（6）自血疗法　皮损范围较小者，可用针筒从静脉抽血后，立即注射到白斑的皮下，使皮损处现青紫时止。每周2次，10次为一个疗程。

（三）典型案例

刘某，女，18岁，初诊日期：2018年5月6日。

病史：右侧臀部出现白斑3年余，无痛痒，在当地医院诊断为"白癜风"，口服中药汤剂1年余，未见明显疗效，平素体弱，易感冒。刻诊：现右侧臀部出现5.6cm×3.5cm白斑，无痒痛感，伴有头晕耳鸣，失眠健忘，腰膝酸软，脉细弱，舌质淡红，苔少，大便2日一行，小便清长。

中医诊断：白驳风。

西医诊断：白癜风。

辨证：肝肾不足，气血亏虚。

治法：补益肝肾，调和气血。

处方：

何首乌 15g	旱莲草 15g	重楼 10g	丹参 15g
白蒺藜 15g	沙苑子 15g	苍术 10g	白芷 10g
川牛膝 10g	补骨脂 10g	黄芪 20g	白术 20g
土鳖虫 6g	防风 6g	乌梅 15g	甘草 6g

7剂，水煎服，每日1剂，早晚饭后30分钟温服。

二诊：白斑无明显改变，大便日一行，小便尚可，舌淡红，苔少，脉细弱。继服上方加补骨脂15g。服7剂。

三诊：臀部白斑已有大片色素，舌淡红，薄白苔，脉细。继服上方14剂。

案例点评："白癜风"亦称"白驳风"，中医外科学中以"风"为命名的疾病，发生大多与"风邪"密切相关。本病患者白癜风病史3年余，常汗出，表虚腠理不固，易为风邪所伤；素体内热，兼感风邪而闭阻经络，气血运行不畅，致肌肤失养，而生白斑；病程日久，气血亏损，致肝肾不足，气血不调，瘀阻经脉，致肌肤失于濡养，亦生白斑。血虚则发热、瘀久而化热，血热则生风，故"治风先治血，血行风自灭"，可从祛风、活血、清热、补肝肾进行论治，借鉴来春茂先生的"如意黑白散"为基础方，加减衍化成"祛白斑汤"。方中何首乌、墨旱莲共用以补肝肾、益精血，何首乌还有祛风解毒之功；沙苑子补肾助阳；白芷祛风解表散寒，除湿通窍，润泽肌肤；苍术燥湿健脾，又与白芷合用，以增强祛风散寒之效；白蒺藜祛风除湿止痒；丹参入血分，凉血活血；重楼以清热解毒，润肤止痒；土鳖虫、川牛膝取活血祛瘀之意，补骨脂补益肝肾，乌梅寓敛于散，祛邪而不伤正。现代药理研究认为，何首乌、墨旱莲、沙苑子、重楼、丹参等均有免疫调节作用。诸药合用，以共奏祛风活血，除湿清热，补益肝肾之功。本案患者平素易外感，卫虚不固，营阴不能内守，津液外泄，故方中加黄芪、白术、防风以益气固表止汗，取"玉屏风散"之意。后诊白斑虽无明显改善，但未再感冒，食欲增，正气渐足。补骨脂补肾助阳，现代药理研究表明，他是一种光敏性药物且可调节免疫，为白癜风常用药物。复诊时皮损症状明显改善，故原方巩固治疗2周。

（四）临证经验

早期的古代文献认为这类疾病是风邪为患，如《素问集注》记载："有因风寒客于脉中，久而不去。或为紫云、白癜之疠风。"又如，《诸病源候论》认为"白癜"，"此亦是风邪搏于皮肤、血气不和所生也"。其后逐渐认识到除风邪为患，还与肺、脾、肝、肾等脏腑功能相关，气血失和、气血瘀滞是主要病理变化。如《太平圣惠方》指出"白驳"是"肺风流注皮肤之间，久而不去所致"。《普济方》认为"白癜风"是"肺脏壅热，风邪乘之，风热相并，传流营卫，壅滞肌肉，久不消散，故成此也"。《圣济总录·白驳》认为"皆由风热搏于肤腠，脾肺二经不利也。"《医学入门》认为："赤白癜乃肝风搏于皮肤，血气不和所生也。"《本草经疏》认为"白癜风"是肝脏血虚生风所致，"盖肝为风木之位，藏血之脏，血虚则发热，热甚则生风"。《外科正宗》认为白斑可因气滞血瘀而产生，"紫白癜风乃是一体而分二种也。紫因血滞、白因气滞，总因热体风湿所侵，凝滞毛孔，气血不行所致"。《医林改错》则明确提出"白癜风，血瘀于皮里"，并创制"通窍活血汤"，主张用活血祛瘀治疗本病。

中医治病强调整体辨证，四诊合参，务求辨证精准，方可做到灵活用药，有的放矢，提高有疗效。若伴易感冒，常汗出，舌淡红苔薄白，脉细等，为表虚腠理不固，易为风邪所袭，卫虚不固，营阴不能内守，而致津液外泄，酌加生黄芪、防风、白术以益气固表止汗，取"玉屏风散"之意；若伴汗出恶风，发热等，为外感风邪，营弱卫强，故使汗出，酌加桂枝、白芍以调和营卫，取"桂枝汤"之意；若伴头晕耳鸣，腰膝酸软明显，舌红少苔，脉细弱等，为肝肾不足，精血亏虚，髓海失养，重用墨旱莲以加大补益肝肾之功；西医学认为本病与自身免疫有关，若伴有自身免疫性疾病，可加大重楼、紫草的用量，现代药理研究证实二者均有抗肿瘤免疫抑制的作用。《诸病源候论》认为本病是风邪搏于皮肤，血气不和所生，王玉玺教授也指出白癜风的发病与风邪有密切联系，故在治疗本病的过程中应重视祛风药的应用。白癜风，亦称白驳风，中医外科学中以"风"命名之疾病，多与风邪有关。除巢氏有此观点外，《医宗金鉴·白驳风》亦指出本病是"由风邪相搏于皮肤，致令气血失和"所致。风为阳邪，易袭阳位，其性轻扬，善行而数变，风胜则动，故白癜风风邪为病者，多起病急骤，泛发于全身，或发于头面、上半身，且初期多为外风，日久多生内风，治疗应酌加祛风药，如防风、羌活可祛外风，尚能胜湿；乌梢蛇可搜剔内风，通络止痉。诚如《本草正义》所云"防风，通治一切风邪"，《本经》"主大风头眩痛，恶风，风邪目盲无所见，风行周身，骨节疼痹"；《日华子本草》载羌活"治一切风并气"，《本草品汇精要》谓羌活"主遍身百节疼痛，肌表八风贼邪，除新旧风湿，排腐肉疽疮"；《开宝本草》载乌梢蛇"主诸风瘙瘾疹，疥癣，皮肤不仁，顽痹诸风"。以此证之于临床，疗效颇显。

（五）零金碎玉

1. 墨旱莲、蒺藜

（1）单味功用　墨旱莲，甘、酸，凉，归肾、肝经，功能补肾滋阴，凉血止血。蒺藜，辛、苦，微温，有小毒，归肝经。功能平肝解郁，活血祛风，明目，止痒。

（2）伍用经验　二药相合，补益肝肾，填精养血，阴阳并补，强壮筋骨，入肝肾，合阴阳，益精养血，治疗肾虚精亏，腰膝酸软，须发早白，头目昏花等。

2. 何首乌、女贞子

（1）单味功用　何首乌，苦、甘、涩，微温，归肝、心、肾经，制何首能乌补肝肾，益精血，乌须发，强筋骨，化浊降脂；生何首乌能解毒消痈，截疟，润肠通便。女贞子，甘、苦，凉，归肝、肾经，能滋补肝肾、明目乌发。

（2）伍用经验　二药相伍，共补肝肾，益精养血，强壮筋骨，乌发黑须，用于治疗肝肾精血不足所致虚损诸症，如贫血、中性粒细胞减少症、神经衰弱等。二药相用，属相须之用，务在滋补肝肾、益精养血。

3. 桃仁、红花

（1）单味功用　红花辛、温，归心、肝经，功能活血通经，散瘀止痛；桃仁苦、甘，平，归心、肝、大肠经，功能活血祛瘀，润肠通便，止咳平喘。

（2）伍用经验　二药相用，同类相济，活血通经，行瘀止痛，相互促进。主治血脉瘀阻之诸痛症，如心痛，胃痛，妇人痛经、闭经，跌仆瘀血肿痛等。红花辛，温，入心、肝经，与桃仁为伍，属相须之用，增强活血祛瘀之力也。

4. 丹参、当归、川芎

（1）单味功用　丹参，苦，微寒，归心、肝经，功能活血祛瘀，通经止痛，清心除烦，凉血消痈。当归，甘、辛，温，归肝、心、脾经，功能补血活血，通经止痛，润肠通便。川芎，辛，温，归肝、胆、心包经，功能活血行气，祛风止痛。

（2）伍用经验　三药相配，养血活血，行气止痛，攻补兼施，用于治疗血瘀络阻所致诸病，三药为伍，属相须为用，丹参有"一物丹参，功同四物"之誉，再加当归、川芎相佐，以增行血、活血和补血之力。

5. 自然铜、黑豆

（1）单味功用　自然铜，辛，平，归肝经，功能重镇安神，散瘀止痛。黑豆，甘，平，归肝、脾经。功能祛风除热、调中下气、解毒利尿、补肾养血。

（2）伍用经验　二药相合，取其可有效刺激酪氨酸酶活性，促进黑色素的生成，黑豆取其以色补色之意。

（六）专病专方

1. 如意黑白散

"如意黑白散"取自于《来春茂医话》。方药组成为墨旱莲90g，白芷60g，何首乌60g，沙蒺藜60g，紫草45g，重楼30g，紫丹参30g，苦参30g，苍术24g。上药共为细末，收贮勿泄气，每日服3次，每次6g，开水送服。方中墨旱莲、何首乌补肝肾，益精血；白芷芳香通窍，散风除湿；沙蒺藜补肾强阴；紫草入血分，凉血解毒；重楼有消炎止痛，清热解毒之功；紫丹参活血养血，祛瘀生新；苦参清热燥湿，祛风杀虫；苍术除湿发汗，散风疏瘀。

2. 祛白斑汤

王玉玺教授以"如意黑白散"为借鉴化裁，自拟经验方"祛白斑汤"，功在补益肝肾，祛风活血，通利经络，主要用于气血亏虚，肝肾不足所引起的白癜风。组成：制何首乌10g，墨旱莲15g，刺蒺藜20g，沙苑子30g，紫草10g，丹参15g，白芷15g，苍术15g，防风10g，黄芪30g，白术10g，麻黄6g，羌活10g，桂枝10g，乌梢蛇15g，威灵仙10g，鸡血藤10g，补骨脂20g，乌梅15g，自然铜30g（先煎），黑豆10g。制何首乌、墨旱莲滋补肝肾，益精血；沙苑子补肾助阳、平肝潜阳；刺蒺藜活血、祛风、平肝开郁；紫草入血分，凉血解毒；丹参活血养血，祛瘀生新；白芷芳香通窍，散风除湿；苍术除湿发汗，散风疏郁。上药相伍取其"如意黑白散"之意，达祛风活血，补益肝肾之效；辅以通利经络之品，乌梢蛇性走窜，善祛风通经活络、威灵仙性猛善走，能祛风湿通经络、鸡血藤性温以和缓，补血活血通络，三药相合以通经络散瘀阻之功；《诸病源候论》认为本病是风邪搏于皮肤，血气不和所生，佐以风药，麻黄、桂枝以开腠理，散风寒，羌活、防风以祛风散寒，补骨脂以消风祛斑，共使风邪除、气血和；防风亦与黄芪、白术取"玉屏风散"之意，恐其风邪所袭，卫虚不固，津液外泄，用以益气固表止汗，乌梅寓敛于散，祛邪而不伤正，自然铜、黑豆，取其可有效刺激酪氨酸酶活性，促进黑色素的生成，诸药相伍，使其肝肾益、气血和、经络通、瘀阻畅以达风散斑祛之功。

（七）问诊路径

（1）家族史。

（2）发病诱因　外伤史、暴晒史、有无使用美白药物等。

（3）发病时间，病情有无进展。

（4）局部自觉症状　有无痒痛感。

（5）鉴别诊断　本病需与色素痣相鉴别。色素痣为出生后或不久发生，损害为大小不一的苍白色局限性色素减退斑，脱色不完全，没有白癜风那么明显，境界模糊不规则，有时边缘呈锯齿状，wood 检测无荧光反应，本病无需治疗。

（6）辅助检查　皮肤镜检测、wood 检测。

（7）全身情况　平素畏寒或怕热、出汗情况、饮食情况、大便偏干或偏稀、小便清长或短赤、睡眠状况。

（刘畅）

第十二节　系统性红斑狼疮

系统性红斑狼疮（SLE）是一种累及全身多脏器的自身免疫性疾病，发病原因与遗传、环境、感染、紫外线、药物、饮食、精神刺激相关，临床大多数以15~45 岁中青年女性多见，表现发热、乏力、皮肤黏膜损害、多系统损害及免疫学异常。

古籍中本病命名不同，按病因其命名为"日晒疮""肾脏风毒"；按病机命名为"阴阳毒""热毒发斑"等；按皮肤症状表现为"蝶疮流注""红蝴蝶疮"等。由于累及多脏器、多系统，临床表现多样，病情复杂，部分患者病情发展迅速，甚至危及生命，因此一直是临床工作者的重要临床研究病种。

中医学认为本病是由于先天禀赋不足或后天生化乏源，肾精亏虚致肾阴亏损，继而气血失和、阴阳失调；又因腠理不密，阳毒直入肌肤，外热入里，气血运行不畅，气血痹阻，形成复杂多变的症状。

病机总由肾精暗耗，阴阳失调、热邪入里，瘀久化热，脉络瘀阻于腠理，外伤肌肤而发斑。又如《金匮要略》中曰："阳毒之为病，面赤斑斑如锦纹……"即为气血两燔之状。急性初期主要有皮肤出现红斑及伴血管炎的表现，并多有高热、口舌生疮、神昏等毒热炽盛的表现；久热气伤阴亏，可见乏力懒言、低热、口唇干燥等症；毒邪日久留滞经络，瘀阻肌肤，凝滞于肌肉关节筋脉之间，可出现关节红肿或僵痛、屈伸不利，肌肉酸楚不适等症状。久病毒邪入里，各脏腑受累，五脏皆损，如病邪入心，症见心悸不安；邪入心包，则有神昏发热；病邪入肝，症见目涩咽干、口苦易怒，胁肋隐痛；病邪入脾，则纳差乏力、面色萎黄，或胸脘痞满或便溏；邪扰神明，则神昏谵语，神识不清；毒邪及肾，肾精亏虚，阴阳失衡，则可见面色不荣、腰膝酸软、发枯齿摇、纳气不深频喘、小便清长、全身浮肿等症状。

（一）辨证思路

清代陆子贤认为"斑为阳明热毒，疹为太阴风热"，红蝴蝶疮急性发作期表现为气血两燔之貌，热毒外透，阴阳失衡，气血互搏，常表现为一派大热之象，此时宜急则治标，遏制病情，防止传变；缓解期，宜祛毒扶正，标本兼治。

以王玉玺教授为代表的龙江中医皮肤科流派医家采用中西医相结合的方法治疗本病，急性发作时以西医治疗方案为主，给予激素及免疫抑制剂、辅以中药调理，增效减毒。病情得以控制后激素逐渐减量，继续配合中医辨证施治，充分发挥中医药特色优势，使病情得到控制，延长患者生命，提高患者的生活质量。此外，以"毒"立论是龙江中医皮肤科流派医家治疗本病的特色观点，外感淫邪、内伤五邪及各类免疫复合物及因子皆视为毒，痰饮瘀毒亦可化"毒"，毒邪又可产生痰、瘀等病理产物，其互为因果，相互转化。火毒夹风炎上，上蒸于面发斑、瘙痒；湿热毒邪夹风游走关节，风湿痹痛；瘀毒壅塞，关节不利，斑疹紫黯；寒毒客体，肢冷畏寒，麻木疼痛。治疗多用藤类药、虫类药等偏性多毒之药，祛风、通络、除湿、化瘀，共达以毒治毒，以毒攻毒，以毒克毒之效。

（二）治疗方案

1. 毒热炽盛型

症状：此型相当于SLE急性活动期。面部红斑，蝶形，色鲜红，关节肌肉疼痛。高热，口渴烦热，重则神昏谵语，抽搐，大便干燥。口渴喜冷饮，舌红绛，苔黄腻或无苔，脉数或洪数。

辨证：毒热炽盛，气血两燔。

治法：清热解毒，凉血化斑。

处方：白茅根30g　牡丹皮15g　生地黄炭20g　赤芍15g
　　　丹参15g　　鬼箭羽15g　白花蛇舌草30g　秦艽15g
　　　紫草15g　　金银花30g　连翘15g　　　石膏30g（先煎）
　　　知母15g　　黄连15g　　水牛角粉6~10g（分冲）

加减：高热不退或神昏加安宫牛黄丸、至宝丹；热毒盛加酒大黄、黄芩、漏芦；肌肉关节酸痛加青风藤、防风；低热不退加地骨皮、青蒿、鳖甲；肢体抽搐加蜈蚣、地龙、石菖蒲；红斑重加紫草、茜草、玫瑰花、凌霄花。

分析：此型多属于急性发作期。热毒炽盛，气血两燔，热邪动血、耗血，由内及表，热伤血络，故见高热、皮肤瘀斑或出血；热毒过盛侵袭心包，蒙蔽心神，则神昏谵语、抽搐。水牛角以镇心神，解大热；白茅根、牡丹皮、生地黄炭、赤芍凉血消斑；金银花、连翘、紫草、白花蛇舌草解毒清热；石膏、知母、黄连清热凉血；丹参、鬼箭羽凉血清热、化瘀毒。

2. 气阴两伤型

症状： 急性期高热后，高热伤阴，头晕乏力，少言懒气，精神萎靡，心悸烦热，失眠纳差，口干眼涩，自汗盗汗，腰痛，酸痛，脱发，月经量少或闭经。舌质红，苔薄白或薄黄，脉沉细弱。实验室检查血常规偏低。

辨证： 气阴两伤，血脉瘀阻。

治法： 益气养阴，清热活络。

处方：

黄芪 50g	潞党参 20g	白术 15g	龙眼肉 15g
白芍 15g	鸡血藤 30g	川芎 10g	生地黄 15g
当归 10g	鬼箭羽 30g	茯苓 20g	仙鹤草 30g
陈皮 15g	焦三仙各 10g		

加减： 口唇干燥加北沙参、南沙参；胸闷不舒加桔梗、紫苏梗、瓜蒌；心悸、失眠加远志、夜交藤、酸枣仁；气虚乏力感重加西洋参、灵芝；眼涩加菊花、桑叶。可合服八珍汤或生脉饮加减。

分析： 此型相当于系统红斑狼疮亚急性期。因高热过后，耗气伤血，肾精亏耗，正气虚弱，故倦怠乏力、脱发、腰酸；热伤阴血故有持续低热、手足心热等表现；且热扰心神可见心烦失眠；阴血虚不能濡养，故见口干目涩。方中黄芪、潞党参补养气血；生地、仙鹤草养阴清热；鬼箭羽、鸡血藤、当归、川芎通络；龙眼肉补心安神；白术、茯苓、陈皮、焦三仙顾护脾胃。

3. 脾肾阳虚型

症状： 皮肤红斑或瘀斑，疲乏无力，关节痛，腰膝酸软，眼睑或肢肿，或低热缠绵，面热肢冷，五心烦热，或四肢畏寒，怕冷，纳差，胁痛痞满，夜尿多或无尿。舌质淡暗，舌体胖嫩边齿痕，脉沉细或无力。

辨证： 脾肾阳虚，肾精亏耗，阴阳不调。

治法： 温肾助阳，健脾利水，调和阴阳。

处方：

黄芪 15~30g	秦艽 15g	白术 10g	茯苓 10g
川牛膝 15g	桂枝 10g	当归 10g	猪苓 20g
金樱子 10g	芡实 15g	通草 15g	白扁豆 15g
炙甘草 10g（先煎）		制附子 10g（先煎）	

加减： 气虚无力加人参；浮肿加冬瓜皮、玉米须；尿多加益智仁、覆盆子；手足冰冷加肉桂；腰痛加杜仲炭、川续断、桑寄生；月经不调加益母草、泽兰、

当归；胁痛腹胀加木香、香附；关节肿痛加青风藤、丝瓜络、豨莶草。全身肿甚可配合真武汤。

分析：此型疾病处于相对缓解期。因久病及肾、肾精亏耗，故肾阳不足，肾水泛滥，犯及中宫之脾，致脾土无力治水，久而脾肾俱虚，故有肢肿、乏力、腰酸、怕冷、无尿或少尿等症。方中黄芪、制附子、桂枝、白术、茯苓、猪苓助阳补气健脾；金樱子、芡实、白扁豆固精止尿；通草利水消肿；川牛膝引火归原；秦艽、当归补血通络。如肢冷畏寒、乏力、便溏、舌淡者，寒象较重或出现寒象时亦为脾肾阳虚证型，此时常用当归四逆汤治疗，里寒或者实寒较重时加入干姜、肉桂；虚寒者可加入理中丸。

4. 阴虚内热型

症状：不规则发热或持续低热，五心烦热，斑疹色黯，盗汗乏力，咽干口苦，耳鸣脱发，关节酸痛，月经量少或闭经。舌红，苔薄或少苔，脉细数。

辨证：邪热伤阴，阴虚内热。

治法：滋阴降火，凉血养阴。

处方：

漏芦 15g	升麻 10g	黄芪 30g	鬼箭羽 30g
土茯苓 15g	当归 15g	青蒿 15g	夜交藤 30g
怀山药 20g	甘草 6g	白花蛇舌草 20g	雷公藤 15g（先煎）
鳖甲 15g（先煎）			

加减：烦热者加地骨皮；失眠加生龙骨、生牡蛎；关节不利加菝葜；耳鸣脱发加首乌藤；口干眼涩加北沙参、南沙参、麦冬、女贞子、墨旱莲；便干加酒军。

分析：疾病处于相对缓解期。邪热伤阴，阴液损，虚火生，低热、盗汗、烦躁；阴伤不能濡养关节，故见关节不利、酸痛；阴伤则血伤，此时发少、耳不聪、眼不明，且月经不调。方中鳖甲、升麻、青蒿清透虚热；夜交藤、雷公藤、土茯苓通利关节；黄芪、当归、山药养血健脾；漏芦、鬼箭羽、白花蛇舌草解毒清热。

5. 湿热痹阻型

症状：关节疼痛，肿胀，屈伸不利，红斑紫黯，可同时伴有肌肉酸痛、肌肤麻木及风湿结节，并有不同程度低热。舌质红，苔黄或黄腻，脉滑数。

辨证：湿热瘀阻，经络不畅。

治法：祛湿除痹，活血通络。

处方：

黄芪 30g	漏芦 15g	秦艽 15g	土茯苓 30g
乌梢蛇 30g	菝葜 15g	赤芍 10g	牡丹皮 15g

丹参 15g　　白花蛇舌草 30g　　　夏枯草 10g　　雷公藤 20g（先煎）

加减：关节痛重加制川乌、草乌、土茯苓；周身酸痛不适加羌活、独活；风湿结节加青风藤、忍冬藤；血沉快或滴度升高时加白花蛇舌草、大青叶、金银花。瘀象明显时加当归、桃仁。

分析：疾病处于缓解期，湿热之邪留滞于关节肌肤，致使关节屈伸不利疼痛，肌肤不仁，日久毒邪瘀于皮肤，经络不畅，脉络瘀阻，出现关节肿胀疼痛。秦艽、漏芦、土茯苓、菝葜可祛风湿，清湿热，止痹痛；雷公藤、乌梢蛇通络止痛；黄芪补气利水；赤芍、牡丹皮、丹参、白花蛇舌草、夏枯草清热解毒，消斑散结。

（三）典型案例

张某，女，36 岁，2018 年 1 月 31 日初诊。

病史：患者皮肤紫红斑点 10 余年，初诊为紫癜，现全身泛发，四肢紫红斑点，右髋关节疼痛，在北京协和医院确诊为系统性红斑狼疮、干燥综合征、狼疮性肾炎。刻下：周身乏力，下肢浮肿，腰痛，自觉低热，手足心热，大便稀溏。舌淡红，脉沉滑。实验室检查示：血红蛋白 76g/L，红细胞 3.84×10^9/L，白细胞 2.63×10^9/L，血小板 6.5×10^9/L，尿蛋白（+++），管型尿（++），抗核抗体（ANA）1：640（+），抗 -DNA199（+），SS-A（+），SS-B（+）。

中医诊断：红蝴蝶疮。

西医诊断：系统性红斑狼疮（缓解期）。

辨证：脾肾阳虚，瘀毒痹阻。

治法：温肾助阳，健脾利水，化瘀解毒，兼滋阴降火。

处方：秦艽 30g　　牡丹皮 10g　　　紫草 15g　　　生地黄 25g
　　　赤芍 15g　　大青叶 20g　　　防风 10g　　　乌梢蛇 15g
　　　漏芦 15g　　土茯苓 30g　　　泽泻 15g　　　黄芪 30g
　　　菝葜 20g　　白花蛇舌草 30g　泽兰 15g　　　茜草 10g
　　　桃仁 10g　　红花 6g　　　　甘草 6g　　　　蜈蚣 2 条
　　　雷公藤 20g（先煎）

7 剂，水煎服，每日 1 剂，早晚饭后 30 分钟温服。

二诊：上方服用 7 剂后乏力、浮肿等症状明显好转，腰痛感减轻，手足心热不解，且手足心多汗，四肢紫斑密集、色减，足跟坠痛，舌红，少苔，脉沉滑，眠轻，大便日 1~2 次，不成形。此时脾肾阳虚为本，兼阴虚内热，脉络瘀阻。方药宜多滋阴除热，化瘀通络，上方去生地黄、菝葜、防风、泽兰、大青叶、白花蛇舌草，加川牛膝 15g、地骨皮 20g、三七粉 6g（冲服）、槐花 20g、水牛角 20g（先煎）、生地炭 20g、黄芪增至 40g。此方加减后调治 1 个月余。

三诊：1 个月后，各症状皆有好转，手足热减，四肢少见瘀斑，便调，略感疲乏无力，舌淡红，苔薄白，脉沉细。此时以扶正为主，清余热。上方加藿香 15g，灵芝 20g，当归 10g，川芎 15g。随证加减 1 个月余，症状明显减轻，实验室检查报告示：血红蛋白 10.1g/L，血小板 $12.6×10^9$/L，ANA 1：78，尿蛋白（±）。患者对疗效满意。

案例点评：SLE 缓解期时，患者面部红斑症状可消失，但由于疾患日久肾精不足，气血不荣，脾肾阳虚，阳损及阴，阴虚低热，瘀阻血络，迫血外溢，可见腰痛、乏力、浮肿、皮肤瘀斑等症。治宜温肾助阳，健脾利水。故方中秦艽、防风祛湿除痹；牡丹皮、紫草、生地黄、赤芍、白花蛇舌草、大青叶、茜草凉血解毒，化瘀消斑；黄芪补气助阳；漏芦、雷公藤、土茯苓、菝葜通络通利关节；泽泻、泽兰健脾利水；蜈蚣、乌梢蛇、桃仁、红花化瘀通络。二诊时，腰痛、浮肿症状悉减，但由于肾精已亏，真水乏源，故手足心烦热，且瘀斑密集，仍属血溢脉外，瘀阻脉络，此时治疗还应以脾肾阳亏为本，兼滋阴降火，通络止血。故加入川牛膝、地骨皮养阴清热，引火归原；槐花、水牛角、生地炭凉血化斑；增加黄芪补气助阳之余，用以摄血固本，守一身之阳；此时关节自觉通利，故去菝葜、防风等药；又去大青叶、白花蛇舌草以防清利太过。三诊加入藿香芳香化湿，祛毒除晦；灵芝更是补益元气，固本培元；久病多瘀，故加入当归、川芎活血止血，化瘀而不伤正。

（四）临证经验

龙江中医皮肤科流派医家在治疗结缔组织病时，常采用辨病与辨证相结合的方法，同时中西医并重，并突出中医药特色优势，临床取得较好疗效。临症强调治病必谨守病机，辨证论治，抓住疾病本质，分析疾病发展各阶段的特点，据此龙江中医皮肤科流派医家根据不同阶段灵活用药。本病属本虚标实，病机复杂，症状多变，急性期以激素和免疫抑制剂控制病情，同时配合中药增效减毒，此时火毒炽盛，治以泻火解毒之法，多用清热解毒之品，待缓解后激素逐渐减量，并加大中医中药调理力度，扶正祛邪，调理阴阳，突出中医药特色优势。亚急性发作期以肝肾阴亏为本，痰饮、瘀毒不散，故治以补肾化毒为要，补肾者不可多用纯阳之品以免灼伤阴血，化毒时亦不可一味加用寒凉，慎防苦寒败胃而变症生，故滋补元阳与解毒祛邪同施，同时顾护脾胃，使气血生化有源。缓解期狼疮患者阴精亏乏，阴阳失调，寒热错杂，故治疗时要配合补虚泻实，平补平泻等治法，以平衡阴阳，调其气血，排除毒邪。治疗始终注重扶正固本，祛"毒"为标，正存则毒邪无力内陷。对于在急性期或活动期应用激素的患者，经过中药的治疗后，皮质类固醇的用量可大大减少，且少有"反弹现象"，证明中西药物具有一定协同作用。

（五）零金碎玉

龙江中医皮肤科流派医家对系统性红斑狼疮的治疗见解独到之处，善用对药、藤类药、虫类药等。

1. 赤芍、牡丹皮、白茅根

（1）单味功用　赤芍，味苦、微寒，入肝经，其性酸可敛阴柔肝，并可养阴祛瘀、止痛凉血；牡丹皮，味苦、辛，微寒，入心、肝、肾经，具有清热凉血、化瘀止血等功效。白茅根，气微，味微甜，性寒，入肺、胃、膀胱经，能凉血止血、可清肺胃之热。

（2）伍用经验　赤芍、牡丹皮二者合用强于清热凉血，活血散瘀之功效，既能增强凉血之力，又可防留瘀之弊，白茅根清上焦之热，并可清热利尿，使余热从小便而去，三者在治疗系统性红斑狼疮热毒炽盛证型中，共起养阴、清热、凉血、散瘀、化斑之效。

2. 白花蛇舌草、紫草

（1）单味功用　白花蛇舌草味甘、淡，性凉，入胃、大肠、小肠经，清热解毒，利尿消肿，活血止痛等功用；紫草味甘、咸，性寒，入心、肝经，凉血活血，解毒透疹，常用于血热毒盛，斑疹紫黑等症。

（2）伍用经验　白花蛇舌草、紫草，性凉却不大寒，非久用不伤脾胃，二药相合，可直当热势，除热消斑，可有凉血活血、清热解毒的功用，且有抗炎、抗感染、免疫抑制的作用，是治疗红斑狼疮热毒发斑较重时期的主要药对。

3. 黄芪、党参

（1）单味功用　黄芪味甘，性微温，归脾、肺经，本品甘温补气，补中益气，能升阳举陷，健脾固表；党参味甘，性平，归脾、肺经，其甘平补气，润肺生津，健运中气。

（2）伍用经验　黄芪甘温，补中益气，固表益卫，升中焦之阳气，补气生血、利水消肿；党参健脾补气，恢复中焦健运。黄芪为补气之要药，并重用黄芪，配合党参强于补气，亦可固表生津，尤其在系统性红斑狼疮气血两虚、脾肾阳虚证型的治疗中，一偏补卫气，一偏补中气，二药相合，扶正补气之功大增。

4. 青风藤、鸡血藤、雷公藤

（1）单味功用　青风藤味苦、辛，性平，归肝、脾经，本品可祛风湿，通经络，长于治疗风湿痹痛，关节肿胀麻痹；鸡血藤味苦、微甘，性温，入肝、肾经，具有补血、活血、通络的功用，常用于治疗关节麻木，风湿痹痛；雷公藤味苦、辛，性凉，有大毒，可祛风、通络、解毒，善治各种关节类疾病。

（2）伍用经验　《本草便读》云："凡藤蔓之属，皆可通经入络。"龙江中医皮肤科流派医家善用藤类药治疗此顽症，青风藤祛风湿、通络除痹效强，多用于偏热者；鸡血藤活血凉血通络，多用于偏虚者。二药配伍，取藤类药蜿蜒缠绕之意，疏通人体经络，通达关节，除痹止痛，常用于系统性红斑狼疮单纯关节型者。毒邪易壅塞经络、凝滞血脉、瘀阻关节，雷公藤性凉，味苦，为大毒之品，药毒偏性善治毒邪壅盛之病，即毒药清毒邪，急性期除热解毒，亚急性期可清热通络，缓解期除骨蒸解余毒。

5. 青蒿、鳖甲

（1）单味功用　青蒿味苦、辛，性寒，归肝、胆经，清热解暑，除骨蒸；鳖甲味咸，微寒，入肝、肾经，滋阴潜阳，软坚散结，退热除蒸，多用于阴虚发热，劳热骨蒸等病症。

（2）伍用经验　系统性红斑狼疮病程缠绵，经久不愈，久病耗伤津液，其发热亦可灼其津液，致使阴亏虚热。青蒿芳香透热，阴邪外出；鳖甲滋阴除热，清骨蒸潮热。二药相伍，养阴清热透热，并可清透余留伏火。用于系统性红斑狼疮证属阴虚内热者。

6. 全蝎、蜈蚣

（1）单味功用　全蝎味辛、咸，性平，有毒，入肝经，具有息风镇痉，攻毒散结，通络止痛的功效；蜈蚣味辛，性温，有毒，入肝经，有息风解痉，通络止痛，解毒散结的作用。虫药走窜之力较强，长于通利关节，通络定痛。

（2）伍用经验　在治疗狼疮性关节炎且夹有瘀象时，患者常有关节疼痛，肌肤麻木等症状，且久病留瘀，毒邪瘀阻关节，屈伸不利，又加重症状，龙江中医皮肤科流派医家在治疗系统性红斑狼疮时以"毒"立论，虫药具毒性，取其偏性，达以毒攻毒的效果。常常二药合用，虫善走窜，松透病根，目的搜风剔络，疏通经络，活血化瘀，还可止痉定痛。

7. 附子、肉桂

（1）单味功用　附子味辛、甘，性大热，有毒，入心、肾、脾经，为阳中之阳，行而不滞，温固全身，有回阳救逆，补火助阳，逐风寒湿邪之功效；肉桂味辛、甘，性大热，入肾、脾、心、肝经，补火助阳，即可补下焦不足，亦可补命门不足，具引火归原，散寒止痛等功用。附子、肉桂相伍，补火助阳之功增强，除寒补虚，增一身阳。

（2）伍用经验　在治疗系统性红斑狼疮时，无论急性期还是恢复期均表现为热象，但东北地区地处北方，北方多寒，故患者易受寒邪，或素体虚弱，畏寒怕冷出现的虚寒，龙江中医皮肤科流派医家结合四诊及患者临床典型表现，虽有热象但本质属"寒"者，皆用此二药，补火助阳，温补三焦，增一身之阳，此类症状的患者临床可见，相当于脾肾阳虚型，抓住疾病"寒"这一本质本质，以"寒者热之"之法，每获奇效。

（六）专病专方

1. 升麻鳖甲汤

《金匮要略·百合狐惑阴阳毒病证治》："阳毒之为病，面赤斑斑如锦纹，咽喉痛，唾脓血，五日可治，七日不可治……升麻鳖甲汤并主之。"阳毒为病，肝相之火上逆，阳明郁火上蒸，至于喉入缺盆，故喉痛，而吐脓血，至于面故面赤如锦纹。升麻为主药，且为升药，可透疹解毒；甘草及雄黄，皆有解毒功效，取治阳从阳之意；蜀椒温中行气兼活血；当归养肝血，起养血活血之效；鳖甲可滋阴潜阳，疏肝清热，降肝木之火。

2. 系统性红斑狼疮急性高热时的治疗

可用羚羊角丝、玳瑁、犀牛角（水牛角代），研磨温水送服；加用血罐疗法选取大椎、心俞等穴位；还可采用物理降温的方法改善患者高热状态。

（七）问诊路径

（1）家族遗传病史。

（2）流行病学　本病发病年龄及性别特点：15~45 岁中青年女性多见。发病诱因：过度劳累、情志因素、工作环境、感染、日晒、服用过某些药物及保健品等。

（3）局部及全身症状　系统性红斑狼疮因多系统损害，表现各异，应从整体观出发辨识各种临床症状。

（4）鉴别诊断　面部红斑及有无鳞屑与玫瑰痤疮、脂溢性皮炎鉴别；发热及关节症状应与类风湿关节炎、血管炎等相鉴别。结合相关实验室指标综合判断。

（闫明）

第十三节 硬皮病

硬皮病（Scleroderma）是一种以局限性或弥漫性皮肤及内脏器官组织的纤维化或硬化为特征的较少见的皮肤疾病。分为局限性硬皮病和系统性硬皮病两大类，其中前者以皮肤弥漫性非凹陷性肿胀、硬化、萎缩为主要临床特征，后者有广泛的皮肤硬化及多器官、多系统的受累。男女均可患病，女性稍多于男性。

硬皮病属于中医"皮痹"范畴。中医学文献《素问·痹论》中有"皮痹"的记载，类似本病，如"以秋遇此者为皮痹"。隋《诸病源候论·风湿痹候》曰："风湿痹病之状，或皮肤顽厚，或肌肉酸痛。"其特征为皮肤肿胀、发硬，后期发生肌肉萎缩。

中医学认为本病是由于素体阳气虚弱，营卫失固，感受寒湿之邪闭阻皮肤脉络所致，该病的病机特点为本虚标实。本虚为肺气虚，脾肾阳虚；标实为外邪袭表或痰浊瘀血痹阻经络。肺主皮毛，皮毛为人体一身之藩篱，如肺气虚损，宣发无力，则卫气与津液不能输布于体表，而失"熏肤，充身，泽毛，若雾露之溉"之用，从而导致皮肤干燥无汗，毫毛脱落，干硬如革的表现；脾主肌肉与四肢，其通过水谷精微和津液的运化作用，化生气血，散布全身，濡养脏腑、肌肤，脾气运化功能失常，生化乏源，不能濡养五脏六腑、四肢百骸，而发本病；肾藏精，为先天之本，肺脾功能失调，后天之精不能充养先天之精，金水不能相生而致病。可见病在肺与皮毛，本在脾肾。

（一）辨证思路

本病属本虚标实，本虚为正气不足，肌肤腠理不固，标实为风、寒、湿之邪侵袭，阻于皮肤，肌肉之间，闭塞不通，以致营卫不和，气血凝滞，血不利则为水，故开始时出现瘙痒刺痛，雷诺现象，红斑浮肿；日久痰饮与瘀血互结，肌肤失养，故皮肤硬化萎缩，毛发脱落。此外，脏腑功能失调与本病发生密切相关，主要在肺脾肾三脏，肺主气，合皮毛而润肌肤，肺气虚损，则气短乏力，皮肤失柔，出现甲错、硬化；脾主肌肉，为生化之源，肌表不固，风寒湿侵袭，症见皮肤肿胀，紧张而发硬，皮纹消失，皮温降低，可有瘙痒刺痛，麻木、肌肉疼痛，酸软无力，疲乏气短；肾主骨藏精，宜藏而不泄，久病失养，耗伤肾之精气，金水不能相生，则进一步加重病情。由于脏腑功能紊乱，可出现郁而化火，或瘀久化热，或阴损及阳等寒热并作，虚实夹杂，使病情日趋严重。

龙江中医皮肤科流派在本病的治疗上，辨病与辨证相结合，抓住主要病因及主要的病机变化进行治疗。初期以祛邪为主，久病以扶正气为主。在内服方药的同时，亦可配合性走窜、善疏散之中药外洗，或增加火针等中医特色外治疗法刺激局部，以激发经气，使寒邪、瘀邪得散、得消、得透，以达标本兼治、内外同调之用。

（二）治疗方案

1. 内治

（1）寒湿痹阻型

症状：皮肤紧张而肿，或略高于正常皮肤，遇寒变白变紫，皮肤不温，肢冷恶寒，遇寒加重，得温减轻。伴有关节痛，或有月经不调，经来腹痛，经血暗紫，口淡不渴，周身困重，四肢倦怠，大便溏。舌淡，苔白或白滑，脉沉或紧。

辨证：寒湿闭阻，经络不通。

治法：温经散寒，和营通络。

处方：

麻黄 5g	桂枝 15g	防风 15g	苍术 15g
蜂房 15g	威灵仙 20g	全蝎 10g	鸡血藤 10g
防己 10g	鬼箭羽 30g	菝葜 30g	络石藤 30g
制附子 10（先煎）	制川乌 10（先煎）	雷公藤 20g（先煎）	
炙甘草 10g（先煎）			

加减：风湿较重者加秦艽、五加皮；风寒较重者加徐长卿；关节冷痛重者加肉桂、仙茅、淫羊藿；肢冷恶寒重者加豨莶草、伸筋草。

分析：该型多见于本病的水肿期。为寒湿之邪侵袭肌表，经络闭阻，气血不通，腠理失养，故选用龙江中医皮科流派经验方"乌头通痹汤"加减。本方以辛温之品为主，散寒通滞。制川乌既温里阳，又可散风寒湿邪；制附子温经通络；麻黄善开腠理宣透郁阳以散寒；桂枝善温通经脉，四药合用散寒止痛为主药。防风散风除湿；苍术祛风燥湿；菝葜、防己祛风利湿；威灵仙、雷公藤、络石藤祛风除湿通络，达祛风除湿，通络止痛之功；鸡血藤、鬼箭羽活血化瘀，通络止痛，补而不滞；蜂房、全蝎搜剔经络之风以止痒，走窜之性以通络；炙甘草调和诸药，通行十二经，引诸药直达病所。诸药并用，达气血和、经络通、寒湿去、痹痛除之良效。

（2）痰毒瘀阻型

症状：病情日久，皮肤坚硬如革、板硬，麻痒刺痛，捏之不起，肤色黯滞，肌肉消瘦。面部表情呆板，眼睑、口部张合受到限制，胸部有紧束感，手指屈伸困难，关节活动不利，口唇青紫变薄，可伴胸闷、心悸、腰痛、皮下有包块结节，女性月经量少夹有血块，甚或闭经。舌质暗，有瘀斑或瘀点，舌下络脉青紫，脉细或细涩。

辨证：痰毒积聚，气血阻滞。

治法：化痰解毒，活血祛瘀。

处方：当归 20g　　玄参 15g　　秦艽 10g　　地龙 10g

羌活 10g　　桃仁 10g　　红花 10g　　川芎 6g

没药 10g　　香附 10g　　牛膝 15g　　甘草 10g

金银花 20g　　五灵脂 10g（包煎）

加减：皮肤坚硬，麻痒刺痛重者加全蝎、蜈蚣；雷诺现象重者加肉桂、干姜。

分析：该型多见于本病的硬化期。为痰毒积聚，气血阻滞而成，故选用四妙勇安汤合身痛逐瘀汤加减。四妙勇安汤清湿热之毒，活血散瘀止痛，金银花清热解毒，当归活血散瘀，玄参泻火解毒，甘草清解百毒；身痛逐瘀汤，活血祛瘀，祛风除湿，通痹止痛。方中秦艽、羌活祛风除湿；桃仁、红花、当归、川芎活血祛瘀；没药、五灵脂、香附行气血，止疼痛；牛膝、地龙疏通经络，利关节；甘草调和诸药。两方合用共奏清热解毒，化痰通络，活血祛瘀之效。

（3）脾肾阳虚型

症状：皮肤坚硬，皮薄如纸，毛发脱落，面部肌肉僵呆如面具，胸部皮肤坚硬，呼吸受限，手如鸟爪，骨节隆起，出现溃疡，关节强直，活动困难。常伴有畏寒肢冷无汗，腰膝酸软，神疲劳倦，纳呆，吞咽不畅，便溏，遗精阳痿或妇女月经涩滞或闭经。舌质淡，苔白，脉沉细无力。

辨证：阳虚寒凝，痰湿瘀血，阻塞经脉，肤失所养。

治法：补益脾肾，温阳散寒。

处方：黄芪 40g　　党参 20g　　当归 10g　　熟地黄 20g

白芍 15g　　川芎 6g　　乌药 10g　　吴茱萸 10g

桂枝 10g　　干姜 10g　　鸡血藤 30g　　威灵仙 15g

秦艽 15g　　蜈蚣 2 条　　地龙 10g　　炙甘草 10g（先煎）

通草 15g　　细辛 5g（先煎）制附子 10g（先煎）

加减：腰酸软者可加狗脊、续断；纳呆者可加焦三仙、鸡内金；腹胀便溏可加山药、木香、砂仁。

分析：该型多见于本病的萎缩期。此为虚实夹杂之证，虚者应责之于阴阳失调，气血不和，肤失所养；实者则归咎于痰湿瘀血，寒凝阻络，不能透达。在治疗上用温阳之剂，以当归四逆加吴茱萸生姜汤加减，虚实兼顾。黄芪、党参益气生肌；熟地黄、白芍、当归、川芎，益气养血；乌药温肾散寒；威灵仙、秦艽除湿化痰通络；鸡血藤活血散瘀；桂枝、细辛、蜈蚣、地龙通经开络；附子、干姜温经通脉。通过温阳之法，以达通络之效，亦可开其腠理，使邪气退而有路。

2. 外治

（1）中药药浴　将姜黄 10g，羌活 10g，白术 10g，透骨草 10g，海桐皮 10g，当归 10g，赤芍 10g，桑枝 20g，桂枝 10g，独活 10g，牛膝 10g，细辛 5g，红花 10g，伸筋草 10g，威灵仙 10g，进行煎煮，每 1 剂文火，水煎 2 次，取汁 1200ml，分 8 袋装，每袋 150ml，药浴治疗。

（2）中药外搽　红花酒或红灵酒等药酒揉搽，每次持续 15 分钟，日 3 次；或外擦积雪苷软膏，适用于硬皮病肿胀期，日 2 次，配合按摩 3~5 分钟。

（3）中药熏洗　伸筋草、透骨草各 30g，艾叶、细辛各 15g，乳香、没药各 6g，采用中药熏蒸治疗仪，熏洗患处，根据患者不同的耐受情况调整温度，每次 30 分钟，日 1 次，7 日为一个疗程。

3. 非药物疗法

（1）火针疗法　选取皮肤硬化部位常规消毒，采取火针散刺法，根据皮损改善情况确定火针频率，一般每周 1 次。

（2）火罐疗法　选取皮肤硬化部位，局部消毒，用止血钳或镊子夹酒精棉球 1 个，点燃后放罐内绕 1~3 圈后，将火迅速退出，顺势将罐扣在施术部位上，进行拔罐，留罐 10 分钟后拔下火罐，以皮肤潮红为度（若患者不能耐受，可稍微放出少量气体），隔日 1 次。

（3）针灸疗法

①针刺疗法：选阿是穴（硬皮病局部）和根据脏腑经络辨证取穴，采用"实则泻之，虚则补之"原则，行毫针或电针治疗，日 1 次，10 次为一个疗程。

②艾灸疗法：选用青艾条，点燃，对准局部皮损部位进行艾灸，以局部皮肤潮红为度，日 1 次，7 日为一个疗程。

③梅花针疗法：在患处轻轻敲打，以患处微微发红为度，日 1 次。

（三）典型案例

吴某，女，22岁，2011年8月30日初诊。

病史：患者硬皮病十余年，9岁时即发，左乳下、左下肢从膝至足色暗黑，表面蜡样光泽，羊皮纸样改变，皮肤萎缩凹陷，边缘境界清楚，无痛痒，最先发于左足面，四肢无论冬夏皆凉。12岁月经初潮，月经延后，有痛经史，面色苍白，从小即体弱多病，经常感冒，大便稀溏，日1~2次，舌淡红苔薄白，脉沉小滑。

西医诊断：局限性硬皮病。

中医诊断：皮痹。

中医辨证：脾胃气虚，血虚寒凝。

治法：补气健脾，养血温经。

处方：黄芪60g　　　当归15g　　　白术20g　　　党参20g
　　　陈皮10g　　　升麻10g　　　柴胡6g　　　　桂枝15g
　　　白芍15g　　　通草15g　　　吴茱萸10g　　细辛5g（先煎）
　　　制附子10g（先煎）　　　　　炙甘草6g（先煎）

14剂，水煎服，每日1剂，早晚饭后30分钟温服。

中药药浴，隔日1次。药物组成：姜黄10g，羌活10g，白术10g，透骨草10g，海桐皮10g，当归10g，赤芍10g，桑枝20g，桂枝10g，独活10g，牛膝10g，细辛5g，红花10g，伸筋草10g，威灵仙10g。

火罐治疗，隔日1次。火针治疗，每周1次。

二诊：皮损已能捏出褶皱，手心不凉，足微凉，便日一行，稍成形，口不干，不渴，月经延后5~6天，舌脉同前。上方加制川乌10g（先煎），川芎10g，威灵仙15g，红花6g，制附子（先煎）10g，白术20g。14剂水煎服。外治法同上。

三诊：诸症减轻。继服上方14剂水煎服。停外治法。

四诊：继续好转，局部凹陷萎缩皮肤已经充满，皮色转淡。因患者服汤药不便，上方制成丸剂继续服用。

案例点评：此案属脾胃气虚，血虚寒凝证，运用李东垣的补中益气汤合当归四逆加吴茱萸生姜汤加减治之。两方合用既补气健脾又养血温经。因其患者从小体虚易感，面色苍白，大便稀溏，故用大剂量黄芪补中益气，固表升阳为君药；方中党参、白术、炙甘草健脾益气，共为臣药使元气旺盛，已达到"中焦固而百病去"的目的；陈皮理气和胃使诸药补而不滞；当归养血和营，协党参、黄芪以补气养血共为佐药；小剂量柴胡、升麻升举下陷清阳，协助君药以升提下陷之中气，为补气方中的使药。此病的皮肤凹陷乃气虚下陷所致，进而应用"陷者升之"的治疗原则。又因此患手足冰凉，月经延后，有痛经病史，乃血虚寒凝之证，治宜养血活血，散寒通络，方用当归四逆加吴茱萸生姜汤，《伤寒论》曰："若其人内有久寒者，宜当归四逆加吴茱萸生姜汤。"附子辛温，性走不守，上助心阳，中温脾阳，下补肾阳，药力能很快地通达全身发挥作用，功善散寒，用在此处相得益彰。配合中药药浴，火针疗法，火罐疗法，共奏温阳散寒通络之功。二诊加川乌辛散走窜，能搜散肌肉中的风寒；川芎、红花活血通经针对患者月经延后而设；威灵仙性温，辛散温通，性猛善走，有散风寒湿邪和通络的作用。纵观全方，补气亦有行气，温经又有散寒，又不失"虚则补之""陷者升之"的治疗原则。

（四）临证经验

根据古籍中对本病的论述，如《素问·痹论》，"风寒湿三气杂至，合而为痹也……以冬遇此者为骨痹，以春遇此者为筋痹，以夏遇此者为脉痹，以至阴遇此者为肌痹，以秋遇此者为皮痹。"《类证治裁·痹症》："诸痹……良由营卫先虚，腠理不密，风寒湿乘虚内袭。正气为邪所阻，不能宣行，因而留滞，气血凝涩，久而成痹。"龙江中医皮肤科流派认为在硬皮病的发病中，从疾病的分期角度，初起以祛邪为主，本病的发生与风、寒、湿之邪侵袭密切相关，《景岳全书》："痹者，闭也，以血气为邪所闭，不得通行而病也。"风、寒、湿之邪痹阻经络气血，化湿生痰，肌肤失养，肿胀发硬，故治疗当以祛风散寒，温阳通络为主；久病以扶正气为主，病久正气不足，脏腑功能失调，以肺、脾、肾为主，导致皮肤、肌肉失荣，甚则损及脏腑而致多脏同病，故治疗当以补肺脾之气，脾肾之阳为主；从脏腑的角度，与肺、脾、肾关系密切；从八纲的角度，本病多为阳（虚）、寒（盛），虚实夹杂、本虚标实之证；从六淫的角度，以寒邪为要，同时燥、湿互化；最终诸多因素共同导致气滞、血瘀、痰凝，外损肌肤、内伤脏腑，形成硬皮之患。因此在治疗过程中，强调唯宏观把握，透彻病机，方可药病相合，而达化硬复皮之效。从病理产物入手，采用散瘀化痰之法为主，同时强调温阳散寒为要，如此将寒、瘀、痰诸邪分消。在内治的同时，联合中药药浴、火针、火罐等外治疗法，内外同治，共奏温阳散寒通络之功。

龙江中医皮肤科流派对于硬皮病的治疗，无论何期、无论何证，围绕硬皮病发生发展之病机，重将"温法"列于治则治法之首位，或温经散寒，或温补脾肾，或温药和之于痰凝，或温法化之于瘀滞，以其为主干，将辨病论治与辨证论治相互统一，把握疾病、体质的特殊性，进行选方用药。

（五）零金碎玉

对于此病的治疗，龙江中医皮肤科流派有其独特的辨证用药之道，现将其用药介绍如下。

1. 巧用黄芪

龙江中医皮肤流派认为此病的皮肤凹陷可由气虚下陷所致，临床多用大剂量黄芪补中益气，固表升阳，与党参、白术、炙甘草配伍健脾益气，共使元气旺盛，达到"中焦固而百病去"的目的，与柴胡、升麻配伍升举下陷清阳，协助黄芪以升提下陷之中气，疾病向愈。

2. 擅用附子

对于本病阳气不足，寒凝气滞之证，常以附子为用。附子辛热燥烈，走而不守，为通行十二经的纯阳之品，上助心阳，中温脾阳，下补肾阳，药力能很快地通达全身发挥作用，功善温阳散寒，与干姜配伍，温经通脉；与肉桂相伍，附子善入气分而散寒止痛，肉桂善入血分而温经通脉。动静相合，相须为用。既具有强大的温肾阳作用，又有良好的温经散寒止痛之功。

3. 川芎、乌药

（1）单味功用　乌药味辛，性温，归肺、脾、肾、膀胱经，功用行气止痛，温肾散寒；川芎味辛，性温，归肝、胆、心包经，功可活血行气，祛风止痛。

（2）伍用经验　川芎辛温香窜，能升能散，能降能泄，可上行巅顶，下达血海，外彻皮毛，旁通四肢，为血中之气药；乌药辛开温通，上走脾肺、下通肝肾，既能梳理上下诸气，又能温暖下元，有顺气散寒止痛之功。二药合用，乌药偏行气，川芎偏活血，共奏活血化瘀，行气止痛之功。气行、瘀化、络通，疾病向愈。

（六）专病专方

右归丸，为补益剂，具有温补肾阳，填精益髓之功效。由熟地黄、附子、肉桂、山药、山茱萸（酒炙）、菟丝子、鹿角胶、枸杞子、当归、杜仲（盐炒）组成。方中以附子、肉桂、鹿角胶为君药，温补肾阳，填精补髓；臣以熟地黄、枸杞子、山茱萸、山药滋阴益肾，养肝补脾；佐以菟丝子补阳益阴，固精缩尿；杜仲补益肝肾，强筋壮骨；当归补血养肝。诸药配合，共奏温补肾阳，填精益髓之功。

（七）问诊路径

（1）询问家族遗传史。

（2）首先了解可能的发病诱因，有无外伤或感染，是否长期接触某些化学物品。

（3）询问疾病发生的过程及发病过程中皮疹的变化。

（4）询问呼吸系统、消化系统以及泌尿系统有无其他不适感，是否做过相关脏器检查，看有无多器官、多系统的受累，与局限性硬皮病与系统性硬皮病相鉴别。询问是否有其他自身免疫病史，应与混合结缔组织病相鉴别。

（5）局部自觉症状　疼痛的程度；皮疹局部是否感觉障碍，如张口困难等；皮肤热与不热。

（6）全身情况　问寒热、问汗出、问饮食、问睡眠、问二便，妇女胎产月经以及是否有关节酸痛、胸闷、气短、吞咽困难、纳少、腹胀、心悸、心痛等情况。

（柏青松）

第十四节　过敏性紫癜

过敏性紫癜（Allergic purpura）为常见的血管变态反应性疾病。常累及毛细血管、黏膜及某些器官。因机体对致敏物质产生变态反应，导致毛细血管脆性及通透性增加，血液外渗、黏膜及某些器官出血，产生紫癜。

中医病名"葡萄疫"，古代文献称"肌衄""斑毒"等。《外科正宗·杂疮毒门》曰："葡萄疫，其患多生小儿，感受四时不正之气，郁于皮肤不散，结成大小青紫斑点，色若葡萄，发在遍体头面，乃为腑症。"本病最典型表现为皮肤出现紫斑、紫点，多为离经之血成瘀所致。

中医认为，病因初起多由热毒伤络、湿热伤络所致。若初起略有痒感，且紫斑一夜之间布满双腿，为"风盛则痒""风者善行而数变"特点。本病属发斑范畴，致病因素虽以热毒居多，但多发于下半身，腰以下，故不可忽略寒邪或湿邪因素。除此之外，瘀血因素亦不容忽视，《三因极一病证方论·失血叙论》曰："血不得循经流注，荣养百脉，或泣，或散，或下而亡反或逆而上溢，乃有吐、衄……"《素问·调经论》曰"孙络外溢，则络有留血"，指出络脉损伤，血液外溢而成瘀。此病或见腹痛、关节痛，亦考虑由瘀血阻络引起。其病因病机复杂，伴随症状轻重不一，须要认真辨证，方能万举万全。

（一）辨证思路

新起者发展迅速。若气候变化，感受风寒邪气，侵袭入血，血脉瘀滞，则以祛风散寒、活血化瘀为法。若素体阳盛，复感外邪，外邪入里化热，邪气更为炽盛，迫血外溢，则以清热解毒、凉血化瘀为法。若平素嗜食肥甘、酒腥，机体生湿生热，日久湿热蕴结，阻碍经络，血脉瘀滞，或伴关节疼痛、红肿，则以利湿解毒，化瘀止痛为法。若斑疹色深、密集，伴腹部或关节疼痛较剧，则瘀证较重，以通络止痛、化瘀止血为法。久病者，病程长，皮疹色暗或淡，为瘀血阻滞，新血不生，血行脉外所致。若伴神疲、纳呆、便溏时，治宜健脾益气、养血止血；若伴盗汗，烦热时，治宜滋阴降火；若素体阳虚，久病及肾，伴遇寒加重时，治宜温补脾肾，助阳化气。

龙江中医皮肤流派医家认为，本病的发生虽可由多种邪气侵扰，但瘀血因素贯穿始终，故从瘀论治，根据症状轻重配合活血祛瘀、凉血消斑、补血理气等治法，疗效甚佳。

（二）治疗方案

1. 风寒湿盛型

症状：皮疹淡紫，触之碍手，皮肤欠温，皮疹略瘙痒。伴有恶风寒，手足凉，关节疼痛，小便长，大便稀。舌淡，苔薄白，脉沉。

辨证：风盛寒凝，瘀阻脉络。

治法：祛风散寒，祛瘀通络。

处方：蝉蜕 10g　　地龙 15g　　麻黄 6g　　细辛 5g（先煎）
防风 10g　　荆芥 6g　　独活 15g　　制草乌 10g（先煎）
羌活 10g　　红花 10g　　当归 12g　　制川乌 10g（先煎）
水牛角 10g　　紫草 10g　　炙甘草 10g（先煎）

加减：伴咽痛、咽肿加牛蒡子、射干；伴痒甚者加白鲜皮、地肤子；关节肿痛者加海风藤、络石藤；腹痛剧烈者加延胡索、川楝子等。

分析：此型多见于寻常型或关节型。蝉蜕祛风，地龙活血，二药合用祛风通络，化瘀止血。麻黄、细辛祛风寒解表，使风寒之邪得以宣散，其中细辛有小毒，故先煎；荆芥、防风祛风止痒，止血止痛；羌活、独活祛风基础上有通络止痛之效；制川乌、制草乌温经通络止痛力强，针对风寒所致关节疼痛效果甚佳，二药有毒故先煎；红花活血散瘀消斑；当归养血活血不伤血；水牛角、紫草止血消斑；甘草调药和中，先煎以解细辛、川乌、草乌之毒；方中蝉蜕、地龙虽为治热之药，但配伍以上疏风通络之品，则去性存用。诸药合用祛风散寒，祛瘀通络，治血消斑。

2. 毒热炽盛型

症状：起病急，皮疹为鲜红色较密集瘀斑或瘀点，或高出皮面，伴发热恶寒，咽痛咽干，甚至鼻衄，大便秘结，小便短赤。舌质红绛，舌苔黄腻，脉洪数。

辨证：热毒发斑，气血两燔。

治法：清热凉血，化瘀消斑。

处方：生地黄 20g　　牡丹皮 10g　　赤芍 15g　　　防风 10g
　　　浮萍 15g　　　秦艽 15g　　　大青叶 30g　　连翘 15g
　　　黄芩 15g　　　泽兰 15g　　　泽泻 10g　　　茜草 15g
　　　紫草 20g　　　仙鹤草 30g　　甘草 6g　　　 水牛角 30g（先煎）

加减：瘀重者加桃仁、红花、三七；血尿、蛋白尿者加金樱子、芡实、大蓟、小蓟、墨旱莲、白茅根等；病久面色萎黄、乏力者加白术、怀山药、红枣等；久病伤阴者，可去犀角地黄汤成分加麦冬、乌梅、五味子、山萸肉等。

分析：此型多见寻常型。生地黄滋阴凉血；赤芍、牡丹皮凉血解毒；水牛角清热凉血利湿，此四药为犀角地黄汤成分，专治热伤血络，斑疹紫黑，清热宁血无耗血动血之虑，凉血止血无冰伏留瘀之弊；连翘、黄芩清热泻火解毒；防风、浮萍祛风解表；茜草、紫草、仙鹤草凉血止血；泽兰活血化瘀；泽泻利水渗湿；秦艽祛风除湿；甘草调和诸药。因热毒在导致紫癜发生的病因中占有重要地位，风、湿、瘀血又参与其中，因此选药功效多归属清热、凉血一类，其次是解毒、祛湿、活血、散风药。本方清热解毒药中加入苦寒药会使清热解毒作用大增，有利于凉血止血。

3. 湿热蕴阻型

症状：皮疹多见于下肢，鲜红色较密集的瘀点、瘀斑或大片紫癜，伴关节红肿疼痛，或恶心、呕吐、腹痛、便血，或血尿。舌质红，舌苔黄腻，脉滑数。

辨证：湿热伤络，血溢脉外。

治法：清利湿热，化瘀解毒。

处方：生地黄 20g　　牡丹皮 10g　　赤芍 15g　　　车前子 15g
　　　黄柏 15g　　　苍术 15g　　　薏苡仁 30g　　川牛膝 10g
　　　泽兰 10g　　　泽泻 10g　　　茜草 15g　　　土茯苓 30g
　　　紫草 20g　　　甘草 6g　　　 仙鹤草 30g　　水牛角 30g（先煎）

加减：伴关节肿痛者加独活、桑枝、茵陈等；伴热象严重者加石膏、黄芩；

伴恶心呕吐者加黄连、竹茹；伴痰湿者可加陈皮、半夏、乌梅等。

分析：此型多见关节型、腹型及肾型。本方以犀角地黄汤合四妙散为主方，凉血解毒、清热利湿；方中牛膝清下焦湿热，引药直达病所；加茜草、紫草、仙鹤草清热解毒凉血散瘀；因热邪伴有湿邪，故加泽兰、泽泻清热利湿消肿，土茯苓、车前子利湿解毒；甘草调药和中。全方共奏清利湿热，凉血解毒，散瘀消斑之效。

4. 脾不统血型

症状：病程较长，反复发作，迁延日久。皮疹暗紫或暗淡，分布稀疏。伴面色萎黄，神疲气短，不寐，自汗乏力，纳呆便溏。舌质淡，或有齿痕，舌苔薄，脉细。

辨证：脾气亏虚，不摄血液。

治法：健脾益气，养血止血。

处方：
黄芪 40g	党参 15g	苍术 15g	炒白术 20g
茯神 20g	当归 10g	远志 15g	酸枣仁 30g
龙眼肉 15g	赤芍 15g	仙鹤草 30g	怀牛膝 15g
生姜 10g	大枣 10g	炙甘草 6g	

加减：纳呆者加砂仁、焦三仙、鸡内金等；气虚甚者加柴胡、升麻、怀山药；有瘀者加三七粉、桃仁、红花。病程日久则累及肾脏，脾肾两虚，若伴午后潮红、颧红盗汗，五心烦热者加麦冬、阿胶、山茱萸、黑豆等；若伴头晕耳鸣，腰膝酸软，腹痛喜按，食少纳呆，五更泄泻者加桂枝、细辛、干姜、附子。

分析：归脾汤为治疗脾不统血证之经典方。方中以黄芪、党参、炒白术、苍术、炙甘草等甘温之品，补脾益气以生血，使气旺而血生；当归、龙眼肉甘温补血养心；茯神、酸枣仁、远志宁心安神；木香辛香而散，理气醒脾，与大量益气健脾药配伍，复中焦运化之功，又能防大量益气补血药滋腻碍胃，使补而不滞，滋而不腻；姜、枣调和脾胃，以资化源。

（三）典型案例

范某，女，23岁，2019年9月28日初诊。

病史：患者有胃溃疡史，10年前曾患过敏性紫癜。前日外出聚餐，自觉衣少风凉，次日双小腿出现紫斑、紫点，略有瘙痒，伴夜间胃痛，恶心，腹泻。现患者皮疹紫暗异常，触之欠温，略痒；伴有恶风寒、无汗、胃痛，大便不成形，黏马桶，睡眠差；舌淡红，苔薄白，脉沉滑。

中医诊断：葡萄疫。

西医诊断：过敏性紫癜。

辨证：风寒湿盛型。

治法：祛风散寒，祛瘀通络。

处方：蝉蜕 15g　　地龙 15g　　麻黄 10g　　荆芥 10g

防风 10g　　独活 15g　　羌活 15g　　当归 15g

红花 10g　　夜交藤 30g　　鸡血藤 30g　　川牛膝 15g

甘草 10g　　川乌 10g（先煎）　草乌 10g（先煎）　细辛 5g（先煎）

7剂，水煎服，日1剂，早晚饭后30分钟温服。

二诊：服上方胃痛止，但紫癜仍发，自觉劳累后加重；伴有畏寒怕冷，口苦，便黏；尿常规示潜血（＋）。上方去川乌、草乌，加茵陈 20g、土茯苓 30g、仙鹤草 20g、干姜 10g。7剂水煎服，日1剂，早晚饭后30分钟温服。

三诊：服上方7剂后，紫癜无新发，平时不发，走路时多发，双腿沉重，时常疲劳，微恶寒，大便日2次，黏马桶，时有胃部不适，饥饿时疼痛。上方加黄芪 40g、白术 20g、陈皮 10g、党参 20g、怀山药 30g、浙贝母 15g。7剂水煎服，日1剂，早晚饭后30分钟温服。

四诊：紫癜开始消退，口苦有所缓解，疲劳感减轻，大便日1~2次，不黏马桶，胃部症状消失。上方继续。7剂水煎服，日1剂，早晚饭后30分钟温服。

五诊：紫癜基本消退，口已不苦，疲劳缓解，大便正常，不黏马桶。嘱患者避免劳累，注意忌口。

案例点评：本案患者有过敏性紫癜病史，据此次发病诱因及伴随症状，判断为风寒湿盛型。方中蝉蜕轻散，善走皮腠，使药达病所且搜风止痒；地龙入药活血通络化瘀；麻黄、细辛祛风寒解表，使风寒之邪得以宣散；荆芥、防风祛风止痒，止血止痛；羌活、独活祛风基础上有通络止痛；川乌、草乌温经通络止痛；患者皮损紫暗异常，胃脘疼痛，可见瘀血严重，故方中加桃仁、红花活血化瘀；当归养血活血，鸡血藤活血，两者活血而不伤血；夜交藤活血基础上有安神助眠之效，诸药合用加大活血力度，使瘀血得散、斑疹得消。又因皮疹以下肢为主，故加川牛膝利湿去浊，引药下行；甘草调和诸药。本案素体有湿，故多用风药取"风能胜湿"之意。所加草药虽有性寒凉之品，但全方以温散风寒为主，取"去性存用"之意。二诊患者胃痛消失，但斑疹仍发，则依旧有瘀邪存在，则加仙鹤草收敛止血，又纠正潜血；又出现口苦口黏症状，为湿浊渐显，故加茵陈、土茯苓利湿解毒；患者依旧畏寒怕冷，佐以干姜，温阳且防方药寒凉伤中。三诊时，只走路时发疹，可见久病气虚，不耐劳累，故加黄芪、白术、党参补脾益气；陈皮化湿同时保护脾胃。四诊患者诸症减轻，无新增不适，故继续上方，巩固治疗。五诊患者诸症皆消。

（四）临证经验

1. 北方紫癜治则

过敏性紫癜虽属斑疹范畴，由风、湿、热、毒、瘀多种因素导致。而在类似黑龙江省的高寒地区，部分患者治以清热解毒，凉血止血法，疗效不显，结合本地气候特点，龙江中医皮肤流派医家对此类患者多从"风""寒"论治。

"风为百病之长"，风邪是本病发病重要因素，风邪伤皮毛，寒热伤血脉，是本病发生的重要病机。"上呼吸道感染"又是过敏性紫癜发生的重要诱因，若风邪合寒、热侵袭人体，伤及咽部，则导致过敏性紫癜反复不愈，此时治以祛风解表，一举两得。用药包括：荆芥、防风、浮萍、秦艽等。"寒主收引"，血脉遇寒收涩，可致血行凝滞，久而成瘀发病，若伴禀赋阳虚，则内寒中生，内外夹击，缠绵不愈，治宜祛风散寒，温补阳气，用药包括：川乌、草乌、麻黄、桂枝、附子、细辛、干姜等。

2. 西医手段辅助诊疗

过敏性紫癜除寻常型外还包含肾型、腹型、关节型，且皮损与血小板减少性紫癜表现相似。医生为准确诊断及判断病情严重程度，可对患者进行如下相关实验室检查：血常规、血沉及血凝四项，尿常规及大便常规，生化学检查，免疫学检查。

西医治疗过敏性紫癜的原则是设法除去致敏因素，单纯者可用复方芦丁、钙剂、维生素 C、抗组胺剂，发热及关节炎可用皮质类固醇激素，但不能阻止肾脏受侵犯，对顽固的慢性肾炎者可加免疫抑制剂。有感染者，尤其是链球菌感染时，可用青霉素等抗生素或抗菌药物控制感染。出血量多，引起贫血者可输血治疗。

（五）零金碎玉

龙江中医皮肤科流派医家，通过临床四诊合参，充分发挥中医中药优势，有效控制病情的发展。这里介绍临床用药加减配伍的经验及特点。

1. 川乌、草乌、炙甘草

（1）单味功用　川乌、草乌，味辛、苦，性热，有大毒，归心、肝、脾、肾经，祛风除湿，散寒止痛。炙甘草，味甘，性平，归心、脾、肺、胃经，补脾益气，清热解毒，祛痰止咳，缓急止痛，调和诸药。

（2）伍用经验　现代药理研究证实，川乌、草乌均有抗炎作用，可缓解本病的血管炎症，且二药善止痛，可缓解腹型、关节型紫癜相关组织痛。二药伍用，散风邪、除寒湿，止疼痛，多用于风寒湿邪所致紫癜患者。因二药有毒，故临床多用制川乌、制草乌，再配伍甘草解其药毒，一同先煎，每用良效。

2. 蝉蜕、地龙

（1）单味功用 蝉蜕，味甘、咸，性凉，归肺、肝经，宣散风热，利咽透疹，祛风解痉，明目退翳。地龙，味咸，性寒，归肝、脾、膀胱经，清热平肝，息风定惊，平喘通络，利尿。

（2）伍用经验 二药均属于虫类药，有"神搜细剔"之性，伍用能祛风通络，化瘀止血。蝉蜕"轻清灵透"可搜血中之风，使风止血收。风邪善行数变，可致肌肤瘙痒，皮损略有痒感时，亦可以其祛风止痒。地龙"功能钻土"，入药则有化血之力，且其性趋下入肾经、利小便。二药合用，能可治疗慢性的肾脏、呼吸道系统疾病，这又与本病常伴有呼吸道症状和泌尿系统症状特点相宜。

3. 牛蒡子、射干

（1）单味功用 牛蒡子，味辛、苦，性寒，归肺、胃经，具疏散风热，宣肺透疹，消肿止痛之功。射干，味苦，性寒，归肺经，清热解毒，消痰利咽。

（2）伍用经验 牛蒡子去风热、消肿痛，《本草经疏》曰："元素主润肺、散结气、利咽膈、去皮肤风、通十二经者，悉此意耳。"射干主治热毒痰火，咽喉肿痛，《滇南本草》曰："治咽喉肿痛，咽闭喉风……攻散疮痈一切热毒等症。"本病虽以"过敏"为名，但多是指血管的变态反应性，重在表达皮损产生的原因，而本病诱因之一为上呼吸道感染症状，有咽部红肿疼痛表现，二药配伍，既有效缓解咽喉部炎症反应，又可外达皮肤，辅助解毒消斑。

4. 大蓟（炭）、小蓟（炭）

（1）单味功用 大蓟，味甘、苦，性凉，归肝经，凉血止血，祛瘀解毒消肿。小蓟，味甘、苦，性凉，归心、肝经，凉血止血，散瘀解毒消痈，利尿。

（2）伍用经验 大蓟、小蓟均能凉血化瘀，且大蓟偏于破瘀消肿，小蓟偏于破瘀生新，相伍用于火、热之邪导致的出血疾患。二蓟虽入心肝二经，但心与小肠相表里，小肠又主分清泌浊，故有助于治疗肾脏泌尿系统疾患。大蓟、小蓟炒炭应用，利湿通淋，收敛止血，用于过敏性紫癜累及肾脏伴有尿蛋白阳性患者。

5. 祛瘀法

紫斑、紫点是皮下出血、瘀血的典型表现，各型皮损表现类似，因此祛瘀对于治疗本病尤为重要。具体如下：若患者素体湿热，紫斑色鲜、舌红、脉滑数时，多采用清热解毒，凉血止血法，用药包括生地、赤芍、牡丹皮、紫草、仙鹤草、茜草等；若皮损劳累加重，伴睡眠不佳、舌淡、脉弱时，为血虚致瘀，多采用养血活血，行气化瘀法，用药包括当归、川芎、黄芪、鸡血藤、夜交藤等；另外还有桃仁、红花、三七，为活血化瘀最经典用药，亦可适当配伍应用。

（六）专病专方

裸花紫珠片：由单味药裸花紫珠组成，具有消炎解毒、收敛止血之功效。裸花紫珠叶药用，有止血止痛、散瘀消肿之效，治外伤出血、跌打肿痛、风湿肿痛、肺结核咯血、胃肠出血，是收涩止血良药。

（七）问诊路径

（1）询问皮损情况，如：发生部位、起病时间、有无进展等。

（2）询问发病诱因，如：有无咽喉部感染史（急慢性扁桃体炎、咽炎等）、有无特殊用药史等。

（3）是否有相关实验室检查异常，如：血常规中血小板计数情况。

（4）询问自觉症状　皮温寒热情况、皮疹感觉（痒、痛）、有无局部疼痛（腹部、关节部）。

（5）全身情况　问寒热、问汗出、问睡眠、问饮食、问妇女经带胎产。

（朱雅楠）

第十五节　痤疮

痤疮（Acne）是一种与内分泌功能失调有关的毛囊、皮脂腺的慢性炎症性皮肤病，皮损表现为粉刺、丘疹、脓疱、结节、囊肿等，可自觉瘙痒或疼痛，愈后留有暂时性色素沉着或轻度凹陷性瘢痕。多发于颜面部，青春期男女较为多见，常于饮食不节、作息失调、月经前后加重。本病病程缠绵，其皮损影响美观，严重者损伤面容，往往给患者带来严重的心理压力。

中医文献又称痤疮为"皴""面疱"，俗称"青春痘"。中医学认为其外由风、湿、热邪引动，内与痰、瘀、毒等病理因素相关，且与肺、脾、肝、肾四脏关系密切。

本病病机为肺经郁热、湿热蕴结、寒湿困脾、痰凝血瘀、冲任失调。素体阳热偏盛，热蒸于肺，循经上炎可见红色丘疹、脓疱、结节；过食肥甘厚腻之品，脾胃失运，湿热内生，上壅于面可见皮肤油腻、红肿疼痛；素体阳虚，或过用寒凉药物伤及人体阳气，阳虚寒凝可见皮损颜色暗淡；脾失健运，痰湿内生，日久瘀阻血脉，凝滞肌肤可见皮损坚硬疼痛、颜色暗红；冲任失调，血海不能按时盈满，肌肤疏泄失常可见炎性丘疹、结节，且经前皮损加重。

（一）辨证思路

中医学认为"有诸内，必行诸外"，痤疮虽为表现于体表的疾病，但与人体五脏六腑的生理病理变化有着必然的联系，肺经郁热、脾胃失运、肝失疏泄、肾之阴阳失衡皆可致本病，因此在治疗时，应明辨脏腑，精准施治。其次，皮损是病机最直观地反映，因此在从脏腑论治的同时，应仔细分辨皮损特点，根据患者的典型皮损及皮损部位进行辨治。对于皮损严重者，为快速改善症状可适当短期使用抗生素。

（二）治疗方案

1. 内治

（1）肺经郁热型

症状：皮损以红色丘疹或脓疱为主，可有痛痒，伴口苦咽干，小便短赤，大便秘结。舌红苔黄，脉数。

辨证：肺经郁热。

治法：清热解毒，宣肺散结。

处方：重楼 15g　　　生地黄 15g　　　玄参 20g　　　白花蛇舌草 30g

　　　黄柏 15g　　　生山楂 15g　　　虎杖 30g　　　泽泻 10g

　　　石膏 20g（先煎）

加减：有脓疱者加蒲公英、紫花地丁；有红色结节者加夏枯草、浙贝母；瘙痒者加苦参、白鲜皮、地肤子；口渴喜饮者加天花粉；大便秘结者加生大黄、枳实。

分析：热蒸于肺，上熏头面则见红色丘疹或脓疱。方中白花蛇舌草、重楼清热解毒，散结消痈；生地黄凉血滋阴清热；玄参降相火；虎杖活血利湿、清热解毒；泽泻利水渗湿、泻相火；石膏清胃热。

（2）脾胃湿热型

症状：皮损以红色丘疹、脓疱为主，皮肤表面油腻红肿，可自觉疼痛、瘙痒；伴口黏腻，腹胀纳呆，小便黄赤，大便秘结。舌红，苔黄腻，脉滑数。

辨证：内生湿热，壅滞肠胃。

治法：清热化湿，通腑解毒。

处方：茵陈蒿 18g　　栀子 12g　　　柴胡 15g　　　生薏苡仁 30g

　　　泽泻 10g　　　当归 10g　　　白芍 15g　　　车前子 10g（包煎）

　　　厚朴 10g　　　茯苓 10g　　　大黄 6g（后下）

加减：脓肿甚者加蒲公英、败酱草；热毒甚者加生地黄、连翘；油腻甚者加焦山楂、神曲、炒麦芽、炒鸡内金；腹胀纳呆，舌苔厚腻者加陈皮、青木香；便秘者加芒硝（冲服）。

分析：若平素嗜食肥甘厚味，湿热内生则见红色丘疹、脓疱；脾失健运，湿热上壅于面则见皮肤油腻红肿；湿热结于肠胃则见口黏腻或臭，腹胀纳呆。方中茵陈清脾胃湿热，栀子合茵陈使湿热从小便而去；大黄、厚朴伍茵陈则令湿热瘀滞由大便而去；车前子清热利湿，薏苡仁、茯苓、泽泻利水渗湿；当归、白芍、柴胡调肝理脾。

（3）痰湿瘀滞型

症状：皮损以脓肿、囊肿、结节、瘢痕及色素沉着为主，色紫暗，疼痛不舒，病势迁延，经久难愈；伴神疲乏力，肢懒困倦，腹胀纳呆，大便溏泄。舌暗红苔腻，脉滑或弦滑。

辨证：湿热郁滞，血瘀痰凝。

治法：除湿化痰，活血化瘀。

处方：

桃仁 10g	红花 10g	当归 15g	生地黄 20g
赤芍 12g	陈皮 15g	茯苓 10g	清半夏 15g
乌梅 10g	生姜 5g	川芎 6g	炙甘草 5g

加减：颜面黯淡紫黑，舌有瘀斑、瘀点者加炒三棱、炒莪术；炎症消退后遗有结节难消者加皂角刺、海藻、昆布。

分析：湿热日久生痰，则见脓肿、囊肿；气血不畅渐而成瘀，痰瘀互结，凝滞肌肤，则疼痛不舒，见结节、瘢痕及色素沉着。方中半夏、陈皮理气行滞；茯苓健脾以制生痰之源；生姜助半夏、陈皮降逆化痰之功；乌梅与半夏配伍，散中有收，祛痰而不伤正；当归、生地黄、赤芍、川芎补血调血；桃仁、红花行血破血，可增化瘀之力；炙甘草和中益脾，调和诸药。诸药共用，可使湿热得解，痰瘀得消。

（4）寒湿困脾型

症状：皮疹以粉刺为主，色暗色淡。伴畏寒肢冷，脘闷纳呆，头身困重，口干不欲饮；妇人可见带下量多、痛经；可因寒滞而便干。舌淡苔薄白，脉沉。

辨证：中阳不足，寒湿困脾。

治法：温中健脾，行气燥湿。

处方：

生黄芪 30g	苍术 15g	佩兰 10g	白术 15g
徐长卿 20g	厚朴 10g	猪苓 15g	泽泻 10g
茯苓 15g			

加减：寒湿重者加制附子、草豆蔻；便干者加枳壳、瓜蒌仁。

分析： 阳虚寒凝，则见皮疹色暗、色淡；寒湿困脾，则见畏寒肢冷、倦怠乏力，妇人可见带下量多、痛经。方中生黄芪补气利湿，苍术祛湿运脾，二者共用可使气血得补，脾气得健；徐长卿祛风化湿；佩兰清热健脾；厚朴燥湿行气消痰；茯苓、白术健脾燥湿利水；猪苓、泽泻利水渗湿。全方温而不化热，燥而不伤阴，寒湿之邪得阳助而不凝滞，人体气机得复，气血得运，则面部之痤疮自除。

（5）冲任失调型

症状： 皮损以炎性丘疹、结节为主，多发于下颌及颈部两侧，经前皮损加重。伴头晕耳鸣，腰膝酸软，两足不温，月经不调或前或后，经量或多或少，面色晦暗。舌淡，脉沉细。

辨证： 肝肾失衡，冲任失调。

治法： 疏肝补肾，调理冲任。

处方： 淫羊藿15g　　仙茅15g　　知母10g　　黄柏10g

　　　　　巴戟天15g　　当归15g　　赤芍15g　　川芎10g

　　　　　熟地黄20g

加减：经前加重者，于经前加柴胡、香附、郁金；痛经者加益母草、泽兰。

分析： 冲任失调，血海不能按时盈满，则月经不调，面色晦暗；肝肾阴阳平衡失常，相火过旺，循经上蒸于头面可见丘疹、结节。方中仙茅、淫羊藿、巴戟天温补益肾精；熟地黄滋阴养血；知母、黄柏上清虚火，下滋肾水；当归、川芎调养肝血，补肝而不留邪；赤芍益肝血敛肝阴。诸药合用，既可补肝肾、壮阳滋阴，又可养血补血，冲任得调，郁火自息，诸症自愈。

2.外治

（1）颠倒散　适用于白头粉刺、黑头粉刺及丘疹色红为主者，茶调或蜜调成糊状（以不稀不稠为度），先取少量试用，确认无过敏反应后取适量外敷，每次2~4小时，每周1~2次。

（2）托瘀散　适用于脓肿、囊肿、结节性痤疮，用法同上。

（3）三黄散　适用于皮损处瘙痒者，用法同上。

3.非药物疗法

（1）火针疗法　白头粉刺、丘疹或脓疱，用毫火针迅速点刺局部皮损，稍加挤压将皮疹上的白头、脓头或粉渣样物清除；结节坚硬者在其中心和周围多处点刺，其深度以针尖透过结节中部为宜；若为囊肿，刺破囊壁时则有落空感，用棉签轻轻挤出囊内分泌物；若单个皮损范围较大，可用注射器针头替代火针，每周 1~2 次。

（2）刺络放血拔罐　取穴大椎、肺俞、膈俞、阿是穴，用三棱针点刺放血，出血后迅速加拔火罐，留罐 10 分钟，隔日 1 次。

（3）红蓝光治疗仪　红光具有消炎、抗痤疮棒状杆菌、减少痤疮瘢痕形成的作用；蓝光具有杀菌、调节免疫系统的功效，红光、蓝光各 10 分钟，每周 1~2 次，于火针疗法后使用。

（三）典型案例

李某，女，33 岁，2018 年 7 月 25 日初诊。

病史：颜面部丘疹 1 年余。曾在某医院诊断为"痤疮"，予中药汤剂 30 剂口服，阿达帕林凝胶外用，症状好转。现患者颜面部粟米样丘疹，伴瘙痒疼痛，平素手足不温，月经量少、色淡、痛经，便溏，日行 1~2 次，舌淡红，苔薄白，边有齿痕，脉沉滑。

中医诊断：粉刺。

西医诊断：痤疮。

辨证：中阳不足，寒湿困脾。

治法：温中健脾，行气燥湿。

处方：

生黄芪 30g	苍术 15g	佩兰 10g	徐长卿 20g
草豆蔻 15g	厚朴 10g	猪苓 15g	制附子 10g（先煎）
焦白术 15g	茯苓 15g	泽泻 10g	炙甘草 6g（先煎）

7 剂，水煎服，每日 1 剂，早晚饭后 30 分钟温服。火针疗法，每周 1 次。

二诊：服上方 7 剂后，皮疹渐消，脘腹胀闷不舒，便溏，日 1~2 次。上方加川厚朴 10g，木香 5g，陈皮 10g。

三诊：服上方 14 剂后，皮疹大部好转。上方加怀山药 40g，皂刺 15g，皂角 15g。又服 14 剂后，皮疹大部已消。

案例点评：本患者痤疮病史 1 年余。患者素体阳气不足，则颜面部粟米样丘疹，平素手足不温，月经量少，痛经，色淡，便溏，日行 1~2 次，舌淡红苔薄白，边有齿痕，脉沉滑。生黄芪甘温，可补气利湿；苍术辛苦，可祛湿运脾，与黄芪共用可使气血得补，脾气得健。徐长卿辛温，善祛风化湿；佩兰辛平，可清热健脾化湿；厚朴辛苦温，可燥湿行气消痰。茯苓甘淡，白术甘苦温，可健脾燥湿利水；猪苓、泽泻甘淡，可利水渗湿；制附子、草豆蔻加大温阳之力；炙甘草和中解毒，调和诸药。火针扶正助阳、祛腐排脓、燥湿驱寒，可鼓舞正气，与中药汤剂共解面部之虞。

一诊治疗后，患者皮疹渐消，但脘腹胀闷不舒，便溏，日1~2次。患者便溏症状未缓解，故加运脾行气之品川厚朴、木香、陈皮以加大药力。二诊治疗后，皮疹大部分好转，但病久必瘀，则加皂刺、皂角，既可解毒散结，搜风止痒，又不伤脾胃；加怀山药以健脾补虚。

（四）临证经验

1. 从寒湿论治

北方气候寒冷，全年平均气温较低，冬季时间较长。在这种环境下，部分患者素体阳虚，气血不足；或在治疗过程中过用寒凉药物，日久伤及人体阳气，损伤脾肾之阳，龙江皮科多将此种证型痤疮归纳为寒湿困脾型，结合北方地区的气候特点，提出此种证型痤疮治疗上予以温经散寒燥湿之法，采用自拟经验方"温经燥湿汤"加减治疗。

2. 避免过用寒凉药物

治疗痤疮时应运用中医辨证思维方法，依证立法，辨明寒热虚实，抓住疾病的本质进行治疗。因此在痤疮的治疗过程中，应避免攻伐太过，避免过用寒凉药物，日久伤及人体阳气，损伤脾肾之阳，加重阳气耗损，致正虚邪恋，痤疮久久难愈，反复发作。

3. 根据典型皮损进行辨治

皮损的特点反映了不同的中医病机。皮损以黑头或白头粉刺、红色丘疹或脓疱为主当责之于肺经郁热；皮损以红色丘疹、脓疱为主，皮肤表面油腻红肿当责之于脾胃湿热；皮损以脓肿、囊肿、结节、瘢痕及色素沉着为主当责之于痰湿瘀滞；皮损以粉刺为主，色暗色淡当责之于寒湿困脾；皮损以炎性丘疹、结节为主，经前皮损加重当责之于冲任失调。

临床用药应根据不同的皮损表现而定。脓肿甚者加蒲公英、败酱草、白花蛇舌草、重楼、金银花、野菊花；脓疱者加蒲公英、紫花地丁；油腻甚者加焦山楂、神曲、炒麦芽；颜面色黯、紫黑加炒三棱、炒莪术；炎症消退后遗有结节、囊肿难消者加皂刺、夏枯草、海藻、昆布；瘙痒甚者加白鲜皮、苦参；疼痛甚者加柴胡、郁金。

4. 根据皮损部位进行辨治

痤疮的皮损部位与经络循行及面部脏腑分候存在着直接或间接的联系，临床可根据其发病部位进行辨治。皮损发于额部当责之于心，可用淡竹叶、黄连、栀子清心泻火；皮损发于左颊部当责之于肝，可用龙胆草、夏枯草泻肝经之热；皮损发于右颊部当责之于肺，可用黄芩、桑白皮、菊花清泄肺热；皮损发于鼻部当责之于脾，可用茵陈、藿香、佩兰清脾胃湿热；皮损发于下颌及颈部当责之于肝肾，因肝肾阴阳平衡失常，相火过旺，可用仙茅、淫羊藿、巴戟天；青年男性皮损发生于背部，此因督脉及足三阳经皆行于背部，阳热过盛，可用石膏、知母泻其热。

5. 与月经的关系

痤疮常在女性月经前后加重。女性患者因情志不畅，致肝郁化火，冲任失调，肝火挟冲任之血热上攻于颜面，火郁局部，见肝肾阴虚，肝旺侮脾，致脾胃湿热内蕴，故发为痤疮。肝为冲脉之本，肾为任脉之本，若肝肾不足，阴血亏虚则冲任失调，出现痛经、经前乳房胀痛及月经周期不调等症，使痤疮随之而生。可见女性患者痤疮的发病，与"冲任失调，肝肾阴阳天癸失衡"密切相关，应从肝肾治其根本。

6. 与情志的关系

痤疮常与情志相关联。若患者皮损颜色暗红，以结节、脓肿、囊肿、瘢痕为主，平素性格急躁，情绪易波动，皮疹多发于两颊及少阳经所过之头面两侧，伴腹胀纳呆，舌质暗红，苔黄腻，脉弦滑。此因情志不遂，肝气郁结，肝郁犯脾，脾失健运，湿浊内生而发病。治疗在健脾利湿的同时，应注重疏畅肝之气机。

7. 预防调护

注意合理饮食，多食蔬菜、水果，少食辛辣甜腻等易诱发或加重痤疮的食物；工作上注意劳逸结合，避免长期精神紧张；避免熬夜、长期接触电脑、曝晒等。注意面部皮肤清洁、保湿和减少皮脂分泌；避免使用油性化妆品；忌用手挤压、搔抓粉刺和炎性丘疹等皮损。

（五）零金碎玉

1. 温经散寒燥湿

患者脾肾之阳不足，或由北方寒冷的气候，或在治疗过程中过用寒凉药物而致，在此情况下应温经散寒燥湿，常用药物为吴茱萸、小茴香、乌药、香附。吴茱萸、小茴香为辛温之品，可助中焦之阳气，散郁滞之寒气，寒气除则脾气畅达，运化功能恢复，水湿之邪亦可去也。香附善于宣散，能通行十二经脉，疏肝理气，调经止痛；乌药辛开温通，顺气降逆，散寒止痛，二药伍用，共奏行气消胀，散寒止痛之效。

2. 利气化痰散结

皮损以脓疱、结节为主要表现者，多由气滞痰阻，渐而成瘀，痰瘀互结，凝滞肌肤而成，治疗上应利气化痰散结，常用药物为半夏、白芥子、浙贝母。半夏燥湿化痰、和胃止呕；白芥子利气豁痰、温中散寒；浙贝母清热散结、化痰止咳。三者合用，利气豁痰，清热散结，对主要表现为脓疱、结节等以痰为主要病理产物者具有良好的疗效。

3. 启脾消油除脂

部分患者皮肤表面油腻红肿，当责之于脾胃湿热，此时应以启脾消油除脂为治法，常用药物为焦三仙、炒鸡内金、荷叶、松针。焦三仙疏肝解郁，启脾开胃；鸡内金生发胃气，健脾消食；荷叶清热泻火，松针祛风解毒。诸药伍用，启脾之力倍增，生发胃气，疏调肝气，开胃口、增食欲，消除油脂，对面部油脂泛溢者治疗作用显著。

4. 疏肝补肾调冲任

患者面部皮损呈周期性加重，且与月经密切相关者，可为肝郁气滞，疏泄失常，冲、任二脉气血通行不利，冲任失调，血海不能按时盈满，肝肾阴阳平衡失常，正虚邪扰，肌肤疏泄失常，当以疏肝补肾调冲任为治法，常用药物为仙茅、淫羊藿、巴戟天。仙茅温肾壮阳，祛寒湿，壮筋骨；淫羊藿补肾助阳，祛风除湿；巴戟天补肾阳，强筋骨，祛风湿。在治疗冲任不调型痤疮时，三药伍用，相互促进，补肾壮阳，同调冲任，祛风除湿，疗效显著。

（六）专病专方

蜈蚣托毒丸：药物组成为蜈蚣、大黄、当归、赤芍、皂角刺、连翘、紫花地丁、蒲公英、乳香、没药、金银花、甘草、全蝎，以蜂蜜为辅料。方中大黄、金银花清热泻火解毒；当归、赤芍活血凉血，散瘀清热；乳香、没药行气活血，通络散结；蜈蚣、全蝎攻毒散结，活络止痛；皂角刺活血消肿排脓；连翘、紫花地丁、蒲公英清热解毒，消痈散结；甘草调和诸药，清热解毒。诸药配伍，共奏清热泻火解毒，消肿排脓之功。

（七）问诊路径

（1）询问可能的发病诱因，如是否嗜食辛辣油腻之品，机体内分泌是否正常，发病前是否存在较大情绪波动或精神压力，是否存在遗传因素等。

（2）询问疾病首先发生的部位及发病时间，疾病如何进展，女性月经前后是否加重，是否已就医或用药。

（3）局部自觉症状　瘙痒轻重情况，疼痛轻重情况，是否有灼烧感。

（4）全身情况　是否畏寒或畏热，汗出情况如何，是否口干口苦，症状是否因情志因素变化而加剧；女性胎产月经情况，是否痛经，有无血块；饮食情况，二便情况。

（5）鉴别诊断　是否红肿胀痛、有灼烧感，应与过敏性皮炎相鉴别；是否服用或外用过激素，应与激素依赖性皮炎相鉴别；是否有油腻鳞屑且发生于皮脂腺丰富的部位，应与脂溢性皮炎相鉴别。

（林丽）

第十六节　酒渣鼻

酒渣鼻（Acne rosacea）是一种主要发生在鼻及鼻周围，以红斑和毛细血管扩张为临床特征的慢性皮肤病，因鼻部色紫红如酒渣故名。其临床特点是鼻及鼻周围皮肤持续性红斑和毛细血管扩张，伴丘疹、脓疱、鼻赘。西医亦称酒渣鼻。

早在《黄帝内经》中就有记载，如《素问·刺热论》中说："脾热病者，鼻先赤。"《素问·生气通天论》中说："劳汗当风，寒薄为皶，郁乃痤。"《诸病源候论》中有了进一步的描述，如在"酒齄候"中说："此由饮酒，热势冲面，而遇风冷之气相搏而生，故令鼻面生齄，赤疱匝匝然也。"所谓"匝匝然"乃指鼻部周围红晕生有很多小疱疹的样子。《东垣十书》作了详细地解说："诸阳聚于头，则面为阳中之阳。鼻居面中央，而阳明起于额中。一身之血运到面鼻阳部，皆为至清至精之血矣。酒性善行而喜升，大热而有峻急之毒。多酒之人，酒气蒸蒸，面鼻得酒，血为极热，热血得冷为阴气所搏，汗浊凝结，滞而不行，宜其先为紫而后为黑色也。"清代《外科大成》中讲得更为明确："酒齄鼻者，先由肺经血热内蒸，次遇风寒外束，血瘀凝滞而成，故先紫而后黑也。治宜宣肺气，化滞血，行营卫流通，以滋新血，乃可得愈。"本病多见于中年以后的男女或嗜酒之人。

（一）辨证思路

中医认为本病的病理变化可归纳为肺胃热盛、热毒蕴肤、气滞血瘀、寒湿型四个方面。肺开窍于鼻，感受外邪，郁而化热，热与血相搏，毒热外发肌肤，蒸于肺窍而发为本病。脾胃素有积热，或素嗜饮酒，过食辛辣之品，故生热化火，胃火循经熏蒸，则络脉充盈，鼻部出现潮红，故治以"清热泻火，凉血和营"。热毒炽盛，充斥络脉，蕴结肌肤，故局部灼热，在红斑上出现痤疮样丘疹、脓疱，毛细血管扩张明显，故治以"清热凉血解毒"。热毒耗损阴津，湿热积于胃，蒸于肺，复遇情志内伤，肝气郁结，以致瘀血凝结，鼻部先红后紫，久则变为黯红，故治以"活血化瘀，软坚散结"。肺开窍于鼻，足阳明胃经起于鼻旁，肺胃热盛上蒸，故红斑多发于鼻尖或两翼，压之退色；饮食不节，嗜酒肉煿，皆能助火化热，热盛津伤则口干、口渴；肺与大肠相表里，肺气不宣，肠腑传导失司则便秘。人体汗出而又受到风、寒、湿邪的侵袭，因北方气候寒冷加之患者的体质偏颇，素体阳虚，气血不足，或在治疗过程中应用过多寒凉药物，日久损伤人体阳气，阳气失于温煦、运化，可致寒湿互结，经络不通，气血运行不畅，瘀阻于面部，亦可发为酒渣鼻。

（二）治疗方案

1. 内治

（1）肺胃热盛型

症状：皮肤呈弥漫性潮红，开始时为暂时性，时隐时现，寒风刺激或进食辛辣等刺激性食物，或情绪紧张激动时更为明显。日久则持续不退。表面油腻光滑，可见毛细血管扩张，有的数年后可发展到大量丘疹。红斑多发于鼻尖或两翼，压之退色，常嗜酒，口干，便秘，舌质红，苔薄黄，脉弦滑。

辨证：肺胃热盛。

治法：清热泻火，凉血和营。

处方：黄芩 20g　　枇杷叶 30g　　生地黄 20g　　赤芍 15g

　　　牡丹皮 15g　　栀子 10g　　　知母 15g　　　石膏 30g（先煎）

　　　白花蛇舌草 30g　炒薏苡仁 30g　茵陈 20g　　金银花 30g

　　　连翘 15g　　丹参 20g　　　甘草 10g　　　车前子 20g（包煎）

加减：脓疱明显加野菊花、蒲公英；大便干结加大黄；结节、囊肿难消者，加莪术、夏枯草、三棱；咽干口渴、唇燥者，加玄参、麦冬等。

分析：黄芩、栀子、金银花、连翘清热解毒；枇杷叶清解肺热；生地黄、牡丹皮、赤芍滋阴清热凉血；石膏、知母清热滋阴；白花蛇舌草清热解毒利湿；茵陈、车前子清热利湿；丹参凉血活血散瘀，破癥除痕；甘草解毒，调和诸药。

（2）热毒蕴肤型

症状：在潮红色斑片的基础上，出现散在性痤疮样丘疹或小脓疱，有的呈豆大坚硬的丘疹，鼻部有明显的毛细血管扩张，形如红丝缠绕，局部灼热，自觉轻微瘙痒，皮色由鲜红色逐渐变成紫褐色，可迁延多年，极少数可发展成鼻赘型，伴口干，便秘。舌质红，苔黄，脉数。

辨证：热毒蕴肤。

治法：清热凉血解毒。

处方：金银花 30g　　蒲公英 30g　　苦参 30g　　茵陈 30g

　　　连翘 15g　　　夏枯草 20g　　黄芩 15g　　黄柏 15g

　　　栀子 10g　　　生地黄 15g　　赤芍 15g　　茯苓 20g

　　　当归 15g　　　甘草 10g

加减：酒气熏蒸所致者加制大黄；油多者可加生山楂；痒甚者加白蒺藜、白鲜皮、地肤子。瘙痒鳞屑多者，加苍耳子等；心烦热盛可加栀子、淡豆豉；皮色红者，可加槐花、土茯苓。

分析：方中金银花、蒲公英、连翘清热解毒；苦参燥湿解毒止痒；茵陈清热利湿；夏枯草软坚散结；黄芩、黄柏、栀子清三焦之热；生地黄、赤芍滋阴凉血；当归补血活血；茯苓、甘草防诸药苦寒伤正，调和诸药。

（3）气滞血瘀型

症状：多见于鼻赘期，临床少见。表现为鼻尖部的丘疹增大，可以融合，高出皮面，结节增大，皮肤肥厚，表面凸凹不平，皮色紫红，即为鼻赘。舌质略红，脉沉缓。

辨证：气滞血瘀。

治法：活血化瘀，软坚散结。

处方：柴胡 10g　　　郁金 10g　　　川芎 10g　　当归 20g

　　　丹参 20g　　　龙胆草 15g　　赤芍 15g　　桃仁 10g

　　　红花 10g　　　浙贝母 30g　　山楂 10g　　夏枯草 20g

　　　鸡内金 20g　　三棱 10g　　　莪术 10g　　甘草 10g

加减：月经延期者，加桃仁、红花；月经先期者，加黄芪；脓疱、囊肿严重者，加野菊花、连翘、金银花；伴腹胀，舌苔厚腻者，加枳实、佩兰、厚朴、苍术。

分析：本方以通窍活血汤为主方，柴胡、郁金疏肝理气，活血化瘀；川芎活血行气；当归补血活血；丹参活血祛瘀，凉血消痈；龙胆草清肝泻火；赤芍清热凉血散瘀；桃仁、红花活血化瘀；山楂行气散瘀；夏枯草、鸡内金、浙贝母、三棱、莪术软坚散结消痈；甘草解毒，调和诸药。

（4）寒湿型

症状：鼻部及两颊皮肤潮红，皮脂溢出，毛孔扩大，皮疹色淡或暗，有脓疱性痤疮损害，在精神紧张，情绪激动和进餐时潮红更明显，多发于口周及下颌。胃痛隐隐，喜温喜按，连绵不休，食冷或受凉后疼痛加重。伴畏寒肢冷，倦怠乏力、便溏，或口干不欲饮，女子可见带下量多或行经腹痛，舌淡，苔白腻，脉沉滑。

辨证：寒湿型。

治法：温阳健脾，固本和中。

处方：生黄芪 30g　　　苍术 15g　　　徐长卿 20g　　　佩兰 10g
　　　焦白术 15g　　　厚朴 10g　　　猪苓 15g　　　泽泻 10g
　　　草豆蔻 15g　　　茯苓 15g　　　制附子 10g（先煎）　炙甘草 10g（先煎）

加减：失眠加珍珠母、磁石；食少纳差加山楂、炒麦芽、神曲。

分析：酒渣鼻患者使用寒凉之药日久，导致脾胃虚寒，方中黄芪以补气利湿，《药鉴》："气薄味甘性温，无毒，升也，阳也。其用有四：温分肉而肥腠理，益元气而补中焦内托阴症之疮痍，外固表虚之盗汗。"苍术祛湿健脾，《本草求真》"专入脾，升阳散郁，发汗除湿"，二药相合，相辅相成，使气血得以升补，脾气得以健运，合而为君。猪苓、泽泻利水渗湿，白术、茯苓健脾燥湿利水，四药相合既可彰健脾制水之效，又可奏输津四布之功为臣药；草豆蔻既可温中燥湿，又能行气健脾，制附子助阳补火，散寒除湿，二者一温一燥，化寒湿，助君药健脾除湿之效；徐长卿祛风化湿，佩兰清热健脾化湿，亦可防温燥生热之弊；厚朴燥湿行气消痰而为佐药；炙甘草可补脾和胃，调和诸药为使药，同时与制附子配伍更有解附子毒性之功。

2. 外治

（1）外用药　托瘀散或颠倒散与蜂蜜、水混合调匀，敷于患处，睡前使用，次日洗净。

（2）湿敷　复方黄柏液，日 1 次，每次 20 分钟，7 日为一个疗程。

3. 非药物疗法

（1）光电治疗　强脉冲光、染料激光、CO_2 激光或 Er 激光、光动力疗法、LED 光。

（2）火针疗法　将皮损处消毒后，用 1 寸毫针点刺皮损处，每周 1 次。

（3）耳针疗法　取耳尖、神门、肺、肝、胆、胃、三焦、内分泌。先用三棱针在耳尖穴点刺放血，其余各穴消毒后揿针埋入耳穴内，两耳交替，每周 1 次。

（4）刺络放血疗法　在大椎、心俞、肺俞、灵台、至阳穴刺络放血，每周 1 次。

（5）拔罐疗法　选取背部膀胱经及大椎穴进行拔罐，留罐 10~15 分钟，隔日 1 次，2 周为一个疗程。

（6）散刺疗法　1 寸毫针在病灶周围上下左右多点刺之，适度出血，每周 1 次。

（7）刮痧疗法　用刮痧板蘸取清水或油脂在背部膀胱经进行推刮、按揉，每周 2 次，4 周为一个疗程。

（8）果酸焕肤疗法　半月 1 次。

（9）针灸疗法　取素髎、少商、肺俞、脾俞、胃俞、大肠俞。每日或隔日 1 次，留针 20~30 分钟。10 次为一个疗程。

（三）典型案例

张某，女，21 岁，2018 年 1 月 18 日初诊。

病史：鼻头红斑、脓疱 3 年。有家族史，手足心热，手心出汗，便日一行，偏干，小便黄，舌红，薄白苔，脉数。

西医诊断：酒渣鼻。

中医诊断：酒渣鼻。

辨证：热毒蕴肤证。

治法：清热凉血解毒。

处方：

金银花 30g	连翘 20g	桑白皮 15g	牡丹皮 10g
赤芍 12g	黄芩 15g	败酱草 30g	蒲公英 30g
黄连 6g	枇杷叶 15g	玫瑰花 20g	白花蛇舌草 30g
丹参 30g	甘草 6g	紫花地丁 20g	车前子 15g（包煎）

7 剂，水煎服，每日 1 剂，早晚饭后 30 分钟温服。

二诊：上方 7 剂后，鼻翼沟处已不红，鼻头还发脓疱，手足热，出汗，便日 1 次偶有 2 天，口不苦，舌偏红，薄白苔，脉数。上方去车前子，加地骨皮 15g、薏米 20g、半枝莲 15g、茵陈 20g、生地 15g。

三诊：上方 14 剂后，症状明显缓解，手足热，便日 1 次，舌淡红，薄白苔，脉小数。上方加千里光 15g、皂角刺 15g、天花粉 10g。

案例点评：此患者就诊时根据皮损及临床症状及舌脉辨证属中医的热毒蕴肤型，故多以金银花、连翘清热解毒散结为君药，且连翘为"疮家圣药"，所以应用于丘疹脓疱期可起到清解消肿散结的作用；牡丹皮、赤芍、桑白皮凉血清热；黄芩、黄连、白花蛇舌草、蒲公英、败酱草、紫花地丁清热泻火解毒为臣；枇杷叶、车前子清热利湿清肺降逆为佐使。应用花类药轻清而上行以达颜面；而且在应用清热解毒药的同时不忘清热利湿泻火，给热毒以出路，因湿与热裹往往缠绵难愈；热与血搏则血热入里，血瘀凝结，因此必佐以凉血活血散瘀之品才能消解血中脉络之瘀结凝滞。全方清热燥湿泻火之中辅以凉血活血散瘀，以动治瘀；凉血活血以助清解散结，热毒双解。二诊时加用地骨皮、薏苡仁、半枝莲、茵陈、生地以加强凉血利湿解毒的作用。三诊时加千里光、皂角刺、天花粉清热利湿解毒，软坚散结。

（四）临证经验

《景岳全书》有云："酒渣鼻，由肺经血热内蒸，次遇风寒外束，血瘀凝滞而成。"大多中年人易发此病，人到中年肺经阳气偏盛，郁而化热，热与血相搏，血热入肺窍，故鼻红。火热循经熏蒸，络脉充盈而面红，热腐成脓故生丘疹脓疱。又因风寒外束，血瘀凝结，故先红后暗，久变为里，经久不退，最为缠绵。西医学认为本病发病可能与局部寒冷刺激、内分泌失调、胃肠功能障碍、精神因素、感染病灶、饮食习惯及遗传因素等内、外多因素有关，从而导致面部皮肤血管、运动神经功能失调引起毛细血管扩张。

（五）零金碎玉

1. 黄芩、黄连

（1）单味功用　黄芩，苦、寒，归肺、胆、脾、大肠、小肠经，功能清热燥湿、泻火解毒、止血安胎。黄连，苦、寒，归心、脾、胃、肝、胆、大肠经，功能清热燥湿，泻火解毒。

（2）伍用经验　二药相配，苦寒同气，清热燥湿，泻火解毒，相得益彰。主治上、中二焦热盛，而致目赤肿痛，齿龈肿痛，口舌生疮；或温热病高热、烦躁不安、神昏谵语；或疮疖疗毒、湿疹、肠炎、痢疾等症。

2. 金银花、连翘

（1）单味功用　金银花，甘、寒，归肺、心、胃经，功能清热解毒、疏散风热；连翘，苦、微寒，归肺、心、小肠经，功能清热解毒、消肿散结、疏散风热。

（2）伍用经验　二药相伍，清轻上浮，并走于上，清热凉营，解毒疗疮。主治风热外感，头痛发热，咽喉肿痛，或风热痒疹，或疮疖肿痛热毒。

3. 紫花地丁、蒲公英

（1）单味功用　紫花地丁，苦、辛，寒，归心、肝经，功能清热解毒，凉血消肿。蒲公英，苦、甘，寒，归肝、胃经，功能清热解毒、消肿散结、利湿通淋。

（2）伍用经验　二药相配，苦寒为伍，清热解毒，消肿散结，专攻疮疡。主治疗疮肿毒、丹毒、乳痈、肠痈、肺痈等化脓性或非化脓性炎症肿痛。

4. 苍术、黄柏

（1）单味功用　苍术，辛、苦，温，归脾、胃、肝经，功能燥湿健脾、祛风散寒、明目。黄柏，苦，寒，归肾、膀胱经，功能清热燥湿、泻火解毒、除骨蒸。

（2）伍用经验 二药相配，一温一寒，寒温并用，清热燥湿，并走于下，主治湿热困脾，流注筋骨，腰膝沉重，下肢痿软；流注肌肤，湿热疮疹，肿痛瘙痒；下注前阴，阴疮湿疹，小便淋浊，女子带下；流注关节，关节红肿疼痛等。

5. 茯苓、白术

（1）单味功用 茯苓，甘、淡、平，入心、肺、脾、肾经，功能利水渗湿、健脾，宁心安神。白术，甘、苦，温，归脾、胃经，功能补气健脾、燥湿利水、止汗安胎。

（2）伍用经验 二药相配，一温健一渗湿，脾得健运，水湿得除。主治脾虚不运，痰饮内停，水湿泛滥，而致使头晕目眩，胸膈痞满，食欲不振，或水肿，小便不利等症。茯苓甘，平，入心、肺、脾、肾经，甘味入脾，为健脾渗湿之良药，用于脾虚湿盛，痰饮内停，便溏、腹泻、水肿，小便不利诸症，并能补脾养心，疗心悸、失眠等，与白术相伍，属相使为用。

（六）专病专方

温经散寒汤：适用于寒湿型酒渣鼻。组成：生黄芪、苍术、徐长卿、佩兰、厚朴、猪苓、泽泻、焦白术、茯苓、草豆蔻、制附子、炙甘草。黄芪以补气利湿，《药鉴》："气薄味甘性温，无毒，升也，阳也。温分肉而肥腠理，益元气而补三焦"，苍术祛湿健脾，《本草求真》："专入脾，升阳散郁，发汗除湿"，二药相合，相辅相成，使气血得以升补，脾气得以健运，合而为君；猪苓、泽泻利水渗湿，白术、茯苓健脾燥湿利水，四药相合既可彰健脾制水之效，又可奏输津四布之功为臣药；草豆蔻既可温中燥湿，又能行气健脾，制附子助阳补火，散寒除湿，二者一温一燥，化寒湿，助君药健脾除湿之效，徐长卿祛风化湿，佩兰清热健脾化湿，亦可防温燥生热之弊，厚朴燥湿行气消痰而为佐药；炙甘草可补脾和胃，调和诸药为使药，同时与制附子配伍更有解附子毒性之功。

（七）问诊路径

（1）家族史。

（2）发病诱因，有无激素使用史。

（3）发病时间，病情有无进展。

（4）局部自觉症状 有无瘙痒灼热感，是否疼痛。

（5）全身情况 平素畏寒或怕热、出汗情况、症状是否因情志因素变化而加剧、平时是否嗜食辛辣厚味及炙煿之品、大便干或溏、睡眠情况。

（刘畅）

第十七节　脂溢性皮炎

脂溢性皮炎（Seborrheic dermatits）是由皮脂分泌过多而引起的一种慢性浅表性炎性皮肤病。其临床特点是自头部开始至颜面皮肤多油脂分泌，淡红色斑片，叠起白屑，脱去又生。

《医宗金鉴·外科心法要诀》说："面游风燥热湿成，面目浮肿痒虫行；肤起白屑而痒极，破津黄水津血疼。此证生于面上，初发面目浮肿，痒若虫行，肌肤干燥，时起白屑，次后极痒，抓破，热湿盛者津黄水；风燥盛者津血，痛楚难堪。由平素血燥，过食辛辣厚味；以致阳明胃经湿热受风而成。"《外科正宗·白屑风》："白屑风多生于头面、耳项、发中，初起微痒，久则渐生白屑，叠叠飞起，脱之又生。此皆起于热体当风，风热所化。"《外科真诠》："白屑风初生发内，延及面目、耳项燥痒，日久飞起白屑，脱去又生。由肌热当风，风邪侵入毛孔，郁久燥血，肌肤失养，化成燥证也。"

（一）辨证思路

脂溢性皮炎相当于中医的"白屑风""面油风"，是一种以皮肤瘙痒、油腻、潮红、鳞屑为主要症状的慢性皮肤炎症性疾患，因其发病部位不同又有"眉风癣""纽扣风"等不同名称。多见于中青年及婴幼儿，其特征为头皮、颜面、胸腋等红斑，红斑上有油脂性鳞屑，皮脂溢出，对称分布，病程缓慢，反复发作。根据中医学审证求因，审因论治的原则，分别予利湿清热、祛风止痒、养血润燥、凉血解毒等方法治疗，因切中病机且从整体上改善和调节机体脏腑功能，故疗效稳定。脂溢性皮炎的皮损在临床的表现是多样的，准确辨证使临床用药更加有的放矢，并结合有"有诸内，必形诸外"理论，内外联合用药，使临床治愈率明显提高。

（二）治疗方案

1.内治

（1）风热血燥型

症状：病变主要集中在头面部的眉弓、鼻唇沟、耳前、颈后、背部、腋窝等处。常自头皮开始向下蔓延，重者泛发全身，皮损大小不一，基底微红，上覆灰白色细小鳞屑，在头皮部可堆叠很厚，梳头或搔抓则飘扬落下，犹如麸皮，毛发干枯，伴有脱发，口干口渴，大便干燥。舌质偏红，苔薄白，脉细数。

中医辨证：风热血燥。

治法：祛风清热，养血润燥。

处方：

制首乌 10g	川牛膝 15g	当归 15g	川芎 10g
生地黄 15g	牡丹皮 15g	地榆 15g	赤芍 15g
天花粉 15g	僵蚕 15g	蝉蜕 10g	荆芥 15g
防风 15g			

加减：皮损颜色较红者加牡丹皮、金银花、连翘；瘙痒重者加白鲜皮、地肤子；皮损干燥明显者加玄参、麦冬、天花粉、白芍；食欲不振者加焦三仙；胸胁胀痛加陈皮、厚朴、香附；便干者加胡麻仁、天花粉；睡眠欠佳者加酸枣仁、夜交藤、生龙骨、生牡蛎、珍珠母等。

分析：此型多由风热之邪外袭，郁久则使血燥，或平素血虚，外遇风邪之邪，外有燥热之邪蕴阻肌肤，内而血虚肌肤失养，故可见细碎鳞屑，毛发干枯、脱发等症。方中制首乌、天花粉、当归滋阴养血润燥；生地黄清热凉血滋阴；荆芥、防风、川芎、僵蚕、蝉蜕祛风清热止痒；地榆、赤芍、牡丹皮清热解毒；川牛膝，补益肝肾，引火下行。

（2）肠胃湿热型

症状：皮损为潮红斑片，伴糜烂、流滋，有油腻性脱屑和结痂，常伴有臭味，在耳后和鼻部有皲裂，眉毛常因搔抓折断而稀疏，甚至糜烂渗出。伴口苦口黏，脘腹痞满，小便短赤，大便臭秽，舌质红，苔黄腻，脉滑数。

中医辨证：肠胃湿热。

治法：健脾除湿，通腑泻热。

处方：

猪苓 15g	茯苓 15g	泽泻 15g	桑椹子 30g
白术 15g	茵陈 10g	桑叶 15g	白鲜皮 30g
山楂 30g	萆薢 25g	黄芩 15g	夜交藤 30g
川芎 15g	生地黄 15g	熟地黄 15g	车前子 15g（包煎）
赤石脂 20g（包煎）			

加减：油多者可加生山楂；痒甚者加白蒺藜、白鲜皮、地肤子；瘙痒鳞屑多者，加苍耳子、何首乌等；防止苦寒伤胃者可加茯苓、党参、白术；心烦热盛可加栀子、淡豆豉；皮色红者，可加大青叶、板蓝根清热凉血；恶心欲呕者可加生姜。

分析：此型多由过食肥甘厚味，辛辣酒类等，以致肠胃运化失常，生湿生热、湿热蕴积肌肤而成。故可见皮损潮红、糜烂、渗出，痞满，苔黄。方中首入四苓散以利水渗湿，车前子、草薢健脾利湿，车前子亦有利水不伤阴之用，甘淡渗湿之品相伍，使湿从下而走；生地黄、熟地黄、桑椹子、夜交藤补肾养血，以助生发之源；辅以赤石脂收敛祛湿，山楂健脾化浊，茵陈清热祛湿，桑叶疏散风热祛脂，四药相配以达祛脂之效；投以白鲜皮燥湿祛风止痒，川芎活血行气，并引诸药上行头目；黄芩清热燥湿，降泄浊逆，诸药共奏标本兼施，达湿从下走，发从上生之良效。

2. 外治

（1）中药外洗　王不留行60g，白鲜皮40g，明矾40g，苍耳子30g，苦参40g，侧柏叶50g，透骨草60g，煎煮后，待温外洗，日1次，7日为一个疗程。

（2）中药外敷　托瘀散或三黄止痒散与蜂蜜、水混合调匀，敷于患处，睡前使用，次日洗净。

3. 非药物疗法

（1）针灸疗法　取风池、风府、百会、四神聪、大椎、上星。每日或隔日1次，留针20~30分钟，10次为一个疗程。

（2）刺络放血疗法　选取大椎、心俞、肺俞、灵台、至阳。常规消毒后用10ml一次性注射器针头点刺放血，隔日1次，5次为一个疗程。

（3）拔罐疗法　选取背部膀胱经及大椎穴进行拔罐，留罐10~15分钟，隔日1次，2周为一个疗程。

（4）耳穴疗法　选取肝区、神门、皮质下、肺区、肾上腺、脾穴，双耳交替，每周2次，10次为一个疗程。

（5）刮痧疗法　用硬物蘸取清水或油脂在背部膀胱经进行推刮、按揉，每周2次，4周为一个疗程。

（6）火针疗法　头部及面部丘疹，瘙痒较重者，可行火针点刺疗法，每周1次，2周为一个疗程。

（三）典型案例

病案1　李某，男，23岁，2019年7月12日初诊。

病史：患者1年前出现头皮屑增多之症，未予重视，近3个月病情加重。刻诊：头皮脱屑明显，毛发干枯，前额、鼻旁等部位皮肤淡红斑，上覆细碎鳞屑，自觉瘙痒明显，平素手足心热，干燥脱屑，口干口渴，大便干，2~3日一行，小便短赤，舌质红，苔薄黄，脉滑数。

西医诊断：脂溢性皮炎。

中医诊断：白屑风。

中医辨证：风热血燥证。

治法：祛风清热，养血润燥。

处方：制何首乌20g　苍术15g　苦参15g　胡麻仁15g
川牛膝15g　石菖蒲10g　藿香10g　天花粉15g
威灵仙15g　白鲜皮30g　川芎10g　牡丹皮10g
生薏苡仁30g　当归12g

7剂，水煎服，每日1剂，早晚饭后30分钟温服。

外洗：王不留行60g，透骨草40g，明矾30g，白鲜皮30g，苦参40g，苍耳子30g。4剂水煎取汁，2日1剂，浸洗患处。

二诊：上方7剂后，患者头皮屑明显减少，红斑变淡，口中仍有异味，舌淡红，苔薄黄，脉滑。继服上方加车前子15g，黄连10g。

三诊：上方7剂后，患者头皮屑已去，皮损恢复良好，痒瘥，便调。继服前方7剂，巩固疗效。

案例点评：本例患者在临证上可见营血不足，失于濡养之"燥"，又能见湿热泛溢，肌肤浸淫之"湿"，因此应燥湿并治，湿营同疗，但"燥"盛"湿"弱，可诊断为"面油风"。在治疗上以《外科正宗》"祛风换肌丸"为主方，方中苍术、威灵仙祛除风邪；当归、川芎补血活血；何首乌、牛膝补肝肾、益精血；石菖蒲和中开胃；天花粉生津止渴；苦参、白鲜皮清热止痒；胡麻仁补肝肾、乌毛发。本方将苦燥除湿药与甘润滋燥药同时配伍，兼具燥、润两种功效，取其相反相乘之功。方中何首乌与苦参一润一燥、胡麻仁与威灵仙一润一燥、天花粉与石菖蒲一润一燥、当归与川芎一润一燥，润燥之中蕴有健脾燥湿、祛风燥湿、清热燥湿之功。临床对于本证之燥湿相兼者，尤为妥帖。诸药相合，燥湿祛邪而不伤阴，滋营和血而不助湿，使燥润湿除，标本得治，白屑可消，脂溢乃清。

病案2　张某，男，28岁，2019年5月22日初诊。

病史：患者2年前无诱因出现头皮脱屑、脱发等症，伴头部瘙痒明显，搔抓后结痂出血。刻诊：头部皮屑纷飞，伴见脱发，头及颜面部有红色丘疹，瘙痒剧烈，若虫上行，平素喜食辛辣油腻之品，头皮及颜面部油脂分泌较多，伴手足心热，头重体困，大便黏腻，舌质红，苔薄黄，脉滑数。

西医诊断：脂溢性皮炎。

中医诊断：面游风。

辨证：肠胃湿热证。

治法：清热凉血，祛风除湿。

处方：

生地黄 15g	赤芍 15g	苦参 10g	蝉蜕 15g
蒲公英 30g	通草 15g	僵蚕 10g	川芎 15g
地肤子 15g	姜黄 10g	紫草 15g	萆薢 25g
生山楂 30g	泽泻 15g	茵陈 30g	牡丹皮 10g
赤石脂 20g（包煎）			

7剂，水煎服，每日1剂，早晚饭后30分钟温服。

外洗方：王不留行60g，明矾40g，苦参30g，黄柏30g，白鲜皮30g，苍耳子30g。水煎取汁，2日1剂，外洗患处。

二诊：上方7剂后，患者头部皮屑已去，脱发减轻，面部仍有红疹，手足热减，舌质红，苔薄黄，脉滑。继服前方加凌霄花15g，金银花30g。

三诊：上方7剂后，病情继续好转，颜面部散见丘疹，舌淡红，苔薄略黄，脉滑。继服前方加夏枯草15g，玄参10g，白芷10g，牡蛎20g，半夏15g。

案例点评：本方以祛湿健发饮为主方，临证加减变化而成。本例患者为青年男性，正值生机旺盛之季，血热内旺，食用助湿生热之品，使得湿热内生，蒸于上焦，同时风袭上位，风湿热搏，鳞屑纷飞。故在治疗本病的同时，既要清热除湿，以消红疹，亦需祛除风邪，以止鳞屑瘙痒。方中以生地黄、牡丹皮、赤芍、紫草、蒲公英清热凉血解毒；茵陈、泽泻、苦参、通草、地肤子清热燥湿利水；僵蚕祛风止痒；赤石脂收涩祛湿，同时加入姜黄一味，以引诸药上行头面，以达病所；另外，在治疗头面部油脂分泌过多所引起的脂溢性皮炎、脂溢性脱发、痤疮、酒渣鼻等疾病中，可用焦三仙、荷叶、松针、泽泻、虎杖、半夏、白芥子等药物，取其除湿化痰之功。在内治的同时，常可辅中草药煎汤外洗，诸如针对本病，采用清热燥湿、祛风止痒之数药合剂，以达内外兼治，表里同调之功效。

（四）临证经验

本病由于皮脂溢出而引起的慢性炎症。一般多见于皮脂分泌多的部位，如头、面、颈项、胸腋等处。中医依其发生部位，而有"白屑风""面游风""纽扣风"之称。病程往往为慢性，可经年不愈，而且有不同程度的痒感，严重者亦可因瘙痒而致皮损肥厚。其发病原因，由于剧烈运动后，头部汗出，肌热当风，或用冷水淋头，风邪侵入毛孔，郁久化燥；或因过食辛辣油腻，脾胃积热上蒸，复受外风，日久化燥所致。

在治疗本病当中，可配合苦参、王不留行、明矾、苍耳子、透骨草、侧柏叶等中草药煎汤外洗，取其燥湿杀虫止痒之功，取得良好的临床疗效。

（五）零金碎玉

充分发挥中医中药的优势，运用健脾除湿，通腑泻热；祛风清热，养血润燥等方法，辨证明确，治疗可靠。

1. 生地黄、赤芍

（1）单味功用　生地黄，味甘、寒，归心、肝、肾经，能清热凉血，养阴生津。赤芍，味苦、微寒，归肝经，能清热凉血，散瘀止痛。

（2）伍用经验　两者相合，凉血养血，滋阴止痒。

2. 僵蚕、蝉蜕

（1）单味功用　僵蚕，咸、辛、平，归肝、肺、胃经，功能息风止痉、祛风止痛、化痰散结；蝉蜕，甘、寒，归肺、肝经，功能疏散风热、利咽开音、明目退翳、透疹、息风止痉。

（2）伍用经验　僵蚕能入肝兼入肺胃，以治中风失音，头风齿痛，喉痹咽肿，是皆风寒内入，结而为痰；蝉蜕既能清内风，又可清外风，达定惊解痉的作用。

3. 赤石脂、白鲜皮

（1）单味功用　赤石脂，甘，温，归大肠、胃经，功能涩肠止血，生肌敛疮。白鲜皮，苦，寒，归脾、胃、膀胱经，功能清热燥湿，祛风解毒。

（2）伍用经验　白鲜皮为祛风、除湿热之品，可渗湿热于下窍，祛风止痒；赤石脂收敛祛湿，收涩油脂。二者相合为治疗脂溢性皮炎佳品。

4. 何首乌、当归

（1）单味功用　何首乌，甘，平，归心、肝经。功能养血安神，祛风通络。当归，辛、甘、温，归肝、心、脾经，功能补血活血，调经止痛，润肠通便。

（2）伍用经验　发为血之余，血为阴精所化生，肾藏精而固阴，肾阴虚则发焦黄而松动，所以阴虚湿盛为本病之根源，法宜健脾祛湿，滋阴固肾，以治其本。当归、首乌补肾养血，以助生发。

5. 荆芥、防风

（1）单味功用　荆芥，辛，微温，归肺、肝经，功能解表散风、透疹消疮。防风，辛、甘、微温，归膀胱、肝、脾经，功能祛风解表，胜湿止痛，止痉。

（2）伍用经验　荆芥，辛苦而温，芳香而散，气味轻扬入气分，驱散风邪；防风其气不清扬，能散入于骨肉之风。

6. **紫花地丁、连翘**

（1）单味功用　紫花地丁，苦、辛，性寒，归心、肝经，功能清热解毒，凉血消肿。连翘，苦，微寒，归肺、心、小肠经，功能清热解毒、消肿散结、疏散风热。

（2）伍用经验　紫花地丁，辛、苦，性寒，入心、肝经，以清热解毒，消散疮痈疔毒为长；连翘，苦、寒，体轻，善清解上焦之热毒，且为疗疮痈之佳品。

7. **石菖蒲、蝉蜕**

（1）单味功用　石菖蒲，辛、苦，温，归心、胃经，功能开窍化痰，醒神益智，化湿和胃。蝉蜕，甘，寒，归肺、肝经，疏散风热，利咽开音，透疹，明目退翳，息风止痉。

（2）伍用经验　石菖蒲辛，温，归心、胃经，其气味芳香，能通窍醒神，化湿健脾，治疗湿浊中阻，脾运呆滞，胸脘闷胀，食少纳呆以及湿蒙心窍，头昏，神志不清等症。与蝉蜕相伍，属相使为用，其辛香清轻，通达官窍，以治耳聋耳鸣。

（六）专病专方

祛风换肌丸：威灵仙、石菖蒲、何首乌、苦参、牛膝、苍术、大胡麻、天花粉各等份，甘草、川芎、当归减半。上为末，新安酒为丸，绿豆大。每服 6g，白汤送下。主治白屑风及紫白斑风，顽风顽癣，湿热疮疥，瘙痒无度，日久不绝，愈而又发。

（七）问诊路径

（1）家族史。

（2）发病诱因　平时是否嗜食辛辣厚味及炙煿之品、症状是否随情志因素变化而加剧。

（3）发病时间，病情有无进展。

（4）局部自觉症状　有无瘙痒灼热感，是否疼痛。

（5）全身情况　头皮部是否有大片脱屑、是否有毛囊炎性丘疹、头皮部基底颜色是否潮红、平素畏寒或怕热、出汗情况、大便干或黏腻、睡眠情况。

（6）鉴别诊断　头皮部银屑病。头皮部银屑病典型临床表现为鳞屑性红斑或斑块，上有较厚银白色鳞屑，刮去鳞屑可见基底颜色潮红，自觉瘙痒，头发成束状，有些患者伴有上呼吸道感染或咽部症状，或者躯干四肢亦有银屑病皮损，部分患者有家族遗传病史。

（刘畅）